浙派中医

浙派中医丛书

专题系列

温病学派

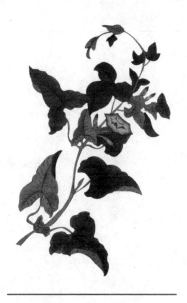

主编

盛增秀　黄飞华

竹剑平

王英

全国百佳图书出版单位

中国中医药出版社

·北京·

图书在版编目（CIP）数据

温病学派 / 盛增秀等主编 . —北京：中国中医药出版社，2022.12
（《浙派中医丛书》专题系列）
ISBN 978-7-5132-5400-7

Ⅰ.①温… Ⅱ.①盛… Ⅲ.①温病学说—中医流派—浙江
Ⅳ.① R254.2

中国版本图书馆 CIP 数据核字（2022）第 178906 号

中国中医药出版社出版

北京经济技术开发区科创十三街 31 号院二区 8 号楼
邮政编码　100176
传真　010-64405721
三河市同力彩印有限公司印刷
各地新华书店经销

开本 710×1000　1/16　印张 23　字数 326 千字
2022 年 12 月第 1 版　2022 年 12 月第 1 次印刷
书号　ISBN 978 - 7 - 5132 - 5400 - 7

定价　95.00 元
网址　www.cptcm.com

服 务 热 线　010-64405510
购 书 热 线　010-89535836
维 权 打 假　010-64405753

微信服务号　zgzyycbs
微商城网址　https://kdt.im/LIdUGr
官 方 微 博　http://e.weibo.com/cptcm
天猫旗舰店网址　https://zgzyycbs.tmall.com

如有印装质量问题请与本社出版部联系（010-64405510）

《浙派中医丛书》组织机构

指导委员会

主 任 委 员 王仁元　曹启峰　谢国建　朱　炜　肖鲁伟

　　　　　　范永升　柴可群

副主任委员 蔡利辉　曾晓飞　胡智明　黄飞华　王晓鸣

委　　　员 陈良敏　郑名友　程　林　赵桂芝　姜　洋

专 家 组

组　长 盛增秀　朱建平

副组长 肖鲁伟　范永升　连建伟　王晓鸣　刘时觉

成　员（以姓氏笔画为序）

　　　　　王　英　朱德明　竹剑平　江凌圳　沈钦荣

　　　　　陈永灿　郑　洪　胡　滨

项目办公室

办公室 浙江省中医药研究院中医文献信息研究所

主　任 江凌圳

副主任 庄爱文　李晓寅

《浙派中医丛书》编委会

总　序

　　浙江位居我国东南沿海，地灵人杰，人文荟萃，文化底蕴十分深厚，素有"文化之邦"的美誉。就拿中医中药来说，在其发展的历史长河中，历代名家辈出，著述琳琅满目，取得了极其辉煌的成就。

　　由于浙江省地域不同，中医传承脉络有异，从而形成了一批各具特色的医学流派，使中医学术呈现出百花齐放、百家争鸣的繁荣景象。其中丹溪学派、温补学派、钱塘医派、永嘉医派、绍派伤寒等最负盛名，影响遍及海内外。临床各科更是异彩纷呈，涌现出诸多颇具名望的专科流派，如宁波宋氏妇科和董氏儿科、湖州凌氏针灸、武康姚氏世医、桐乡陈木扇女科、萧山竹林寺女科、绍兴三六九伤科，等等，至今仍为当地百姓的健康保驾护航，厥功甚伟。

　　值得一提的是，古往今来，浙江省中医药界还出现了为数众多的知名品牌，如著名道地药材"浙八味"，名老药店"胡庆余堂"等，更是名驰遐迩，誉享全国。由是观之，这些宝贵的学术流派和中医药财富，很值得传承与弘扬。

　　有鉴于此，浙江省中医药学会为发扬光大浙江省中医药学术流派精华，凝练浙江中医药学术流派的区域特点和学术内涵，由对浙江中医药学术流派有深入研究的浙江中医药大学原校长范永升教授亲自领衔，凝心聚力，集思广益，最终打出了"浙派中医"这面能代表浙江省中医药特色、优势和成就的大旗。此举，得到了浙江省委省政府、浙江省卫生健康委员会和浙江省中医药管理局的热情鼓励和大力支持。

《中共浙江省委 浙江省人民政府 关于促进中医药传承创新发展的实施意见》提出要"打造'浙派中医'文化品牌，实施'浙派中医'传承创新工程，深入开展中医药文化推进行动计划。加强中医药传统文献研究，编撰'浙派中医'系列丛书"。浙江省中医药学会先后在省内各地多次举办有关"浙派中医"的巡讲和培训等学术活动，气氛热烈，形势喜人。

浙江省中医药研究院中医文献信息研究所为贯彻习近平总书记关于中医药工作的重要论述精神和《中共浙江省委 浙江省人民政府 关于促进中医药传承创新发展的实施意见》，结合该所的专业特长，组织省内有关单位和人员，主动申报并承担了浙江省中医药科技计划"《浙派中医》系列研究丛书编撰工程"，省中医药管理局将其列入中医药现代化专项。在课题实施过程中，项目组人员不辞辛劳，在广搜文献、深入调研的基础上，按《浙派中医丛书》编写计划，分原著系列、专题系列、品牌系列三大板块，殚心竭力地进行编撰出版，我感到非常欣慰。

我生在浙江，长在浙江，在浙江从事中医药事业已经五十余年，虽然年近九秩，但是继承发扬中医药的初心不改。我十分感谢为编写《浙派中医丛书》付出辛勤劳作的同志们。专著的陆续出版，必将为我省医学史的研究增添浓重一笔；必将会对我省乃至全国中医药学术流派的传承和创新起到促进作用。我更期望我省中医人努力奋斗，砥砺前行，将"浙派中医"的整理研究工作做得更好，把这张"金名片"擦得更亮，为建设浙江中医药强省做出更大的贡献。

葛琳仪

写于辛丑年孟春

前　言

　　"浙派中医"是浙江省中医学术流派的概称，是浙江省中医药学术的一张熠熠生辉的"金名片"。近年来，在上级主管部门的支持下，浙江省中医界正在开展规模宏大的浙派中医的传承和弘扬工作，根据浙江省卫生健康委员会、浙江省文化和旅游厅、浙江省中医药管理局印发的《浙江省中医药文化推进行动计划》（2019—2025 年）的通知精神，特别是主要任务中打造"浙派中医"文化品牌——编撰中医药文化丛书，梳理浙江中医药发展源流与脉络，整理医学文献古籍，出版浙江中医药文化、"浙派中医"历代文献精华、名医学术精华、流派世家研究精华、"浙产名药"博览等丛书，全面展现浙江中医药学术与文化成就。根据这一任务，2019 年浙江省中医药研究院中医文献信息研究所策划了《浙派中医丛书》（原著、专题、品牌系列）编撰工程，总体计划出书 60 种，得到浙江省中医药现代化专项的支持，立项（项目编号 2020ZX002）启动。

　　《浙派中医丛书》原著系列指对"浙派中医"历代文献精华，特别是重要的代表性古籍，按照中华中医药学会 2012 年版《中医古籍整理规范》进行整理研究，包括作者和成书考证、版本调研、原文标点、注释、校勘、学术思想研究等，形成传世、通行点校本，陆续出版，尤其是对从未整理过的善本、孤本进行影印出版，以期进一步整理研究；专题系列指对"浙派中医"的学派、医派、中医专科流派等进行系统介绍，深入挖掘其临床经验和学术思想，切实地做好文献为临床服务；品牌系列指将名医杨继洲、朱丹溪，名店胡庆余堂，名药"浙八味"等在浙江地域甚至国内外享有较高知名度的人、物进行整理研究编纂成书，突出文化内涵和打造文化品牌。

《浙派中医丛书》从 2020 年启动以来，得到了浙江省人民政府、浙江省卫生健康委员会、浙江省中医药管理局的大力支持，得到了浙江省内和国内对浙派中医有长期研究的文献整理研究人员的积极参与，涉及单位逾十家，作者上百位，大家有一个共同的心愿，就是要把"浙派中医"这张"金名片"擦得更亮，进一步提高浙江中医药大省在海内外的知名度和影响力。

2020 年至今，我们经历了新冠肺炎疫情，版本调研多次受阻，线下会议多次受影响，专家意见反复碰撞，尽管任务艰巨，但我们始终满怀信心，在反复沟通中摸索，在不断摸索中积累，继原著系列第一辑刊印出版后，原著系列第二辑、专题系列、品牌系列也陆续交稿，使《浙派中医丛书》三个系列均有代表著作问世。

还需要说明的是，本丛书专题系列由于各学术流派内容和特色有所不同，品牌系列亦存在类似情况，本着实事求是的原则，各书的体例不强求统一，酌情而定。

科学有险阻，苦战能过关。只要我们艰苦奋斗，协作攻关，《浙派中医丛书》的编撰工程，一定能胜利完成，殷切期望读者多提宝贵意见和建议，使我们将这项功在当代，利在千秋的大事做得更强更好。

《浙派中医丛书》编委会

2022 年 4 月

《温病学派》编委会

编写说明

　　温病学派是中国医药学中一个重要学术流派，它是在传承和发展伤寒学说的基础上逐步形成的，从而大大丰富了中医学诊治外感病的内容，影响极其深远。

　　在温病学派传承和发展的历史长河中，不少浙籍医家作出了不可磨灭的贡献，章楠、王士雄、雷丰更是其中佼佼者，尤其是王士雄，后世将其与温病学派代表人物叶桂、薛生白、吴瑭相提并论，誉称为"温病学派四大家"。其他如吴坤安、张千里、娄杰、金有恒、陈士楷、何廉臣、胡安邦、姚梦兰、曹炳章等，贡献亦很突出。这里值得一提是，现代浙籍医家叶熙春、潘澄濂等融古冶今，对温病学派的理论和实践，做出了不同凡响的发挥。凡此，均为温病学派增添了浓墨重彩的一笔，厥功甚伟。

　　有鉴于此，我们在盛增秀全国名老中医药专家传承工作室编著的《温病学说传承与创新——浙江温病学家经验集萃》（中国中医药出版社 2018 年 3 月出版）的基础上，特重新撰写了《浙派中医丛书专题系列·温病学派》，两书的不同点在于，前者着眼于"学说"，后者立足于"学派"，而且后者对前者做了很大的补充和调整，内容更为丰富，更彰显了浙江温病学派的特色。

　　本书收载了浙籍著名温病学家 14 位，每位医家分生平简介、学术观点与诊治经验、原文选释、方剂选录和医案选按等项目。根据各医家的具体情况，项目不拘一格，文字有长有短，如王士雄为温病学派四大家之一，故不惜笔墨予以研讨，要在因人而异，灵活掌握。

编写力求选材精当，重点突出，研讨深刻和切合实用，尤其要注重各医家在理法方药上的创新之处，并结合编者的学习心得和临证体会，着力予以阐发，体现出继承中有发扬，整理中见提高。

古医籍中有些药物如犀角、金汁、朱砂等早已禁用或不用，临床应用时可灵活变通。

书中药物由于作者生活年代和地点各不相同，因此对于同一药物的称谓不甚统一，为保存古籍原貌，一般不便用现代规范的药名律齐。

药物剂量悉宗原文，对古剂量读者可根据古今度量衡标准予以换算。

此外，介绍金有恒、陈士楷的内容，系 20 世纪 80 年代浙江省中医研究所分别与原嘉兴地区卫生局和嘉善县卫生局协作编写，其叙述风格稍有不同，本文已做了必要的调整和修改。

限于作者水平有限，书中错误和不足之处，敬请同道指正。

《温病学派》编委会

2022 年 4 月

目　录

概　说

　　温病学派是以研究温病学说为中心课题的一大医学流派，该学派的学术成就是创立了一个独特的理论体系——温病学，这是对张仲景《伤寒论》的重大补充和发展，从而大大丰富了中医诊治外感热病的内容，厥功甚伟。

　　温病学派经历了漫长的发展过程，它孕育于秦汉，萌芽于晋唐，奠基于宋元，形成于明清，其间涌现出诸多该学派的代表人物，从全国范围来讲，叶桂、薛雪、吴瑭、王士雄对温病学派的形成和发展作出了卓越的贡献。叶桂倡导卫气营血辨证论治理论体系，其代表作是《温热论》；薛雪阐发了湿热病的证治，其代表作是《湿热条辨》；吴瑭创立了三焦辨证论治纲领，其代表作是《温病条辨》；王士雄集诸家之长，尤有发挥，其代表作是《温热经纬》。可谓业绩煌煌，有口皆碑，被后世誉称为"温病学派四大家"，影响极其深远。

　　浙江地处东南沿海，气候温热潮湿，温病尤其是湿热病的发病率甚高，因此不少医家对温病的研究十分重视，作出了不可磨灭的贡献，堪称是温病学派的发祥地之一，特别是王士雄更是其中的佼佼者，后世将其与全国性的温病学派代表人物叶桂、薛雪、吴瑭相提并论，这点上面已经谈及。其他医家及其著述如吴坤安《伤寒指掌》，章楠《医门棒喝》，张千里《张千里先生医案》，姚梦兰《时感门类》，雷丰《时病论》，娄杰《温病指南》，金有恒《金子久医案》，陈士楷《颍川医案》，何廉臣《重订广温疫论》《湿温时疫治疗法》，胡安邦《湿温大论》，曹炳章《暑病证治要略》《秋瘟证治要略》，对温病学派的传承和发展，贡献亦很突出。这里值得一提的是，现代浙籍医家叶熙春及其医案，融古冶今，对温病学的理论和实践，做出了不同凡响的发挥；潘澄濂及其《医论集》，衷中参西，对温病学探究十分深刻。凡此均为温病学说及其学派增添了光彩，功不可没。

需要说明的是，以俞根初为代表的浙江绍派伤寒，在其代表作《通俗伤寒论》中，大力提倡寒温统一观，这在本丛书《绍派伤寒》专辑中有详细论述，恕不赘言。

从上可见，浙江温病学派自古以来代有传人，硕果累累，成绩斐然。尤为可喜的是，至今浙江省该学派仍然兴旺发达，影响十分深刻，以温病理论研究为例，浙江省曾先后出版了《温病条辨白话解》《温疫论评注》《温病研究》《近代中医珍本集·温病分册》《温病名著精华》《增补温病名著精华》《温病学派四大家研究》《温病贯珠集》《蒋士英温病医论及学术经验选》《中医治疫名论名方名案》《中医湿热病证治》《中医湿热病学》《古代名家湿热病证医案选评》《古代名家温病医案选评》和《实用中医药防治疫病读本》等大量温病专著；在临床实践上，浙江省医务人员广泛运用温病学的理法方药，治疗包括近年流行的非典型性肺炎、手足口病、人禽流感、新冠病毒肺炎等急性传染病，取得了重大成绩。本书我们拟对浙江温病学派主要医家的学术渊源、主要学术思想和成就，以及对后世医学发展的影响等做一较全面的研讨。

吴坤安

一、生平简介

吴贞，字坤安，浙江归安人（今浙江省湖州市吴兴区），后侨居吴中，清代乾隆至嘉庆年间名医，生卒年不详，据《清史稿》载："归安吴贞著《伤寒指掌》，亦发明桂案之旨，与瑭相同。"可见其系与吴鞠通同时期的著名医家。

吴氏少时体弱多病，遂究心于医，以求卫生之道。医理深奥，为求甚解，吴氏在反复研求先贤医著的同时，旁索诸家之书，上至《灵枢》《素问》，下至明清医家，无不悉心研读。对于诸家之言，吴氏均能独抒己见：认为方有执之《伤寒论条辨》、喻嘉言之《尚论篇》、柯韵伯之《伤寒来苏集》、王晋三之《绛雪园古方选注》均独出心裁，重开生面；刘完素之《伤寒直格》，每多发明温热之理，但惜杂于正伤寒内，在乎明眼择取；对于周禹载、叶天士、薛生白论治温热，不混于伤寒，则极为赞同，认为"发前人所未发""得伤寒之肯綮"。方步范《吴贞传》曰："应世三十年，凡伤寒一证，在经治经，杜传经之渐，无论虚实，数剂辄愈。使病者不伤元气，易于痊复，仁心妙手，造福无量。"

清代中期伤寒、温病两大学术流派出现了相融合的趋势，吴坤安立足伤寒，融合温病，提倡兼收并蓄，为寒温融会医家的代表之一。吴氏有感于南方当时之伤寒多半属于温热，治法与伤寒不侔，故著《伤寒指掌》，他的主要学术思想均反映在其中。

《伤寒指掌》为吴氏总结行医三十年辨治外感病临证经验所作，成书于清嘉庆元年（1796），由其弟友石于嘉庆十二年（1807）刊印，此为现存最早版本。《伤寒指掌》刊刻后，又经吴贞的同乡清代医家邵仙根评点，再经何廉臣重订并加按语，刊行于世。何氏出于使后学认清门路，得所遵循，知凡百感症，一病有一病之疗法，不致为"伤寒"二字所囿之旨，将其更名为《感症宝筏》。

综观吴氏此书，即可知其治学严谨，实事求是，对前贤经验持审慎的态度。如《金匮要略》中所载"百合病"，吴氏坦言虽"尝留心于此，而遇斯症甚罕，故不敢述"。而他结合自身经验所抒见解，精辟独到，别开径窦，如他在行医过程中体会到六气伤人，以湿为甚，因而提出"暑邪之害甚于寒；湿邪之害，更有甚于暑者。盖盛暑之时必兼湿，而湿盛之时不兼暑。暑邪止从外入，而湿邪兼乎内外。暑邪为病，骤而易见；湿邪为病，缓而难知"，并进而提出"外湿宜表散，内湿宜渗泄"的治则，至今对中医临床仍具有重要指导意义。

二、学术观点与诊治经验

（一）学术观点和特色

吴坤安对外感病的辨治，归宗于张仲景《伤寒论》，以"六经述古"和"六经新法"统括伤寒、温病的辨证施治，提倡寒温兼收并蓄，是清代寒温融合的代表医家。故而其著作《伤寒指掌》虽冠"伤寒"之名，但同时包含温病内容。

1. 归宗伤寒，提倡寒温相融合

《素问·热论》："今夫热病者，皆伤寒之类也。"把外感病统称伤寒，并创立三阳三阴，概括外感热病的诊治规律，这也是张仲景《伤寒论》确立外感病六经辨治体系的依据。此后相当长的时期，六经辨证为诊治一切外感病的总纲，其间温病实践虽有一定进展，但由于其一直隶属于伤寒，并未形成系统的理论，因此对温病的认识多散在于《肘后备急方》《诸病源候论》《备急千金要方》《千金翼方》及《外台秘要》等

各代医籍中。至金元时期，中医学术界革新求是思想盛行，出现了百家争鸣的盛况，对温病的认识也开始挣脱伤寒理论的藩篱，尤其是张洁古提出的"古方今病不相能"的名论，以及刘河间、王安道等医家开始认识到伤寒与温病的区别，治疗也不囿于伤寒辛温发汗，更多治法开始应用于温病的临床治疗中，温病理论中重要的卫气营血辨证与三焦辨证也初见雏形。在随后的明代，金元时期建立的温病理论在历经了大量临床实践的反复验证后，继续发展，并不断丰富：温病新感说、瘟疫由感染疠气引起及经"口鼻"途径传染均被提出；临床上更加注重辨证论治，并提出了专门针对瘟疫的表里九传辨证方法。至清代，卫气营血、三焦辨证理论确立，终成温病理法方药完备的体系。而伤寒与温病的这一"由合而分"，引起了伤寒学派与温病学派的学术争鸣，即后世所称"寒温之争"。

事实上，伤寒与温病总属于中医外感病范畴，两种学说各有所长亦均有不足，或"详寒略温"，或"详温略寒"，皆无法涵盖外感病的全部内容。因而历代医家，往往既有寒温分立，又有寒温融合的理念，很难截然分开。若把二者结合，融汇一体，前后相承，互有补充，方可构成完整的中医外感病学术体系。有鉴于此，对外感病的研究出现了寒温融合的趋势，吴坤安即是其中一员。

吴坤安作为寒温融会的代表医家，其著作《伤寒指掌》虽冠以"伤寒"之名，但包含温病内容，吴氏认为伤寒乃外感热病的总称，认为："凡感四时六淫之邪而病身热者，今人悉以伤寒名之，是伤寒者，热病之总名也。"书中把外感热病分为正病、类病、变病三大类。所谓正病，即六气致病，"其因于寒者"，如"霜降以后，天气寒冷，感而病者"。而类病则系"因暑、因湿、因燥、因风、因六淫之兼气，或非时之戾气，发为风温、湿温、寒疫等证，皆类伤寒耳"，并指出当时"正病绝少，类证尤多""类证实居伤寒之八九"。至于变病，则是指由误治而出现的一种变证，"本不应有病，只因治不中期，或迁延日久，而变生诸证"。在辨证上，吴氏以六经辨证为基础，以卫气营血辨证为补充，特将伤寒与温病从疑似之处予以分析比较并辨证施治。吴氏认为"仲景伤寒，已兼六气，六经主病，已赅杂证，非专指伤寒立言"，因而在《伤寒指掌》中述六经本病一卷及变病类病一卷中，叙述伤寒曰述古，讨论温病曰新法，分篇论述，先古法后新法，古法悉本《证治准绳》《医宗金鉴》《伤寒来苏集》等书，新法则"参《叶案》第一书温热全书（指《续名医类案》卷首所录叶天士《温热论》）之治焉"。书中广收外感病种，包括冬温、风温、春温、温疫、寒疫、中暍、湿温、霍乱、湿痹、风湿、晚发、蓄血、痧秽等，寒温兼收，亦是其寒温融会思想的体现。

值得一提的是，同时期浙江另一著名医家俞根初亦是寒温融合派医家的代表，其温病证治思想与吴氏有相通之处。但不同于吴氏"立论宗伤寒，治法参叶薛"的温病辨治特点，俞氏立论执仲景之法，治疗则巧变仲景之方，旁参吴又可温疫之说，系将温病隶属于伤寒中，如"风温伤寒""湿温伤寒""大头伤寒"等，自成一派，因有别于传统伤寒及温病学派范畴，后世称其为"绍派伤寒"。

2. 重视湿邪，详述温病之因机

中医学论述温病病因，最早可上溯至《素问·阴阳应象大论》，其曰："冬伤于寒，春必病温。"此论沿袭后世。宋代陈无择倡导六淫致病，提出"夫六淫者，寒暑燥湿风热是也……且如温病憎寒发热，不特拘伤寒也，冒风暑湿皆有是证"，此论可看作是对寒邪致病说的扩充。明代吴又可论温疫，据其传染流行的严重危害性，认为病因并非六淫而是疠（戾）气，曰："夫疫者，感天地之戾气也。戾气者，非寒，非暑，非暖，非凉，亦非四时交错之气，乃天地间别有一种戾气。"吴氏在其著作《温疫论》中通过正反对比论证，否定包括寒邪在内的六淫为温疫的病因，具有显著的开创性价值和意义。至清初，在寒温争鸣逐渐兴盛的氛围中，叶天士另取与寒邪对峙的温邪立论，其著《温热论》开篇即云："温邪上受，首先犯肺，逆传心包。"书中深入阐述寒温致病在病机传变和治法等方面的区别。吴鞠通承叶氏之学，认为："伤寒，阴邪也，阴盛伤人之阳也……温热，阳邪也，阳盛伤人之阴也。"叶、吴二人以温邪为先导，分别创立的"卫气营血"和"三焦"辨证论治理论体系，堪称温病辨治指针。后世有学者提出，当时寒温之争的实质即为辨证体系之争，伤寒宗六经，温病执卫气营血及三焦。

而与吴鞠通同时代的吴坤安，作为寒温融会温病医家的代表，对温病致病之由提出了独到的见解。首先，吴氏主张将六经、卫气营血和三焦融会贯通。以伤寒六经为基础，结合卫气营血及三焦来认识外感病的本质和病因病机。《伤寒指掌》曰："凡感四时六淫之邪而病身热者，今人以伤寒名之。""其因于寒者，自是正病，若夫因暑、因湿、因燥、因风、因六淫之兼气或非时之戾气而为病者，皆类伤寒。病热虽同，所因各异，不可概以伤寒法治之。苟不辨明，未免有毫厘千里之差。"以风温为例，《伤寒指掌》有云："凡天时晴燥，温风过暖，感其气者，即是风温之邪。阳气熏灼，先伤上焦，其为病也。"又云："风温吸入，先伤太阴肺分，右寸脉独大，肺气不舒，身痛胸闷，头胀咳嗽，发热口渴，或发痧疹，主治在太阴气分。"由"先伤上焦""先伤太阴肺分""主治在太阴气分"可见，吴氏在病因病机上将六经、三焦及卫气营血联系起来。

吴氏认为六淫为病皆能发热，尤其强调湿邪之害。张凤逵《伤暑全书》谓："暑邪之害，甚于寒。"吴坤安则认为湿邪更甚于暑，曰："盖盛暑之时必兼湿，而湿盛之时不兼暑。暑邪止从外入，而湿邪兼乎内外。暑邪为病，骤而易见；湿邪为病，缓而难知。凡处泽国水乡者，于湿证尤宜加察焉。""如外感之湿，着于肌表者，或从雨雾中而得，或从地气潮湿中而得，或上受，或下受，或遍体均受，皆当以解肌法微汗之。兼风者，微微表散；兼寒者，佐以温药；兼热者，佐以清药，此为外受湿邪之治也。如内生之湿，留于脏腑者，乃从饮食中得之，凡膏粱酒醴、甜腻厚味及嗜茶汤瓜果之类，皆致内湿。治法不外上开肺气，下通膀胱，中理脾阳。然阳体多成湿火，而阴体多患寒湿，又当察其体质阴阳为治。"综观全书，可知吴氏对于湿痹、风湿、表湿、中湿、破伤湿、湿热、寒湿等湿邪所致疾患颇有心得，无不一一探本求源，条分缕析，遣方用药极具临床指导意义。

3. 四诊合参，尤擅辨舌察斑疹

望、闻、问、切四诊合参的思想，早在《难经》中就已明确提出，但明清以前的历代医家临证往往独尊脉诊，宋元时期望诊虽有所发展，但仅重望色，以致脉诊成为中医诊断学中一枝独秀的主流。这种局面直至明清时期才得到扭转，许多明清医家对于独重脉诊的现象提出了严肃的批评，如汪石山尝谓："惟以切而知之为能，其余三事，一切置之不讲，岂得谓知医乎？"当时医家对四诊合参的重要性做了系统深入的论述，许多问诊、闻诊的专论及望诊专著相继问世，四诊并重得以真正实现。其中望诊尤受清代医家重视，不少医家力主望诊为四诊之首，林之翰《四诊抉微》云："四诊为岐黄之首务，而望尤为切紧。后贤集四诊者，皆首列切诊，而殿望闻问于后，简略而不能明辨，使后学视为缓务，置而不讲久矣。"而由于清代温病理论的蓬勃发展，望舌和望斑疹的成就极为突出，而有关舌诊及斑疹的论述，吴坤安颇有建树，其著作《伤寒指掌》中所列"察舌辨症法"至今仍可作诊治之指南。有关内容，详见下文"临床诊治经验"。

4. 疫病诊治，参三法而分两途

吴坤安云："仲景伤寒，书非全璧。止言温病热病，并无片言及疫，是以后人无善治之法。"其实早在《黄帝内经》（以下简称《内经》）时代，就已认识到了疫病的传染性和流行性，如"疠大至，民善暴死""五疫之至，皆相染易，无问大小，病状相似"，详尽描述了疫病起病急、发展快、症状相似、治疗困难等特点。但肇始于秦汉时期的疫病理论，迨至明清时期，随着《温疫论》等专著的问世，才真正发展成熟。

吴氏认为吴又可、喻嘉言、张景岳对疫病论切治详，发前人所未发。同时也指出"景岳宜于汗，又可宜于下，嘉言又宜于芳香逐秽"，三家治法悬绝若此的原因，吴氏认为在于其所治之疫各有不同：景岳所论之疫，即六淫之邪，非时之气，其感同于伤寒，故每以伤寒并提，而以汗为主；又可所论之疫，从口鼻吸入，伏于膜原半表半里之界，非汗所能达，因附胃最近，入里尤速，故有急下、屡下之法；嘉言所论之疫，乃由于兵荒之后，因病致死，病气、尸气，混合天地不正之气，更兼春夏温热暑湿之邪交结互蒸，人无隙可避，传染无休，而为大疫，其秽恶之气从口鼻吸入，直行中道，流布三焦，非表非里，汗之不解，下之仍留，故以芳香逐秽为主。三家论治不同，各有其证，故而吴氏主张"参三法为治，而分为两途"，三法即景岳、又可、嘉言治疫之三法，两途即汗法与下法，随证审察，合宜而用，不可拘执一说也。另外，吴氏还强调治疫当因时、因地、因人制宜，如久旱天时多燥，热疫流行，则宜清火解毒，忌用燥剂；天久霪雨，湿令大行，脾土受伤，民多寒疫，或兼泄利，则宜渗湿和脾。

5. 论述暑暍，辨动静阴阳之谬

暑邪是外感邪气中有严格的季节性的一类邪气，其产生有明显的季节局限性。我国北方地区从立夏到处暑大约经历四个月的时间，江南地区的暑热气候持续时间更长，岭南地区甚至有"长夏无冬"之说。中医学自《内经》已有对暑邪致病的认识，《素问·热论》有言："后夏至日者为病暑。"但到明清时期相关理论才逐步完善，张凤逵《伤暑全书》、张介宾《景岳全书·杂证谟·暑证》、雷少逸《时病论·伤暑》皆有详细论述。而关于对暑病属性认识不同的开端主要源自金元时期，医家张洁古提出"动而得之为中暍，静而得之为中暑"后，阴暑的概念初现，发展至明代，张景岳明确"阴暑"之名，阴暑学说影响渐广。而吴坤安对暑邪的动静阴阳之分持不同论点。

吴氏认为，暑与暍，名异实同，二者皆指夏令炎热之气，感而为病，不必分属。而对于张洁古暑分动静的观点，吴坤安云："盖动静不过劳逸之分，既均受暑，治法不甚相远。"并指出，行人农夫于日中劳役得之，为中暍，暍即暑也。其症头痛，发躁，恶热，扪之肌肤大热，大渴引饮，汗大泄，无气以动，乃天热外伤元气，宜清暑益气为治。若静处高堂大厦之中，虽无暑气，然偶或冒暑应接，亦能中暑，如迎宾送客、观荷曝书之类，亦能偶触暑邪。更有斗室低楼，热气外逼，即静处室中，亦能吸收暑邪，俱当以正暑治之。至于张景岳所言"夏月受寒，静而得之"之阴暑，吴氏认为，若纳凉于水阁山房，或感冒微风，或静夜着凉，此外受阴寒，遏其周身阳气，以致头痛恶寒、肤热无汗等症者，乃暑月感寒，此为因暑而自致之病，非阴暑为病也，不得以"阴暑"名之。

（二）临床诊治经验

吴坤安辨治外感病于伤寒温病学说兼收并蓄，立论宗伤寒，施治遵叶、薛，辨证倡六经与卫气营血、三焦相结合，在辨斑疹、察舌目方面颇有心得，立法用药也多有发挥。凡此，均系吴氏得之临床的经验总结。

1. 立论归宗伤寒，施治遵循叶薛

吴氏对外感病的辨治，归宗于《伤寒论》之六经，以"六经述古"和"六经新法"统括伤寒、温病的诊治，有机融汇了伤寒和温病的辨证论治体系。

"六经述古"系《伤寒论》六经病证治。太阳述古主要论述麻黄汤、桂枝汤、大青龙汤、小青龙汤、麻杏石甘汤、五苓散、葛根汤等诸凡风寒在表证治；阳明述古则主要论述栀子豉汤、白虎汤、猪苓汤、三承气汤、茵陈蒿汤等诸凡里热证治。少阳述古、太阴述古、少阴述古、厥阴述古，亦全系《伤寒论》六经辨证。

"六经新法"多系温病的辨治。太阳兼经新法中，吴氏认为如风寒初感有表寒见症，复兼舌苔白而燥，或兼微黄，口渴便赤，脉来浮滑者，此为太阳感寒、阳明有火，治以羌、防、葛根、连翘、黄芩、栀子之类，一以外散表寒，一以清解里热；如初期恶寒，即发热不已，目赤多眵，舌苔焦刺，口渴多饮，唇皱齿燥，脉来洪滑，此内有伏火、外感新邪而发，当以阳明为主治，宜凉解之，如犀角、连翘、黄芩、薄荷、栀子、豆豉、竹叶之类。可见吴氏对表寒里热证，并不拘于《伤寒论》先表后里治则，而是解表清里同治且尤以清里为主；病初虽有表证而里热为重者，则以清解里热为主，这较之《伤寒论》表里同病解表必用麻黄、桂枝等辛温之品，有明显突破。

阳明新法，吴氏认为热入阳明当分辨气血而治以清解、攻下、养阴、清疏等。凡遇发热、身痛、口渴、唇燥，或初起微寒，即发热不已，舌苔中黄边白，或黄燥如刺，脉来洪滑，此阳明内热为外感新邪引动而发，治宜清解，犀角、连翘、牛蒡子、薄荷、黄芩、葛根、防风、木通之类。对于阳明以胃实为病，大便不通者，因其热邪外出无路，下迫大肠，故下黄黑黏稠之粪，便下时肛门有热气，对此吴氏主张勿止之，只用清火解毒，其利自止。

少阳新法，吴氏认为其症初起，或见微寒，即发热不已，口苦目赤，胁痛胁满，渴而欲呕，脉来弦滑而数，舌苔白兼边红，或淡红色，初发于少阳，宜柴胡、茯苓、栀子、牡丹皮、连翘、薄荷之类清解之。如少阳兼营热而神昏谵语，或斑疹外透者，吴氏主张以生地黄、犀角、连翘、黄芩、薄荷、丹皮、黑栀、钩藤、金银花等清胆腑之热，兼解营分之邪。

而三阴新法中，邪在手太阴气分者，吴氏主张用辛凉轻剂，栀子、豆豉、橘红、桑叶、杏仁、连翘、薄荷、枳壳、桔梗、黄芩之类，若咳嗽则加前胡、苏子、象贝、羚羊角等。邪在手少阴营分者，用犀角、生地黄、竹叶、麦冬、连翘、石菖蒲、石斛、牡丹皮之类，若兼有痰，则加川贝、天竺黄等。邪在手厥阴，内闭心包者，用犀角、连翘、川贝、天竺黄、郁金、石菖蒲、金银花、钩藤之类治之。吴氏认为三阴无窍，俱须借阳明为出路。大便通者只宜清里解毒，大便不通者兼导之、清之，清里解毒。由此可见吴氏三阴新法与《伤寒论》相关证治法有本质区别。

综上所述，吴坤安对于温热病证治思路可归宗于《伤寒论》六经辨证，但亦有创新发挥，结合卫气营血、三焦辨证，用药则远热投凉，主以清解，不论太阳、阳明、少阳，均分辨其邪在气在血而清泄之，此乃遵叶、薛之法。

2. 辨证擅察斑疹，观舌颇具心得

斑疹是温病发病过程中的常见症状，其形态、色泽等对温病的病程进展有着重要的提示意义。吴氏对斑疹的透发前兆、形态区别、治疗原则、预后判断等，都有详尽的描述。对于发斑前兆，吴氏指出，大抵发汗不出，或虽汗不解，胸膈烦闷，呕恶不纳，足冷耳聋，脉沉而伏，或寸关躁动，便是斑疹欲出之候。舌苔纯黄中见黑点，纯黑中见红点，或黑苔聚于中心，此皆生斑之验。对于斑疹的形态区别，吴氏认为，斑疹有触目之形，而无碍手之质，即稠如锦纹、稀如蚊迹之象。或布于胸腹，或见于四肢，总以鲜红起发者为吉，紫色成片为重，色黑色青者不治。疹者有颗粒之象，肿而易痒，即痧瘰之属。对于发斑之治，吴氏主张解毒清火，宣通气血，药用犀角、连翘、赤芍、金银花、川黄连、人中黄、瓜蒌皮、牛蒡子等内外两解。若因热毒内结而致斑疹不易外透，宜从下泄，里气一通，则斑疹亦易于外透。判断斑疹预后，吴氏认为，凡斑鲜红起发稀朗者，虽大不妨；如针头稠密，紫黑成片者难治；杂蓝斑、黑斑者，死。凡斑既出，须得脉洪滑有力，手足温者易治，脉微足冷、元气虚弱者难治。斑疹透后，神识宜清，反加昏沉者难治。

此外，吴氏还首提"内斑"之名，指出其斑发于肠胃嗌膈之间，肌肤不得而见，其脉短滑，似躁非躁，症见口干目赤，手足指冷，烦躁气急，不欲见火，恶闻人声，耳热而红，或作寒噤，或作喷嚏，昏不知人，郑声作笑。治法亦以宣通气血、解毒化斑为主，药用连翘、紫花地丁、赤芍、紫草、金银花、人中黄、白僵蚕之类，俾得脉和神清，方为毒化斑解。

吴坤安对舌诊十分重视，认为在温热病的诊治中，辨舌尤重于辨脉，尝谓："病之经络脏腑，营卫气血，表里阴阳，寒热虚实，皆形于舌，故辨症以舌为主，而以脉症兼参之，此要法也。"其辨舌内容虽多宗叶天士《温热论》，但亦有新的阐发。为使自身舌诊思想可法可传，吴氏特创"察舌辨症歌"，语言精练，具有很强的概括性，对舌苔颜色、形态、厚薄、润燥、多色相兼等主症和治法都做了精当的论述，每首歌诀后附编者自注，对病症理法方药做简要说明，使读者一目了然。

《伤寒指掌》共载舌象 80 种：舌质部分 37 种，包括舌色 15 种、舌神 1 种、舌形 20 种、舌态 1 种；舌苔部分 11 种，包括单色苔 3 种、复色苔 4 种、部分苔色 4 种；舌苔合论部分 28 种，包括舌色、苔色合论 6 种，舌形、苔色合论 22 种；不治证舌苔部分 4 种。不仅数量上多于杜清碧《敖氏伤寒金镜录》及叶天士《温热论》，且注重观察舌形，将舌苔与症状合参，并结合病势分析舌苔。

《伤寒论》以脉症立六经提纲，但未涉及舌苔，吴坤安对伤寒之舌诊也做了较为详细的补充。《伤寒指掌》载："凡临证，见舌无苔而润，或微白而薄，即在太阳；黄苔阳明，红色少阳，黑苔太阴，紫色少阴，焦紫厥阴阳邪，青滑厥阴阴邪。"为临床辨证提供了客观依据。其中"舌苔虽黄而未至焦老裂纹起刺，大便虽秘而未至痞满硬痛，尚属胃家热而未实，宜清不宜攻；必再验其舌形，黄厚焦老，中心裂纹或起刺，腹中硬满胀痛，方用承气，下之则安"。可见吴氏认为阳明经证的舌象变化主要反映在苔色上，而腑证的舌象既有苔色的显现，又有舌形变化，这对鉴别阳明病属性有很大借鉴意义。另外，《伤寒论》中对三阴病的舌苔记载极少，《伤寒指掌》则谓："舌苔灰黑而滑者，此寒水侮土，太阴中寒证也。"苔黑滑更兼黏腻肥胖，为湿痰寒饮伏于太阴之舌苔；舌苔白而黏腻，为湿阻太阴之舌苔；舌形胖嫩色淡红，为少阴虚寒之舌苔；舌质青紫苔滑，为厥阴虚寒之舌苔。吴氏对三阴病舌苔的补充，充实了六经辨证的内容。

3. 补前人之未逮，专论温病救逆

逆者，治法与病机不合而误治也。外感热病治逆之论可上溯至《伤寒论》，但对其论述欠详。清代叶天士、吴鞠通、薛生白等温病医家对救逆诸法亦有研究，但相关论述散见于论、治之中，唯吴坤安《伤寒指掌》中，有温病救逆法的专篇论述。

吴氏尝谓："救逆者，救其误治之变证也。"书中救逆述古汇前贤对伤寒之救误，重在救阳；新法则集临床心得，多为温病之救误，将温病逆证归列误汗、误下两门。

误汗主要有汗不得法、汗之太过两端。对于汗不得法，吴氏认为营卫虚弱之人夹感不可峻汗，误用表药，则反加恶寒身痛，发热不止；而阴虚夹感之证，误用升提，则反致虚阳上冒，烦躁不宁。对于汗之太过，吴氏认为表散太过，则易致阴液伤耗，肺胃津伤，虚阳浮越，气化不利，症见手足挛疼、舌燥口渴、哕呃不食、眩冒瞤振、气促似喘、二便艰涩等。

前人虽有"伤寒重在误下，温病重在误汗"及"温病下不嫌早"之

说，但温病误下致生变证，亦不乏其例。吴氏认为："症非阳明，不可攻下，误用硝黄，阳气灭绝也。"误下之后，或见"下利不止，百骸解散，无气以动"，或见"汗出而喘"，或见"直漏直泄，利无关闭"，或见"胸膈高起，手不可近"等变证。此皆因误下、过下，致使中气大伤，脾肾阳虚，食滞凝结之故。

知其为逆，必当救治，吴氏温病救逆的具体运用为：①津液内竭，血不荣筋者，以疏利气机为主，方用逍遥散加熟地黄、枸杞、钩藤。②津液被劫，化源垂竭者，以育阴固下为主，方用左归饮，或合生脉散，或加麦冬、当归、芍药。③胃阴亏耗，痰热内蕴，兼之胃气上逆者，以和胃养津为主，方用金水六君煎，或加麦冬、沙参，或与生脉散合用，另加丁香、柿蒂、胡桃肉、代赭石等。④肺胃阴伤，气逆不降者，以补肾纳气为主，方用都气饮加人参、胡桃肉、紫石英等。⑤阴阳两脱者，补肾固脱为主，方用左归饮合生脉散，加龙骨、牡蛎、龟甲、白芍等。⑥营卫不和，误汗致虚者，以调和营卫为主，方用归芪建中汤或黄芪建中汤加减。⑦中气大伤，困阻脾阳者，以益气升阳为主，方用补中益气汤加炮姜。⑧状似结胸，实为寒凝者，宜温中开化为主，方用二陈汤加炮姜、枳实、厚朴、山楂等。⑨脾肾阳虚，时时欲脱者，急用参附汤加熟地黄。⑩命火衰微，关闸不闭，急予桃花汤重加人参。

三、原文选释

（一）类伤寒辨

【原文】

凡感四时六淫之邪，而病身热者，今人悉以伤寒名之。是伤寒者，热病之总名也。其因于寒者，自是正病，若夫因暑因湿，因燥因风，因六淫之兼气，或非时之戾气，发为风温、湿温、温病、寒疫等证，皆类伤寒耳。病热虽同，所因各异，不可概以伤寒法治之。且伤寒正病绝少，类证尤多，苟不辨明，未免有毫厘千里之差。

【阐释】

类伤寒是指表现上类似于伤寒但其病并非伤寒的疾病，"类伤寒"首见于宋代朱肱的《类证活人书》，并设专论进行了论述，真正将病名与类伤寒联系的是明代徐春甫的《古今医统大全》。吴坤安《伤寒指掌》列专论"类伤寒辨"，所谓"类伤寒"包括冬温、春温、热病、湿温、风温、中暍等多种属于温病范畴的疾病，与正伤寒自有不同，这对温病的辨治具有很重要的意义。

（二）察舌辨症歌

【原文】

六淫感证有真传，临证先将舌法看。

察色分经兼手足，营卫表里辨何难。

白肺绛心黄属胃，红为胆火黑脾经。

少阴紫色兼圆浓，焦紫肝阳阴又青。

表白里黄分汗下，绛营白卫治天渊。

次将津液探消息，泽润无伤涩已亏。

白为肺卫仍兼气，绛主心营血后看。

白内兼黄仍气热，边红中白肺津干。

卫邪可汗宜开肺，气分宜清猛汗难。

入营透热羚犀妙，到血惟清地与丹。

白黄气分流连久，尚冀战汗透重关。

舌绛仍兼黄白色，透营泄卫两和间。

白而薄润风寒重，温散何妨液不干。

燥薄白苔津已少，只宜凉解肺家安。

苔若纯黄无白色，表邪入里胃家干。

更验老黄中断裂，腹中满痛下之安。

太阴腹满苔黏腻，苍朴陈苓湿结开。

黄燥若还胸痞闷，泻心小陷二方栽。

微黄黏腻兼无渴，苦泄休投开泄安。

吴坤安

热未伤津黄薄滑，犹堪清热透肌端。

湿留气分苔黏腻，小溺如淋便快联。

湿结中焦因痞满，朴陈温苦泄之痊。

上焦湿滞身潮热，气分宣通病自痊。

湿自外来肌表者，秦艽苏桂解肌先。

湿热久蒸成内着，浓黄呕吐泻心权。

若兼身目金黄色，五苓栀柏共茵煎。

舌绛须知营分热，犀翘丹地解之安。

若兼鲜泽纯红色，胞络邪干菖郁攒。

素有火痰成内闭，西黄竺贝可加餐。

心承胃灼中心绛，清胃清心势必残。

君火上炎尖独赤，犀兼导赤泻之安。

若见边红中燥白，上焦气热血无干。

但清膈上无形热，滋腻如投却病难。

绛舌上浮黏腻质，暑兼湿浊欲蒸痰。

恐防内闭芳香逐，犀珀菖蒲滑郁含。

白苔绛底因何事，热因湿伏透之难。

热毒乘心红点重，黄连金汁乱狂安。

舌绛碎生黄白点，热淫湿蟨欲生疳。

古名狐惑皆同此，杂症伤寒仔细探。

舌绛不鲜枯更萎，肾阴已涸救之难。

紫而枯晦凋肝肾，红泽而光胃液干。

黄厚方知邪入里，黑兼燥刺热弥深。

屡清不解知何故，火燥津亡急救阴。

黑滑太阴寒水侮，腹痛吐利理中寻。

更兼黏腻形浮胖，伏饮凝痰开逐斟。

舌见边黄中黑腻，热蒸脾湿痞难禁。

吐呕便秘因伤酒，开泄中焦有泻心。

寒湿常乘气分中，风兼二气自从同。

舌将黄白形中取，得诀才将脉症通。

温邪暑热走营中，兼入太阴气分同。

吸受心营并肺卫，暑温夹湿卫营通。

伤寒入里阳明主，热病阳明初便缠。

先白后黄寒化热，纯黄少白热蒸然。

热病无寒惟壮热，黄芩栀豉古今传。

恶寒发热伤寒症，发汗散寒表剂先。

少阳温病从何断，舌绛须知木火燃。

目赤耳聋身热甚，栀翘犀角牡丹鲜。

若是温邪从上受，窍中吸入肺先传。

芩翘栀豉桑蒌杏，气燥加膏肺分宣。

邪入心营同胆治，再加元麦郁菖鲜。

寒温二气前粗辨，暑湿相循病必缠。

湿病已陈黏腻舌，只将暑证再提传。

暑伤气分苔因白，渴饮烦呕咳喘连。

身热脉虚胸又满，无形气分热宜宣。

蒌皮贝杏通芩滑，栀豉翘心竹叶煎。

或见咳红荷叶汁，痞加朴蔻郁金川。

暑入心营舌绛红，神呆似寐耳如聋。

溺淋汗出原非解，失治邪干心主宫。

犀滑翘丹元地觅，银花竹叶石菖同。

欲成内闭多昏昧，再入牛黄即奏功。

暑湿合邪空窍触，三焦受病势弥漫。

脘闷头胀多呕恶，腹痛还防疟痢干。

栀豉杏仁芩半朴，银花滑石郁红安。

湿温气分流连久，舌赤中黄燥刺干。

咯血毋庸滋腻入，耳聋莫作少阳看。

三焦并治通茹杏，金汁银花膏滑寒。

若得疹痧肌内透，再清痰火养阴安。

吴坤安

· 017 ·

苔形粉白四边红，疫入募原势最雄。

急用达原加引药，一兼黄黑下匆匆。

若见鲜红纯绛色，疫传胞络及营中。

清邪解毒银犀妙，菖郁金黄温暑通。

温邪时疫多斑疹，临证须知提透宜。

疹属肺家风与热，斑因胃热发如兹。

疹斑色白松肌表，血热如丹犀莫迟。

舌白荆防翘薄力，舌红切忌菖升医。

凡属正虚苔嫩薄，淡红微白补休迟。

浓黄腻白邪中蕴，诊者须知清解宜。

（编者注：原书每首歌诀后有一段批注，为省文未录）

【阐释】

"察舌辨症歌"可谓是吴坤安《伤寒指掌》一书的精华所在，乃吴氏总结前人经验并结合自身临床实践而成，共七言诗三十九首，一千二百余字。诗句流畅，朗朗上口，易于记诵。歌诀开篇即指明六淫感症诊治当先观察舌形舌色，分辨手经、足经，卫分、营分，在表、在里，再合参脉症施治。可见，吴氏察舌并不拘于六经，而是与卫气营血相结合，体现了其寒温融合的辨证思路。之后按序介绍各种舌苔的主证、治则、预后，以及察舌辨伏气温病、暑症、温疫的方法和治则。歌诀句意明彻，分类精细，辨证确切，有条不紊，对舌色、苔色、形态、浓薄、润燥、多色相兼等舌象主证和治疗方法均做了较详细的描述，并将舌象与病势相结合，分析疾病转归，对全面认识温病，截断、扭转病势有一定作用。

全文语句简明，概括性和实用性并举。如"白为肺卫仍兼气，绛主心营血后看。白内兼黄仍气热，边红中白肺津干。卫邪可汗宜开肺，气分宜清猛汗难。入营透热羚犀妙，到血惟清地与丹"，诗歌八句，基本阐明了温病辨治中的三个主要问题：①卫气营血一般传变规律；②外感温热病病程各阶段舌之形色；③外感温热病各阶段的治疗原则。诗句深入浅出，使读者一目了然。

（三）太阳兼经新法

【原文】

凡风寒初感，便见头疼发热，恶风恶寒，腰疼骨痛，脉来浮紧，或浮缓，口不渴，舌润无苔者，此风寒客于太阳阳明，营卫之间也。因非太阳正病，故项不强耳。治宜辛散，羌、防、芎、芷、苏叶、朴、陈、姜、葱之类，温中散寒，则食化而表解矣。若恶寒甚，而寸关脉沉迟者，寒邪重也，宜麻黄、桂枝等，辛温汗之。若饱闷恶食，右关脉短滑者，胃中停食也，兼消导，楂肉、麦芽、神曲之类。

如见舌苔白而燥，或兼微黄，口渴便赤，脉来浮滑者，此太阳感寒，阳明有火也，或风热之邪客于阳明之表也，均宜凉散。以羌、防、葛根、连翘、黄芩、栀子之类，清热解表。

如初起恶寒，即发热不已，目赤多眵，舌苔焦刺，口渴多饮，唇皱齿燥，脉来洪滑，此内有伏火，外感新邪而发。当以阳明为主治，宜凉解之，如犀角、连翘、黄芩、薄荷、栀子、豆豉、淡竹叶之类。如兼头痛恶寒，可加羌活，以撤太阳之邪，自能得汗而解。若用风药发表，则液燥火炽，反无汗而加剧矣。

【阐释】

对于内有伏火，外感新邪的表寒里热证，吴坤安并不拘守《伤寒论》先表后里治则，而是解表清里同治，尤以清里为主，用药多犀角、连翘、黄芩、薄荷、豆豉、栀子、竹叶等凉解药物。此法更合温病治疗法度，较之《伤寒论》表里同病解表必用麻黄、桂枝等辛温药物，有了明显突破。

（四）斑疹

【原文】

斑者，有触目之形，而无碍手之质，即稠如锦纹，稀如蚊迹之象也，或布于胸腹，或见于四肢。总以鲜红起发者为吉，紫色成片者为重，色黑色青者，不治。

疹者，有颗粒之象，肿而易痒，即痧瘾之属。须知出要周匀，没宜徐缓，春夏多此。

斑疹二者，不外手太阴与足阳明之治，又斑为胃家毒火，疹属脾家湿热，须互参之。

斑疹之发，伤寒由于失表失清，其邪不得外达，蕴于胃腑，走入营中而发也。温热之症，外邪与内热相搏，湿热凝滞，自然发斑发疹。有发热一二日便见者，有发热三四日始见者，非因失治而然。

大抵发汗不出，或虽汗不解，胸膈烦闷，呕恶不纳，足冷耳聋，脉沉而伏，或寸关脉躁动，便是斑疹欲出之候，须细诊之。

凡斑疹欲出之际，若得上吐下泻者吉，毒气上下俱出故也。

凡斑红赤者，为胃热，紫色为热甚，紫黑为胃烂。赤斑五死五生，黑斑九死一生。鲜红起发稀朗者，虽大不妨；如针头稠密，紫黑成片者，难治；杂蓝斑黑烂者，死也。

凡斑既出，须得脉洪滑有力。手足温者，易治；脉微足冷，元气虚弱，难治。疹透后，神识宜清，反加昏沉者，难治。

凡温热斑疹，已见阳明少阳新法中。伤寒失表发斑，已见太阴新法中。此更详天时寒暄燥湿，邪在足经手经，气分营分，外感内伤为治，当以温热疫疠兼参之。

【阐释】

宋代许叔微曰："温毒最重也，故斑疹。"古人每以斑疹并列，但临证斑疹同见者甚少。斑与疹系两种形态，反映不同的病理，吴氏对斑疹形态就做了生动描述："斑者，有触目之形，而无碍手之质，即稠如锦纹，稀如蚊迹之象也。""疹者，有颗粒之象，肿而易痒，即痧瘾之属。"邵仙根评曰："斑发于胃，疹出于肺。伤寒失表失清，邪遏于胃而热蒸成斑，故伤寒证发斑者多，而发疹则仅见也。"指出了斑疹病机之别，当分别论治。值得注意的是，文中吴氏有云"斑为胃家毒火，疹属脾家湿热，须互参之"，与"疹出于肺"之旨相悖，依编者管见，此句或在论述白痦或湿疹等症。

此外，吴氏对斑疹的透发前兆、治疗原则、预后判断等都做了详

温病学派

细的论述。吴氏认为"凡斑疹欲出之际，若得上吐下泻者吉，毒气上下俱出故也"，邵仙根于评注中补充："斑疹将出之际，上吐下泻，其热毒从吐泻而外出，分消其势，大忌止涩。若出齐后，及将回之时，忌见吐泻，恐其邪陷也。故斑疹吐泻，须辨其先后缓急之势，庶免误治之弊。"对不同时机出现的斑疹吐泻做了详细的说明，避免后学误判。吴氏对温病斑疹的诊察深得要领，结合邵氏评注，对临床颇有助益。

（五）暑证

【原文】

按暑与暍，皆日气也，不必分属，动而得之为中暍，静而得之为中暑。其说出自洁古，后人因之，未可据为确论也。盖动静不过劳逸之分，既均受暑治法不甚相远。至于阴暑，尤宜速辨。夫当盛暑之时，炎火若炙，静处深堂大厦，正以避暑，不近烈日，炎暑何来？即膏粱深处，亦有中暑之证者，盖不能无冒暑应接，正在动中得之耳。此静中之动，即洁古所称静得之暑也。若乃纳凉于水阁山房，或感冒微风，或静夜着凉，此外受阴寒，遏其周身阳气，以致头痛恶寒、肤热无汗等症者，当以辛温之剂微微表散。至若浮瓜沉李，冷水寒冰，以伤胃中之阳，又当温中散寒，此乃暑月感寒之证，不得以阴暑名之。然以辛温治阴暑，其弊在命名。若薛氏以温热之品治中暍，则贻害不浅矣。窃假为辨正，以免后学之惑。

【阐释】

金元时期，医家张洁古提出中暑、中热论后，阴暑的概念初现，发展至明代，张景岳明确"阴暑"之名，阴暑学说影响渐广，同时亦不乏争议。有观点认为"阴暑"不论表证、里证，均属夏月伤寒证，与暑邪无关，且二者寒热迥异，不可混同；另有观点则认为暑为阳邪，从无阴暑之名，吴坤安肯定上述两种观点，认为夏天炎火之令，铄石流金何阴之有？暑与暍，名异实同，二者皆指夏令炎热之气，感而为病，不必分属。而"盖动静不过劳逸之分，既均受暑，治法不甚相远"；至于"夏月受寒，静而得之"之阴暑，吴氏认为阴暑非暑，乃夏月所受之阴寒，

吴
坤
安

即使阳气素虚之人，每处夏月，阳气尽浮于肌表，其人中阳虚弱，或外受凉风，内伤生冷而病者，此暑天受寒，因暑而自致之病，非阴暑为病也，不得以"阴暑"名之。此观点深得晚清医家王士雄赞同。

（六）湿证

【原文】

张司农谓：暑邪之害甚于寒，因作暑症全书济世。窃以为湿邪之害，更有甚于暑者。盖盛暑之时必兼湿，而湿盛之时不兼暑；暑邪止从外入，而湿邪兼乎内外；暑邪为病，骤而易见，湿邪为病，缓而难知。凡处泽国水乡者，于湿症尤宜加察焉。如外感之湿，着于肌表者，或从雨雾中而得，或从地气潮湿中而得，或上受，或下受，或遍体均受，皆当以解肌法微汗之。兼风者，微微表散；兼寒者，佐以温药；兼热者，佐以清药，此外受湿邪之治也。如内生之湿，留于脏腑者，乃从饮食中得之。凡膏粱酒醴，甜腻浓味，及嗜茶汤瓜果之类，皆致内湿。治法不外上开肺气，下通膀胱，中理脾阳为治。然阳体多成湿火，而阴体多患寒湿，又当察其体质阴阳为治。用药之法，当以苦辛寒治湿热，苦辛温治寒湿，概以淡渗佐之。甘酸腻浊之品，在所禁用。

【阐释】

吴氏诊治疾病强调湿邪为害，认为湿邪之害"有甚于暑"。湿邪治法不外上开肺气，下通膀胱，中理脾阳为治。但吴氏认识到不同体质湿邪为患存在差异，阳体多成湿火，而阴体多患寒湿，认为当察其体质阴阳为治，此辨体施治的思路值得借鉴。

章　楠

一、生平简介

《清史稿》载：章楠，"字虚谷，浙江会稽（今绍兴）人，著《医门棒喝》。"章氏是清乾隆后期、道光年间一位很有学术成就又很有个性的医家，同时代绍兴名医田晋元称他为"夙具灵根，具大气魄，能悟天下妙理者"（《医门棒喝·初集·卷一·田晋元序》）。

章氏幼年羸弱多病，遂留意医学。曾遍游广东、河北、江苏、北京等地，读万卷书，行万里路，阅历渐丰，领悟日深，于是，对医学理论中向有争议而重要的问题，加以阐释，撰成《医门棒喝》。清道光五年（1825）写成初稿，清道光八年（1828）重游广东，对旧稿加以整理，并有同乡田晋元（雪帆）加以评点。次年，由浙江海宁人应秋泉、纪树馥等在广州刻版问世，是即《医门棒喝》初集。书名之意，据章氏自己说："医者既患多书，余又何述焉？特以向来未明之义，各相抵牾，而滋流弊之害者，举其百中一二，论其大略；并《内经》所列六气，历来注疏有未尽当者，据理辨之，就正有道，以为保卫性命之一助，爰名为《医门棒喝》，聊取解粘去缚，俾洞本源之意耳。"章氏信佛，"棒喝"尚有佛教当头警示的意思。

章氏于清道光十五年（1835）写成《伤寒论本旨》（又名《医门棒喝》二集），由浙江山阴（今绍兴）人陈祖望、钱昌等校刻行世。其内容以阐释《伤寒论》及发挥温病学说为主。

章氏对研究《内经》也有重要贡献。章氏认为《内经》年代久远，"其文义多古奥难解，间有脱讹"，故历经多年，在清道光十四年（1834）著成《灵素节注类编》，即《医门棒喝》三集。在该书自序中，章氏谓《内经》为"圣人阐明生死之理之书"，足见其对《内经》的重视。针对当时"业医者，不肯究心圣经理法，陋习相沿，不识阴阳虚实，通套一方，混治诸病，而谓道止如是，名为仁术，不知杀人于冥冥中"的社会弊端，章氏"复将《灵》《素》要妙之文，节取注解，分类编辑，以为学者首当必读之书，略表古圣垂教之意"。《类编》全书共十卷，约三十余万字，统编为八类，例言"今体会经义而分门类：一曰禀赋源流，二曰摄养为本，三曰阴阳脏腑，四曰营卫经络，五曰四诊合参，六曰外感内伤，七曰治法准则，八曰运气要略。虽分门类，仍将各篇原题标出，以备考证。如关两门要义者，两门俱收，注于一门，可随时查阅"，每一类下分为总论与经解两部分，总论为该类别提纲挈领的概述，将经文与临床相结合，启迪后世学者从实际运用的角度理解原文。节选的经文较为丰富，正如"今凡深奥简古之文，息心体会，详细辨注，必明其不易之理；其有文义明晰易解，毋须赘注者，则略之"。只要实用皆取之，并详加阐释。

这里尤其值得一提的是，章氏乃温病大家，在医理发挥及临床实践上均有很深造诣。其对温病学说的贡献，主要体现在他将叶天士温病论治和薛生白湿热病辨治的著述加以整理研究，收入其《医门棒喝》二集中，名曰《叶天士温病论》《薛生白湿热条辨》，以后王士雄编入《温热经纬》中的《叶香岩外感温热篇》和《薛生白湿热病篇》，即以此为依据。章氏以叶、薛两家学说为主，对温病理论做了一番整理和敷扬工作，促进了温病学派的传承和发展，功不可没。

二、学术观点与诊治经验

章氏温病学术思想与诊治经验可概括以下两点。

（一）厘清温病学说相关观点

章氏对温病学说的贡献，首先体现在他厘清了温病学说相关观点，并为后世所接受。他对叶、薛两家的观点阐发颇多，如对叶氏"温邪上受，首先犯肺，逆传心包""若论治法，则与伤寒大异"条文，注释曰："所以言温邪上受，首先犯肺者，由卫分而入肺经也。以卫气通肺，营气通心，而邪自卫入营，故逆传心包也。""风寒先受于足经，当用辛温发汗；风温先受于手经，宜用辛凉解表。上下各异，寒温不同，故治法大异，此伤寒与温病，其初感与传变，皆不同也。"又如对叶氏所创温病卫气营血的传变次第及其治法，章氏阐发说："凡温邪初感，发热而微恶寒者，邪在卫分；不恶寒而恶热，小便色黄，已入气分矣；若脉数舌绛，邪入营分；若舌深绛，烦扰不寐，或夜有谵语，已入血分矣。邪在卫分，汗之宜辛凉轻解；清气热不可寒滞，反使邪不外达而内闭，则病重矣，故虽入营，犹可开达，转出气分而解，倘不如此细辨施治，动手便错。"既补充了卫气营血四个阶段的主要症状，又揭示了叶氏对各阶段治法的奥义。再如对薛氏"湿热证，属阳明太阴经者居多"句，章氏释之曰："胃为戊土属阳，脾为己土属阴，湿土之气，同类相召，故湿热之邪，始虽外受，终归脾胃也。"可谓要言不烦，一语破的。举凡这些，足见章氏对叶、薛两家的学术观点，起到了推动作用，这对温病学说的传承与发展，有着重要意义。

其次，章氏还认为《伤寒论》中原有论治温热病各条，混入"伤寒例"中，虽经张璐指出，而后人仍搀混不分者，遂加以指出阐明。如尤怡《伤寒贯珠集》将治温热之黄芩、白虎例入伤寒正治，实属失察。在此之前，吴又可见到伤寒温病牵混之害，撰著《温疫论》以辨别之。但他不辨伏气为病的道理，又混指一切温病为瘟疫。吴鞠通则将风温、瘟疫并为一类，不分轻重浅深，其冬伤寒春病温的伏气一证亦不分析论列。针对这种情况，章氏将温病按照春温、风温、暑温、湿温、瘟疫分列证治。对于伏气，他根据《内经》经文四时都有伏气之邪发病之说，主张有伏气，但建议改称"伏邪"，因为"气"是邪正的总称，能致病的应称为"邪"。对暑邪的性质，章氏本其用阴阳进退解释六气变化的一贯主张，提出"暑因湿火郁蒸而气浊，由口鼻吸受，蓄于膜原，流传三焦，必归脾胃，治法不独异于伤寒，亦与温热迥别"的卓论。

（二）用药妙思独运

温病慎用热药，人所共知，但患温病者体质属寒属热不同，化热化寒转化不一，章氏善于有是证用是药，温病不废附、姜，屡起危厄。"六月感暑脾肾两伤助阳得愈案"载，丁亥六月，周小梅先生夫人感暑邪，因服疏散药热更甚，他医改用大黄、鲜生地黄、柴胡、厚朴等，致寒热加重。章氏初以草果、苍术、厚朴醒脾开湿，以透膜原；柴胡转少阳之枢；青蒿、鳖甲、知母、黄柏清阴分之热。服两日不效，乃于前方去知母、黄柏，加党参。又服两日，小便稍利，诸症仍不减。章氏认为此时非用附子、干姜大助其阳，则邪终不化。乃用附子、干姜、党参、草果、苍术、厚朴、生姜、乌梅、白芍，稍加黄连，进退而病除。当章氏用姜、附时，见者莫不惊怪。其实，章氏之法乃从仲景泻心汤、乌梅丸等法变化而来。又如"风寒误作温病案"，其脉象症状，显然虚寒，用姜、桂、附而大便始通，其寒凝甚矣。奈何人多不辨，犹投知、芩、大黄以寒下。伤寒温病虽不同，然辨邪之浅深，人之虚实岂有异乎？

又"暑月贪凉元阳大损案"中，服助阳大热药三十余帖，全然不觉，胃竟不开，后竟重用鹿角胶温润养阳，始得转机。以鹿角得生阳之气为最，故其功胜于桂、附。桂、附之热，可以胜寒，而草木无情，不及血肉有情，能助生气也。章氏的心得是，温暑之邪，虽必用凉解，但如果其人体盛色白，或不白而肌松者，本质阳虚，凡感热邪，往往凉药不效。以其阳虚，凉药入口，中气先馁，不能运药驱邪故也。此须辨舌，舌虽边黄，中必白滑，乃热邪外受，中却虚寒。须先用辛温通阳，使中阳振，舌心亦黄，再用凉药即解。如兼厚腻舌苔者，此热伏湿中，尤当先用辛温开湿。倘见其热甚，骤用大凉，遏其湿而火反伏，必淹缠难愈。或作洞泄，则湿去一半，火邪内陷，变证百出，不可不知。

又"暑温误治案"中，屡治罔效，忽记来复丹方中有灵脂，专入厥阴，以浊攻浊，善治暑湿浊邪，兼有硝黄，直达至阴，助本元以祛邪。遂于前方去柴胡，送来复丹一钱，果然见效。章氏自谓其巧思得自仲圣治伤寒变热之邪内陷，用芩、连、大黄，水渍取汁以泄热，和入煎熟附子之扶阳妙法也。

三、医案选按

（一）邪伏少阴案

城东有徐姓人，种园为业，年近五旬。丙戌夏初，患温病六七日。云医者回复不治，恳余视之。其人昏愦不省人事，大便流粪水不止。按脉寸关散漫不应，尺部摆荡下垂，轻按皮肤则凉，重按肌肉热如火。其妻言病初起时，发热畏寒而口渴，今泄利不止，口即不渴，而神昏矣。余意必因服蒌仁等凉药，脾气滑泄，热邪陷入太阴也。并病家检方出，果系柴、薄、羚羊、知、芩、枳、半、蒌仁等药。因思贫苦人劳力，非同内伤，或可救治。随告病家曰：若服余药，必要仍然发热口渴，及有汗出，方有生机。遂用生党参三钱，加柴、葛、升麻、苏、朴、甘草、姜、葱两剂。次日视之，脉弦数，身热汗出，而口大渴。即于前方去苏、朴、姜、葱，加生石膏一两，知母五钱，又进两剂，大汗淋漓，下利止而神渐清，遂思粥食。乃减党参钱半，加鲜生地根，连服数剂，调理渐安。

按是证救回后，脉弦数，左尺甚微，右尺独大，数如沸汤。此因贫苦人，力食衣单，冬受寒冷，邪伏少阴，至春阳旺，郁邪化热，劫烁肾阴，故尺脉如此，即余《温暑提纲》中所论之证也。热蕴少阴，乘春升少阳之气而动，兼外感虚风，表里俱病。故初起畏寒发热者，外感风邪也；口渴者，内热勃发也。《内经》云：火郁则发之，木郁则达之。先须辛甘微温，升散其郁，使外风解而汗出，则内热透发，然后清之可愈。若不透达，见其口渴，即透凉药遏其内发之火。又见大便不解，以蒌仁滑之，脾气下泄不止，火邪内陷，变成坏证矣。夫热邪在经，必从汗解，既无实积腹胀，其大便不解本无妨碍，何必通之，反使外邪内陷乎？总因不究仲圣六经治法，但以吴又可《温疫论》为规则，不辨邪之浅深，人之虚实，谓通大便即可退病。或不效而变坏证，未知其故，则云不治。反谓仲圣之法，止可治伤寒，不可治温病，而不思伤寒温病虽不同，其辨邪之浅深，人之虚实岂有异乎？若又可之论，偏执一隅，未达至理，余于《温暑提纲》已辨其弊，岂可师法。且仲圣麻桂、四逆、理中、真武、白通等汤，则为治伤寒之法。若黄芩、白虎、泻心、大小柴胡、承气等法，岂不可以治温热乎？而伤寒、温病皆有虚实不同，故如理中、桂枝新加、小柴胡、人参白虎、半夏泻心、复脉等汤，皆用人参，补泻兼备。又如后世之参苏饮、人参败毒散、温脾汤、黄龙汤等法，或发表，或和中，或攻里，而参、地、芩、连、大黄、姜、附，错杂并用者，不可枚举。良由正虚夹邪，不得不攻补兼施。但必审其虚之多少，邪之浅深，而使药病相当，方能奏功，不比纯虚纯实之易治耳。

今也则不然，无论体之虚实，邪之浅深，总以柴、薄、知、芩、枳、朴、杏、半、连翘、栀子、郁金、豆蔻、犀角、羚羊等为主，一闻大便不解，不论寒热，先用蒌仁，如不应，继以大黄。更不辨有无实积，总谓通便可以去病。若诸药用遍不效，反见坏证者，即言不治。凡见身热头痛之病，即用前药，名为时方。如有换用他药者，即谓其方不时，众必咻之，而不敢服。或有风寒之邪，亦混称风温、湿温，而用前药。风寒为凉药所闭，其人委顿，气化不行，大便反结，亦必用蒌仁、大黄以通之，终至不救而后已。如是受柱者，殆不可数计。嗟乎！轩岐仲圣之道，一至于斯，诚可痛也。余既浅陋，年力已衰，断不能挽狂澜于既倒矣。或因刍荛之言以发其端，引申触类，得以渐明圣道，是则望于后之君子。吾今再拜叩首，泣告当世明贤，务师轩岐仲圣，研究历来古法。审病用药，切勿揣摩时方，作医门捷径，不顾人之虚实、之浅深而致害，则积德无量，获福亦无穷尽矣，幸甚祷甚！（《医门棒喝初集·卷四》）

【按】本案以邪伏少阴患者为例，阐述了伏气温病的症状和治法，对本例所用方药大发议论，重点说明《伤寒论》方药可用于温病，告诫医家不应将经方时方划为鸿沟，可以融会贯通加以应用，说得有理有据。至于对吴又可《温疫论》的批判，未免有失公允。

（二）冬伤于寒夏病温热案

是年夏令，又有城中青道桥吴姓男子，年二十余，患热病。现有医者，与吴又可达原饮两服。至第四日，邀余诊视。其身微热，头疼不甚，口渴饮不多，舌苔薄而黄，胸腹无胀满，不思食，略进稀粥，大便不解，小便黄，神色不爽，夜有谵语。余察诸症，全是热邪闭伏之象。但诊其脉，右手弦软而迟，左手寸关全无，惟尺部略见。因思营行脉中，右属气，左属血，今左脉如是，其邪闭于营，血滞甚矣。营为阴，故夜分有谵语也。且渴不多饮，内热不甚，而营血滞涩，断不宜妄投凉药以遏其邪。遂重用当归、桂枝，佐连翘、赤芍以通其营，加知母、厚朴以清肺胃。连进两服，左关脉稍出，寸部仍无，内热略甚，大便不解。乃于前方，加制大黄二钱，解大便二次，舌苔亦退，惟左寸依然不应，夜仍谵语。此邪干心包，恐防昏厥，即于前方去大黄，重用当归，又加柴胡，和入至宝丹五分。次日又重加桂枝，左寸始得稍应。如是服当归、桂枝、至宝丹等药。至六剂，左手之脉方调达，寸部始见洪象本脉，粥食渐加，谵语亦少。而小便时，阴中掣痛。此伏热流通，乃减少当归、桂枝，加玄参、羚羊角、黄柏、滑石之类。小便不疼，而口仍渴。乃去滑石、黄柏，加生石膏、鲜生地之类。连服四剂，诸症皆退，调理而安。

余思此证，原系热病，何以脉象竟同阴寒，不解其故。遂询其致病之由，据述上年冬间赴山东，投亲不遇，盘费短少，奔走长途，落魄而归。余方悟冬伤寒邪，藏于肌肤之言为确，而辛苦之人尤多也。盖风伤卫而寒伤营，因其年少，元气未亏，邪不能内干，而侵入营中，与血气搀混，全然不觉。历春至夏，阳气升散，其病始发。若非余亲见，而得之传闻，亦难遽信。以是可知王叔和当时亦曾亲验，故云辛苦之人，春夏多温热病者，由冬伤寒邪所致也。后人以叔和之言非者，殆未亲历故也。故凡病情变幻，莫可穷尽，医者虽博古通今，断不可自负自用，致

章楠

伤人冥冥之中而不觉也。此证余用当归、桂枝时，有医者见而非之，乃用犀角、羚羊、芩、连、牛黄丸等大凉之药。言其郁热成斑，必服此药，其斑乃出。病家询余然否。余曰：脉证如是，热邪尚轻，而营血凝滞特甚。若用凉药，血得凉则凝而邪愈闭，虽有斑而不出矣。邪闭不出，元气日削，命不可保也。遂从余服桂枝等方至六剂之多，其脉始出，而邪始达。设病家疑贰，杂进他药，则吉凶未可知也。

呜呼！医者虽有救人之心，实亦不能操其权者，盖患病之人，有命存焉。余阅历以来，见受枉者多矣，不禁叹息流涕，而又莫与明此弊也。惟愿高明君子，虚心审慎，择善而从，勿立岩墙之下为幸耳。孟子曰：行或使之，止或泥之。可知凡事皆由前定，病者幸而遇良医则愈，或虽遇而不信，及死于庸医者，不幸也，亦命也。故曰死生有命。所以君子知命，惟顺天理，修身以俟之，无所用其祷，亦无所用其药也。药者，圣人之仁术，为参赞化育而设，虽能救人疾苦，非能造人之命也。命由己立，福自己求。知君子之道者，当别有会心处矣。（《医门棒喝初集·卷四》）

【按】本例为伏气温病，章氏对其成因、邪伏部位、临床症状和治疗分析甚详，并对王叔和"辛苦之人，邪伏肌肤"之论，极表赞同。案中谓："惟愿高明君子，虚心审慎，择善而从，勿立岩墙之下为幸耳。"这是章氏出自临证心悟对医者的告诫，很值得深思。

（三）固元疏透治瘄案

前论甫成，适有孝廉黄笑山先生令嫒，年十余岁，出瘄，见点已五日。经幼科以常例升提表散之药治之，其毒总不透发。气喘鼻扇，日夜烦扰，其状甚危。余诊脉，虚弱带数，惟左关尺沉弦而滞。知为肾肝蕴毒未出，乃重用玄参，佐知母、归须、赤芍、犀角、羚羊、连翘、甘草。一剂服之，其夜即能稍睡。次日脉象松动，惟口大渴，犹喘急鼻扇，是热毒已达肺胃。又重加石膏，数剂后，渐安而愈。盖玄参滋水解毒，能启发肾气；归须、赤芍疏通血络；犀、羚皆透发之品，与连翘、知母、甘草，从手足厥阴引毒直达肺胃，从表而出，故一剂即效，可见

温病学派

确为内毒未出。而世俗皆认作外毒内陷，惟屡用升散，大泄肺气，以致喘急烦扰而危殆者，不可数计，良由平素未明此理故也。吾愿天下后世，切须究心，勿泥成法，勿拘旧说，庶可保全生命，幸甚幸甚。(《医门棒喝初集·卷四》)

【按】瘄，麻疹也。据其"气喘鼻扇"，酷似西医所说的麻疹并发肺炎，病情危重。章氏在当时的医疗条件下，细心辨治，使患者化险为夷，实属不易。其所用方药，可供参考。

张千里

一、生平简介

张千里（1784-1839），字子方，号梦庐，浙江桐乡乌镇后珠村（今五星村）人。张千里出生在一个耕读之家，相传出生时，其父睡梦中看见一道人，说是从庐山来，故取名千里，号梦庐。其祖籍浙江嘉兴，后涉桐乡乌镇后珠村，故曰堂号"珠村草堂"。

张千里自幼聪颖好学，读书一目十行俱下，博学而能诗善文，擅长书法。张氏早年有用世之志，时徐阮邻太守馆于后珠村，见其诗大喜，劝他从事举业，后考中秀才。在中秀才后，由于他文行并优，声誉鹊起，又被选拔为廪生，再取得贡生的资格，其地位相当于举人。当时称举人为孝廉，故又有人称其为"张孝廉"。贡生可以参加进士考试，张氏屡次考而"十战不捷"，以当时读书人的通常做法，就是选授低级官职，于是担任州县教职，历权绍兴府学教授、新城县（今杭州富阳区）训导。当时的教职，官位既低，薪水又少，正是所谓坐冷板凳的冷曹闲官。张氏却十分敬业勤业，忠于职守，"所至肃祀典，勤课业，士林诵之"（清光绪《桐乡县志》），得到了当地人的称颂。后来，张千里辞职回家，因家贫只能以教书糊口，在同村眉寿堂沈氏私塾执教十年。沈氏是中医世家，医术高明，在当地颇有名望。张千里聪明过人，对医学领悟很快。在阅读了《伤寒论》《金匮要略》《神农本草经》《难经》等大量医学书籍和偏方、验方后，便经常和沈氏交流探讨，"讲贯医理，若有夙悟"（清光绪《桐乡县志》），终于融会贯通。学成后，"弃馆行医，居眉寿堂十四年，医名大振，就诊者日数十人"（民国《乌青镇志》）。医迹遍布苏、浙、皖、闽诸省，极一时之盛。

张千里学问渊博，医术高超，擅长时病诊治，对寒疝宿饮、脏躁夹痰、咳嗽失血等疑难病证的治疗，常能起到出险入夷、起死回生的奇效，拯救了众多的危重病人。陆以湉《冷庐医话》载："张氏平生拯救危疾甚多，尤著者，湖州归某，寒疝宿饮，沉绵四年，诸药不应，投一方立效，三医方痊愈。"当时"就诊之舟，日以百计"，堂内挤满了远道而来的就诊者，名声遍传江浙，正如凌泳在《张氏医案·跋》中所说："吾浙名医，以桐乡张千里学博为最著。"张千里与越舲上人、吴芹齐名，并称"西吴医林三杰"。桐乡至今仍流传当地名医"前有张千里，后有金子久"之说。

张氏以医名当世而不著书，其原因据臧寿恭《张梦庐先生别传》载：臧问张氏"何以不著书？答曰：唐许允宗云，医主于脉，脉之妙处，口莫能宣，虚张方剂，终无益也"。但他在行医过程中，积累了大量的案例。据其门人宋之斤在《张氏医案》序中说："踵求医者日以百计，而每病必定一案，案试千言，凡录存于眉寿堂者，几汗牛充栋矣。"其医案多系门人弟子及爱好者传抄而得以保存。据民国《乌青镇志》记载，张氏著有医学著作《珠村草堂医案》十二卷、《四时感证制治》和《外科方案》等，《四时感证制治》和《外科方案》二书今皆未见，而《珠村草堂医案》十二卷系门人徐国琛所辑，今也未见到。现见到的张氏医案刊本，有《张千里先生医案》五卷，被收入裘吉生的《三三医书》第二集中，刊行于1924年。另外，秦伯未的《清代名医医案精华》、徐衡之等所辑《宋元明清名医类案续编》均收录张氏不少医案，但都是根据《三三医书》本选录，只是删除了药物剂量。

张千里的弟子见于记载者，有徐国琛、邵庆槐、沈春江、沈孟岩、杜放亭、陆又陶、朱辰伯、宋之斤等。张千里生五子，他们在家庭书香气息熏陶下，潜心读书，学业有成，五子皆游庠（明清时期，儒生经考试取入府、州、县学为生员）。三子光裕，善诗词，喜绘画，尤以山水画见长。他继承父业从医，为当时有名的儒医，48岁那年离家外出去江苏常州作幕宾，同治壬戌（1862）正月，遭太平军杀害。四子光锡，著有《紫荷花榭小草》等诗集。

二、学术观点与诊治经验

张千里在行医过程中，以《温疫论》《温热论》等为依据，善于博采众长，取舍有度，所出处方，择善而事，尤其擅长温病的诊治。兹就其在温病方面的学术思想与诊治经验介绍如下。

（一）提倡寒温融汇

自明代吴又可创《温疫论》和清初叶天士《温热论》问世后，有关寒与温之争开始兴起。应该看到，伤寒与温病都是中医学在外感疾病方面的两个独立存在而又相互补充的辨证体系，其本质是相通的，只是各自表述方法不同。即六经辨证与卫气营血辨证、三焦辨证都属于中医学外感疾病辨证范畴，无非在概念及运用的名词术语不同。大约在清代中期，杭嘉湖地区的医家开始寻求"伤寒"与"温病"的融合，提出以"感证"或"时邪"来称呼外感疾病，直接避开了所谓在病因上伤于"寒"或"温"的争歧。作为该地区的中医学流派——"乌镇医派"的代表人物，张千里曾著有《四时感证制治》一书，十分可惜的是该书已佚，但从留存的《张千里先生医案》中还有许多用"感证""时邪"来描述疾病性质的名词，如"桐乡曾案"："八月初寒热似疟，是新凉外迫、伏暑内动之感证。"再如"论裴哲文病案"："今春来，杭、嘉、湖、苏、松数郡此症偏多，的系时邪，俗名为喉风斑疹，务须轻剂宣透清阳，苦辛凉散、温燥腻补皆在禁例，务祈审慎。"同时在医案中既有张仲景的"六经辨证"，又有叶天士的"卫气营血辨证"和吴鞠通的"三焦辨证"。如"论宋可斋之嫂胎前感温病案"："据述病状，当是风轻湿重之温，今既化热而舌苔焦黄，胸脘痞闷，其阳明尚少壅滞。从三焦施者当从中上着手。"可见其提倡寒温融汇之方法，其观点也为杭嘉湖地区的后世医家所广泛采纳，促进了外感病学发展。

（二）因地因时制宜

张千里根据江浙水网平原、土地淖泽的特点，重视湿、热二因，慎用升提燥烈之药。当时长兴孝廉臧寿恭亦通医理，在张氏给弟子延课时问他："长洲叶氏忌用柴胡，吴江徐氏讥之，先生亦不轻用此味，得毋为叶说所惑？"张氏回答说："江浙人病多夹湿，轻投提剂，瞑眩可必，获效犹赊。叶氏实阅历之言，徐氏乃拘泥之说，此河间所以有古法不可从之激论也。"臧又问："闻先生治疮疡，不用升药，何也？"张氏答曰："升药即汉之五毒药，其方法见疡医后郑注，自来疡医皆用之。然诸疮皆属于心，心为火脏，又南人疮疡皆由湿热，若更剂以刚烈炼之药，弱者必痛伤其心气，强者必反增其热毒，此所谓不可轻用也。"湿热之患慎用升麻、柴胡、桔梗及麻黄、桂枝等升提燥烈之品，以免劫津伤阴，确是经验之谈。如"治疗洞庭山蔡案"："阳虚嗜酒之体，屡为湿困，以致腰重不耐久坐，左肩臂痛，疮痹时发，不能尽泄，经隧之湿由阳明深入厥阴，为便难肛痔，为囊风腿癣，滋蔓无已，皆湿病也。脉濡涩，不宜用刚药燥劫，议养阳明以清厥阴，冀其缓效。大生地、归身、川断、米仁、制首乌、丹皮、杜仲、豨莶草、生冬术、萆薢、黄柏、忍冬藤，另服指迷茯苓丸三钱，酒下。"此证湿困阳明、厥阴之地，络脉痹阻，故以理气通络祛湿为治，张氏不用柴胡等劫药以疏肝理气，而反以生地、首乌等滋养肝阴，看似腻滞，其实以防厥阴阴伤之义昭然如揭。再如"石门马案"："今痰饮兼至，尚宜和阳之中参以清热化湿。为时在湿土潮令，因时制宜之法也。""海盐朱云樵案"："冬至蛰将动，又宜稍以静药控制之"等。"论姚伯昂学使病案"："奉到钧谕，只悉种种。初时便干艰，跗微肿，茎皮微厚，溺色黄赤，驯至胃钝欲呕。是湿热之邪袭入手阳明大肠，上扰足阳明胃也。湿热内蒸则微渴，梨蔗汁稍多即作泻。湿家本易泻，但不可多泻耳。食入欠运，是湿阻于中，则胃气不下行而反上逆，所以头亦为之眩胀也。普洱茶温中化滞，与建曲同，江、浙、闽、广初交湿令之神药也。凡遇胸腹痞满、头目眩胀，不论何病，随饮一二盏最妙。南方卑湿，地土浮薄溽淖，一遇天气阴晴蒸热，

张千里

人易昏闷，亦几似瘴疬之病，所谓痧胀也。若觉神思不快，或痞满呕泻，或头胀肢麻，即以平安散搐鼻或点眼角即解，重则用冷水点服二三厘，大可辟暑湿、痧秽、岚瘴不正之气。今奉上一缄，聊备左右不时之需。以小瓶贮之，勿使泄气。杭省精一堂合制者亦佳，购之甚便也。今跗肿未全退，小溲尚未清长，敬遵谕拟奉一方呈电。蔗浆、枇杷除烦养胃最佳，梨、桃、黄瓜皆易滑泄，鳗、鳝壅滞，均当忌也。此体气既小有违和，饮食亦不宜强进，且愿稍稍节劳为祝。"以上所举医案，治疗因地因时制宜，跃然纸上。

（三）善于疏调气机

张千里乃治疗感证名家，深达叶天士治温当透泄之理，其治病注重调理气机，疏其气机，调其升降，在临证中宗叶天士而常用轻灵流动之品，药虽不峻烈而邪已去，有"四两拨千斤"之妙，达"轻可去实"之功。张氏疏调气机的内容很丰富。一是着重宣通清解，反对一味填补。如"湖州杨姓案"："肝阳夹湿循络上行……此时总宜调肝化湿，主通主降。慎勿因寝食未和，体气倦怠，遽投填补。"张氏秉承吴又可、喻嘉言、叶天士之法，特别重视肠腑通和，放邪以出路。他在论"湖州归姓案"时云："饮疝互扰，皆在阳明下流壅塞，则上流何能受盛传导？盆满必上溢，此理之易明者也。"如治"新塍卜姓案"："湿热之邪混杂三阳，迄今旬日。虽壮热、神昏、身痛等症俱退，而邪势留经入腑，膀胱气痹，少腹高突拒按，小溲淋沥，大便闭结，所谓邪犯太阳之本，已成胞痹矣。"故用五苓散加大黄、枳壳、桃仁、薤白等投之。二是斡旋枢机，其运枢机之法，甚为灵活，意在宣肺而调动机体自身抗病祛邪能力以透邪外达。如"论宋可斋之嫂胎前感温病案"："令嫂怀孕感邪，据述病状，当是风轻湿重之温，今既化热而舌苔焦黄，胸脘痞闷，其阳明尚少壅滞。从三焦施者当从中上着手。甘平宣肺，少兼微辛微苦，以疏降气腑。如燥渴引饮而便实者，用芩、栀、杏、橘，甚或稍加黄连、竹茹。如舌腻、便溏、咳或兼呕，则用竹茹、佩兰，甚或稍加枳壳、苏子。精审详察，必期能化邪而不致伤胎，斯为尽善。苟有疑似，宁轻剂缓化，慎勿孟浪。凡春夏之交，大都温必兼湿。而春温之气，又每因营虚之体乘间窃发，故措手尤须慎重耳。"张氏用药之审慎，于此可见一斑。

（四）化湿祛痰为要

张千里十分重视丹溪学说，他对朱丹溪"气血痰火湿食"六郁之论颇有研究，将湿热、相火学说奉为圭臬。如"论杨拙园明经病案"："右足之痹，原属湿邪阻络。湿是地之气，主阴，受于下者必升于上……凡有肝火者，虽受阴湿亦易化热也，况病起颧颊阳明部，升胃气反致引动肝脾伏火，伏湿由足之络上行入腑，以致腹满气逆耳。湿以下趋为顺，脾胃皆以降为和，故前日拙方主乎通降腑络，以导湿下趋也。"如不审病机之宜缓宜急，而专以急功欲速，鲜有不偾事者，故立方主通降以导湿下行，即"肠通则胃和，胃和则痰湿驳杂之气皆可顺流而降也"。如治"新市郑姓案"："咳复作，痰少不厚，时有肝气左升腹痛，得呕泄始平，脉体本弦长，今弦兼滑长兼洪，左尤甚，饮咳本宜甘温以和之，所谓饮家咳不治咳也。今既肺降不及，肝升有余，甚至痰滞凝血，宜从湿痰夹火之例矣。法半夏一钱五分、旋覆花（包）一钱五分、蛤壳三钱、竹茹七分、陈皮一钱五分、代赭石二钱、小川连三分、桑叶两张、茯苓二钱、海石粉二钱、炙草五分。"再如"斜桥程姓案"："肺胃素有郁热，加以烟酒辛泄耗气助热，是以咳久未止，又复咯血，血虽不多，而热势夜甚。脉右浮滑数，头晕舌黄。此属胃湿，因时而蒸动也。议清气络以消痰化湿除热为先"。深得丹溪治疗痰湿之旨。针对湿热不化，热蒸湿为痰，痰热胶结的情况，张氏以"清热化痰为要"，常用薏苡仁、杏仁、川连、橘皮、川贝母、茯苓、山栀、桑叶、滑石、紫菀、牛蒡子、天竺黄、竹茹、知母、石膏、枇杷叶等理气化痰清热之品，并配伍西洋参、茅根等养阴之品以急救肺阴，甚为应手。

（五）重视养阴存津

养阴存津为温病治疗之基本大法，也必然贯穿于温病治疗之始终。

张氏深谙此道，他在治疗潞仲朱媪冬温客肺之重症时说："滋气化痰急救肺，以存津液为要着。"他推重喻嘉言的清燥救肺汤，经他加减化裁，被广泛用于温病的不同病证。尤其是张氏以西洋参代替原方中的人参补肺降火，养胃生津，效果较原方更胜一筹。如用于"嘉兴张姓案"："七月下旬，间疟四作，继以泄痢。此伏气晚发，未必清澈，遂因孙受病殇劳忧，悲伤动于中，风寒迫于外，遂感风燥作咳。凡忧悲伤肺，风燥亦伤肺。以致痰虽出而风燥之火迄未化，郁极而升，陡然舌謇涎流，官骸俱不能自主。然现症多在身半以上，而足仍能行，知非风中肾厥，是痰火内扰之类中矣。况痰中亦有浅深、内外、虚实之别。此痰火乃外感风燥之火之痰，故舌謇等症能暂退亦能复盛。盖痰出即火熄，痰不出即火复炽，所以越五六日，而诸症复作也。今身热有汗，面红齿燥，舌謇涎流，右手指微强，自言口燥之极。脉得滑，而右寸关尤甚，显属肺感风燥未清，痰火上扰脉络之类中也。宜滋肺气存胃津，以化痰为主，痰出则火风自息，邪去则类中亦平。西洋参（蜜炙）一钱五分、石膏一钱五分、橘红一钱五分、天竺黄二钱、驴皮胶二钱、杏仁二钱、丹皮一钱五分、霜桑叶一钱五分、川贝母二钱、羚羊角一钱五分、甘草四分、枇杷叶两片。"方中所加羚羊角、川贝母以化痰平肝。再如"平望张姓案"，咳血止后"宜滋润肺胃三焦，以理气化、存津气，务使湿热痰浊渐就清澈，则胃纳充而体气复。阳虚湿胜之体，不可遽进呆补。西洋参一钱五分、橘红一钱五分、泽泻一钱五分、丹皮一钱五分、芦根八寸、川贝母三钱、茯苓二钱、甜杏仁二钱、炒山栀一钱五分、枇杷叶两片、金石斛三钱、米仁三钱、鲜生地三钱、驴皮胶二钱"。用药恰好，又加鲜生地黄、石斛、茅根生津更妙。以后金子久也善用此法，并以西洋参代人参，显然是受到张千里的影响。

（六）慎勿滥用补剂

张氏重视正气在温病中治疗作用，他在"论孙平叔宫保病案"时说："天下岂有粮饷不继，转战无前，尚可望其收功末路者乎？"但又从不轻用补剂，认为在病势鸱张之时，"遽以补养之药接踵而进，不但虑其反兵为斗，且恐助其虐而滋其戾。夫藉寇兵资盗粮，诚不如安堵休兵，待时而动之为万全也"。他注重时时顾护胃气，特别推重古人有糜粥充养之法，提出必须"放下万缘，静养数日，返观内听，与病相忘，频进糜粥以养其胃，俟其胃中冲和之气稍稍来复，灌溉周身，濡养百脉，充满然后流动，将必有不期肿之退而自退，不期溲之利而自利者"。特别是感证之后，"食复、劳复最宜谨慎，治法不宜骤补，清养肺胃大肠以通为补，俾寝食渐复其常，即是不补之补"。如"治善连杨姓案"，感证病情已臻安善，方用"西洋参二钱、陈皮一钱五分、鲜生地三钱、米仁三钱、金石斛三钱、茯苓二钱、丹皮一钱五分、炙甘草四分、川贝母二钱、枇杷叶两片"。又如"湖州杨姓案"："长夏右颧发疡，原属阳明湿火上蒸，不与降而与升则非。但阳明腑气不降，而厥阴之湿火亦因之上升，以致右足大趾痛，气逆由足及腹上至脘胁膜胀，皮肤间轰轰如虫行。减食消渴，口苦舌黄，脉弦而数，显属胃不降而肝反升。宜通宜降，勿因高年，遽投腻补。究宜凭脉症以去病，去病即所以顾正也。病属易治，虽纠缠已久，勿忧之。鲜生地五钱、云苓二钱、楝子两枚、大腹皮二钱、白蒺藜二钱、小川连三分、米仁三钱、丝瓜络三钱、丹皮一钱五分、青皮八分、泽泻一钱五分、佛手柑两片。"案中"去病即所以顾正"，此等议论实发前人所未发，亦应为治疗外感病的一大法则。

（七）擅用通阳化湿

叶天士在《温热论》提出："热病救阴犹易，通阳最难。救阴不在血，而在津与汗；通阳不在温，而在利小便。"张氏遵循其旨，在治疗痰饮时擅长运用，在论"海盐朱云樵案"时说："烦劳伤阳，阳虚则饮聚。现病种种都属痰饮为病，盖烦劳二字，原该劳心劳力而言。伤阳二字，亦不专指一脏一腑之阳。惟其阳虚，则水谷之入胃，不能游溢精气上归于脾与肺而通调水道、下输膀胱之常，皆乖其度留酿饮浊，阻遏清阳不能升降舒运，所以先见口淡食减。口淡胃阳虚也，食减胃气滞也。继见短气，《金匮》所云，短气者，其人有微饮。微者言饮之不多，而属于阳虚也。驯致左胁下辘辘有声，按摩之稍若通运，是饮聚肝胆部分而渐著其形也。加之右腿麻，是饮之聚于阳明大络也；左臂痹，是饮之聚于旁络也。惟其饮微，故无大创；惟其阳虚，故久不愈。然阳虚饮聚，原是一贯。至于营阴亦亏，是体之虚而又虚也。迄今经年，投剂已多，而未见成效者，是徒知其虚而漫投补益，网络原野，而不知从痰饮入想用补也。《金匮》明明有短气有微饮者，苓桂术甘汤主之，肾气丸亦主之二条，既云苓桂术甘通其阳，何以又赘入复出肾气丸以纳其阴中之阳乎？其云亦主之者正示人以智慧无穷，而其理又平易切实。盖短气不独肺主出气不足，而肾之纳气亦无权矣。微饮妨阳，自宜宣通；微饮夹阴气而上逆，致呼吸不利，甚至吸气短，则即宜通九渊下蛰之阳，以期龙雷下潜而不致飞腾，不妨用奠定系维之法并行也。经旨昭明，正与此证吻合，肾气之纳下不可缓矣。其苓桂术甘之治上者，尚嫌其力微而功浅，且性纯阳易动。目下冬藏之时，固应如是。然冬至蛰将动，又宜稍以静药控制之。病之理治之法，粗陈梗概如此，不过病之由来积渐，非伊朝夕，未能欲速也。宜节劳怒，慎起居，下数月静养功夫，自可渐期康复。"说明痰饮原委，阐明经旨，纤悉靡遗。再如治"杭州王案"："平居嗜酒，湿凝阻郁为病，去秋，四肢疼痹，两足及左臂为甚，乃是湿蒸气滞，足太阴阳明脉络不宣也。继则鼻衄，《难经》所谓阳络伤则血外溢，阴络伤则血内溢。热泄气通，自然络痹较衰矣。今春，左乳结核，时咳痰稠，体疲，脉濡，舌黄，目昏，耳钝，亦湿邪上蒙耳。然络病宜清，腑病宜通。时值夏令，收效难速，拟用和阳化湿、清气宣络缓图之。潞党参二钱、半夏一钱、木防己一钱五分、赤豆衣三钱、竹茹七分、新会皮一钱五分、生冬术一钱、川黄柏一钱五分、粉丹皮一钱五分、云苓二钱、炙甘草四钱、米仁三钱、建泽泻一钱五分。"说明风湿相合，郁蒸为热，炼痰为患，种种征象亦是湿浊所化，故宜通阳化湿为主，庶无虚脱之虑。

三、医案选按

兹选录《张千里先生医案》数则如下。

（一）冬温治案

潞仲朱媪　烦劳伤阳，肺卫疏豁，冬温风燥之邪实于肺卫。初起即见微寒而盛热，咳嗽，错语，迄今旬日，燥热气急，呼吸有音，痰浓而少嗽，甚不爽，头痛虽罢，耳鸣、颧红、唇燥、舌干、苔白有裂、咳引胸胁隐痛、脉寸关俱滑数而促，此冬温客肺之重症也。八旬高年，素有肠痔，津液久虚，今肺脾喘咳邪无出路，最易劫津涸液，痰胶气喘益甚，头汗最防骤脱，慎勿因小有郁怒滞气，抛荒主病。盖虽小有食滞，今已大便一次，腹右有块，不过肠滞未尽。肺与大肠表里也，润肺即可通肠，故此时以滋气化痰急救肺，以存津液为要着。

西洋参一钱五分　橘红一钱五分　鲜生地四钱　川贝母二钱　米仁三钱杏仁二钱　地骨皮一钱五分　桑白皮二钱　冬瓜子三钱　炙草四钱　茅草根五钱　枇杷叶三片

【按】冬温风燥之邪束于表，初起则头痛、微恶寒；内郁于肺，肺气不利，故又咳嗽。时值秋燥之际，燥伤津液，故咽干唇燥。病至旬日，邪郁化热，灼伤阴液，致唇燥、舌干、苔白有裂，此叶天士所谓"气热烁津"，治法当宣肺化痰润燥。姚景垣评说："惟鲜生地当易鲜石斛、茅根易芦根更妙。"可供参考。

（二）湿热治案

比麻李　身热已退七八，大便逐日一度干而尚顺，耳聪神清，食进，溺淡黄，舌薄白，脉濡滑缓。论症情喜已退舍，此时宜清养阳明，冀其肠胃通和，则未尽之湿热，便可渐次清化矣。

西洋参一钱五分　陈皮一钱五分　米仁三钱　竹叶廿片，煨　石膏三钱赤苓四钱　通草七分　芦根八寸　益元散三钱　知母一钱五分　杏仁二钱

【按】湿热为患，往往胸痞纳呆、头额胀闷、身热凛寒，甚或壮热汗多，发为白痦，治当清化。若治不得法，辛温发表，苦寒冰伏，轻则延误，重则伤生。现身热已退，症情缓解，最宜清养，以俟未尽之湿热渐次清化。姚景垣评云："此证最忌要在清热不助湿，利湿不伤阴，方

为妙手。"可谓诚言。

（三）秋燥治案

桐乡曾　八月初寒热似疟，是新凉外迫、伏暑内动之感证。奈夹食夹怒而脘痛，呕逆吐蛔特甚。客反胜主，治法不免喧宾夺主矣。脏病宜通，得濡润而痛减，得溏泄而痛竟暂止。感证之流，连肺胃者每每如此。纠缠一月，病未了了，寒热又作，顿加咳嗽面浮，则又病中体虚，复加一层秋燥之邪，肺气益痹，以致腹痛作，而龈齿干燥也。脘痛连及胸背，动辄气逆，肺之膹郁极矣。耳鸣汗出，剂颈而还，则病邪伤阳也。腹痛便瘀，溺色似血，病邪伤阴也。体之阴阳虽皆受伤，而秋燥之邪大队尚聚在胸膈之间，脉右虚凝，左小弦数，顾正但须养胃存津，化邪但宜宣肺化燥。眼光但照大局，未可偏执一隅，枝枝节节为之矣。至于病机之危，何须再说。

西洋参一钱五分　川贝母二钱　茯苓二钱　金石斛三钱　麦冬一钱五分　驴皮胶二钱　丹皮一钱五分　炙甘草四分　杏仁二钱　橘红一钱五分　紫菀一钱五分　霜桑叶一钱五分

【按】原本体虚，复加秋燥，症状虽多，但总宜宣肺化燥为治，故以喻氏清燥救肺汤加减，以西洋参易人参，增强清热养阴之力。

（四）湿热致咳案

杭州许　咳逆已久，的是肺分痰热未清，加以秋阳酷烈，肺气复伤，身热，舌干，绛苔厚黄，形瘦脉弦，明属湿郁生热，热蒸成痰。既在肺家，只宜清化，表不合理，补亦壅邪也。

西洋参一钱五分　橘红一钱五分　连翘二钱　桑白皮一钱五分　甜杏仁二钱　川贝母二钱　丹皮一钱五分　金石斛三钱　甘草四分　枇杷叶两片　桑叶一钱五分

因鼻衄去桑叶，加犀角尖八分。

又　胃知味而渐思食，食后亦和，脉小弦大，便未畅，小便又浑。自是湿热未曾净尽之症。非阳虚之体，补壅非宜。而湿热之邪又黏腻难化，静养缓调，自可渐臻安善。欲速反有弊也。

西洋参一钱五分　橘红一钱五分　炒谷芽三钱　霜桑叶一钱五分　甜杏仁二钱　茯苓二钱　粉丹皮一钱五分　荷叶一角　金石斛三钱　泽泻一钱五分　秫米二钱

此方服至便溏畅行，溲清热尽，始换后方。

又　养胃存津，清心补肺，是此症善后之大法。

西洋参一钱五分　茯苓二钱　白芍一钱五分　甘草四分　陈皮一钱五分　麦冬一钱五分　怀山药二钱　莲子十粒　金石斛三钱　枣仁二钱　稽豆衣三钱　南枣两枚

此方服至胃纳复旧之后，但有精神疲乏，可去洋参、茯苓、稽豆皮，加大生地三钱。服后安适，可再加阿胶二钱。

又　秋仲伏气发病，迄今三月余，犹然身热畏风，胃钝，舌刺苔黄，口燥，脉弦，溺黄，便溏不爽。总属湿酿为痰，痰气与肝气相搏，阻遏于胆胃之间，所以左膺结肿，按之觉有酸疼也。积久不清，竟能成痈，宜清肝胆、化湿痰、理气络法。

西洋参一钱五分　陈皮一钱五分　茵陈草一钱五分　泽泻一钱五分　炒山栀一钱五分　茯苓二钱　川贝母三钱　桑叶一钱五分　小川连四分　蛤壳三钱　白蒺藜二钱

又　细参脉症，不但肝胆火升，痰气上阻，且有秋燥之邪乘虚而入。燥火劫金，痰气胶结愈甚，所以无形之病渐致有形，左膺之肿，病异源同，前法五剂后，即以此方濡润通和。

西洋参一钱五分　驴皮胶二钱　郁金一钱五分　炙甘草四分　甜杏仁二钱　小生地三钱　白芍一钱五分　莲子十粒　川贝母二钱　白蒺藜二钱　丹皮一钱五分

【按】本案湿热未清，又逢秋燥，治疗较为棘手。即张氏在案中自谓："湿热未曾净尽之症，非阳虚之体，补壅非宜，而湿热之邪又黏腻难化。""表不合理，补亦壅邪。"故始终贯以清燥救肺汤加减，或兼化痰，或兼利湿，总以清化为治。

张千里

（五）暑湿致咳案

平望张　失血起于前年，原属因伤动络。去冬复发较多，今夏五月初，咳嗽痰少。至秋初寒热似疟，是先受湿而后受暑。暑湿之邪纠缠至四阅月之久，自然络气不免震动，而血复涌溢也。今身热、舌黄、胸闷、便溏、喉痒、时咳，右胁之痛虽止，而脉象弦数，左甚于右，显属湿邪由气分伤及血分，肺胃失降，则肝阳易升也。宜急为通络化瘀，以清火邪，俟血止后，再商止嗽要法。

米仁三钱　小川连三分　鲜生地四钱　茅根五钱　杏仁二钱　郁金一钱五分　川贝母二钱　芦根八寸　冬瓜子三钱　茜草根一钱　藕节三个

又　血止后，咳势亦稀，稍觉喉痒则咳作，而痰甚凝，夜寐安适，胃气亦和，惟潮热蒸蒸，面黄，舌黄，溺色浑浊，脉右三部虚涩和静，左三部数象亦已退，小弦未尽调畅，究属肝郁不调，夹内蕴之湿蒸为热，上熏则食少而咳逆也。此时咯血已将安静，可无反复涌越之虞，但咳嗽已经四月之久，必须通腑清湿，调肝肃肺，务期渐渐热退咳减为要。

苡仁三钱　杏仁二钱　小川连三分　橘皮一钱五分　川贝母二钱　茯苓三钱　炒山栀一钱五分　桑叶一钱五分　鲜生地四钱　丹皮一钱五分　飞滑石三钱　芦根八寸

又　投甘凉淡渗苦降之剂，以清养肺胃厥阴之气，以渗湿化热已二旬余，虽热减、食增、咳稀、寐安，然舌苔后半犹有凝黄，小溲犹带黄色，阴囊甚至湿痒淋漓，频转矢气，蒸蒸凝热，易以汗泄，足见其湿热之郁蒸于肺胃者，非伊朝夕矣。今脉得左部迟濡，右关尺同，惟右寸尚见濡滑。晨刻痰咳尚较多且厚，喉痒，宜滋润肺胃三焦，以理气化、存津气，务使湿热痰浊渐就清澈，则胃纳充而体气复。阳虚湿胜之体，不可遽进呆补。

西洋参一钱五分　橘红一钱五分　泽泻一钱五分　丹皮一钱五分　芦根八寸　川贝母三钱　茯苓二钱　甜杏仁二钱　炒山栀一钱五分　枇杷叶两片　金石斛三钱　米仁三钱　鲜生地三钱　驴皮胶二钱

【按】素有咳血之症，又感暑湿，纠缠日久，化燥化火，耗气伤津，由气分伤及血分，易引起动血，故急用通络化瘀以止血，血止后再用调肝肃肺以止嗽。治法一线穿成，立方则丝丝入扣。

（六）暑湿致疟案

乌镇周　念九日竟得寒战而热，则暑邪已有外达之机。盖战则邪与正相持而可毕达，况间日又作疟状，则暑当无不达矣。其热甚时之昏沉谵语，是暑中夹湿之浊邪碍清也。暑欲去则湿亦不能独留，而其湿流连于肠胃之间者既久，且未免夹食夹瘀，所以肠腑之气奔迫而下，夹溏、夹痰、夹血，或多或少，腹痛滞下。且有干黑之宿垢亦渐错杂而来，则湿亦有下泄之机矣。暑湿之为疟为痢，皆三焦主病。脉得左迟濡、右较大而见流利，舌黄燥干而不渴，胸脘宽舒而纳食无味，甚少频转矢气。论舌与脉，则大肠犹有宿垢留滞，宜疏腑化滞，专与理气，俾宿垢去而气化调，则胃当渐醒。

杏仁二钱　黄芩一钱五分　建曲一钱五分　益元散（包）三钱　陈皮一钱五分　枳壳七分　鲜石斛三钱　茯苓二钱　银花三钱　鲜佛手一钱五分

又：昨日仍有疟状，神气尚为清净，大便连下黑溏数次甚多，后虽似痢非痢，而腹痛后重亦微，稍能纳粥，脉得濡而微弦，非必疟邪在少阳之弦，非必乘土之弦，不过涩滞去而渐有流利之机也。然舌心苔犹老黄且厚，口渴溺少，上嗳下转矢气，显属肠腑宿滞与湿浊尚未净尽，阻其气机故耳。疏滞化湿是为要图。

建曲一钱五分　茯苓二钱　金石斛三钱　鲜藿香叶三张　枳壳八分　泽泻一钱五分　炒谷芽三钱　佛手片一钱五分　陈皮一钱五分　山栀一钱五分　益元散（包）二钱　荷梗八寸

三诊：感症初平，遽尔啖饮，衣单且思出房，未免欲速太甚。当此大气升泄、湿热蒸腾之际，即强壮无病，亦须如意调护，以防客气之侵，况体虚病后乎？五六日来忽寒忽热，热时烦冤、呕恶、消渴、喜凉雨、额筋掣、耳鸣、面赤、汗出涔涔，甚至神昏错语；热退则肢冷，引衣自覆。此皆湿热之邪郁蒸未化，阻遏气腑，充斥三焦，故唇燥齿干，

张千里

舌苔或干或润，而黄苔究未肯退，嗳闷膜胀，寝食俱废，脉得弦大而数。分观之，似乎肝胆肠胃都病，且似虚实混淆，其实三焦湿热为病如是耳。虚弱之体，平时极宜小心，既病不可躁急，则病不易受而重者轻矣。

西洋参一钱五分　小川连三分　通草八分　橘皮一钱五分　粉丹皮一钱五分　石菖蒲三分　赤苓三钱，炒　山栀一钱五分　佩兰叶七片　鲜石斛三钱　郁金一钱五分　芦根八寸

【按】夏秋暑湿时疟初起，疟邪非在少阳，流连于肠胃之间，治当平胃除湿，理气化滞，有疏导开先之功。案中所谓"虚弱之体，平时极宜小心，既病不可躁急，则病不易受而重者轻矣"，值得细玩。

王士雄

一、生平简介

清嘉庆十三年（1808），王士雄出生于浙江钱塘（今杭州市）。他的远祖系安化（今甘肃省庆阳县）人，后移于浙江盐官（今属海宁市），乾隆间迁钱塘定居。

王母在生士雄前，已生产过三个男孩，都夭折了，因此王士雄虽排行第四，仍字孟英（孟，指兄弟姐妹中排行居长的）。王氏出生后，全家非常高兴，认为他一定会像籛铿（即彭祖）那样长寿，因此给他取字为籛龙。王士雄十四岁时即立志学医，深得舅父俞桂庭的支持，并为他的书房题名"潜斋"，叮嘱他"潜心学问，勿以内顾为忧"，所以人们多称他为"潜斋"。王士雄一生专心于治病疗疾，著书济世，而律身极俭，不善居积，人以为痴，他也乐于以"半痴"自号。他四处行医，随处而息，晚年因战乱居住濮院（今属浙江桐乡市），题所居叫"随息"，自号"随息居士"，更字梦隐。

王士雄出生于医学世家，曾祖王学权是一位名医，著有《医学随笔》二卷，祖父永嘉、父雪沧也都精通医学，曾对该书做过补充和校注。士雄十四岁时，父重病不起，临终前曾嘱咐他："人生天地间，必期有用于世，汝识斯言，吾无憾矣。"父亲死后，他遵家训钻研医学，但终因家境贫困，厨无宿春，无法度日，为了生计，于同年冬去婺州（今浙江金华市）孝顺街佐理盐务。白天工作，谋食养家，晚上"披览医书，焚膏继晷，乐此不疲"。由于他天资聪颖，好学善悟，学业进步很快。学医三年之后，他就开始接触临床，为人治病。甲申（1824）夏间，盐业主政周光远，二十七岁，身体肥胖，肌肤白皙，在一次登厕后，突然身冷汗出，口唇发白，声音低微，有些医生诊断他患了"中暑"，想用辛香开窍的方药。王士雄诊得患者脉象已是微软欲绝，知是阳气将脱，如再用辛开之剂，必加速危亡，于是力辟群议。众医笑他年轻无知，纷纷非难。幸病家懂医，认为王氏说得有理，请他处方。由于一时购药不及，王氏刚巧带有一块老姜，急令煎汁灌下，服后病情有了明显好转，接着用人参、黄芪、白术、甘草等药培补，获得痊愈。从这以后，人们有病常请他诊治，他也不负众望，挽救了不少危重病人，于是医名大震，声望逐日提高。

在婺九年后，王士雄回到了杭州，他踌躇满志，决心在医学上干一番事业。当时的杭州多见温热病证，而医生常从伤寒论治，用药不是辛燥温散，就是厚腻滋补，请王士雄诊治的大多是经其他医生误治后的复杂病证，他以高超的医术，救人无数。丙申（1836）春，四川石符生经杭途中患病，开始由陈姓医生治疗，症情加重，待王士雄至，已是神志模糊，肢凉体冷，口吐痰涎，小便涩少，脉沉涩滞，难分至数了。王士雄说，这是旅途感受风湿，没有及时清理解散，邪从热化，加上误服温补药物，致使气机窒塞，邪热漫无出路，烁液成痰，逆行上攻，所以有此危象。劝说病家不必惊慌，服些疏利清化药，痰祛热清，病就会好了。药用黄连、黄芩、枳实、橘皮、栀子、淡豆豉、桔梗、杏仁、贝母、郁金、通草、紫菀、竹茹、芦藤汁等，服三剂患者就脱却险境，能起床行走，再调理十余天就痊愈了。

王士雄一生勤于著述，给后人留下了大量富有学术价值的医学文献，其中《随息居重订霍乱论》《温热经纬》《随息居饮食谱》《归砚录》《潜斋医话》和《王氏医案》是他的主要著作。

清代末叶，封建统治阶级对外丧权辱国，对内加紧压榨，广大人民生活极度贫困，加上战乱频仍，以致疫病肆虐。清道光年间，江浙一带霍乱流行，王士雄不避秽恶，尽力救治，并于清道光十八年（1838）写就了《霍乱论》书稿。清同治元年（1862）他旅居沪地时，刚值霍乱猖獗，而"司命者罔知所措，死者实多"，于是将原书重订，更名为《随息居重订霍乱论》，精心阐发前人有关理论，辑集生平经验，议病情，论治法，附医案，创新方，对霍乱的病因、病机、辨证、防治做出了系统论述。曹炳章评价其书"实为治霍乱最完备之书"。

《温热经纬》是王士雄的力作。温病学说发展到王氏时代已有相当规模，他在大量临床实践的基础上，采取"以轩岐仲景之文为经，叶、薛诸家之辨为纬"的编纂原则，辑集各家医论，阐发自己见解，于清咸丰二年（1852）著成是书，温病学说遂成系统，蔚为大观，可称撷采诸家之长者。后世称他为温病大家，即由于此。

王士雄生活在社会底层，深知民众的疾苦，"饮食失宜，或以害身命"，于是于清咸丰十一年（1861）编著了《随息居饮食谱》一书，详述330多种药食的性能和治疗作用，如称西瓜为天生白虎汤，用以清热解暑；梨汁为天生甘露饮，用以清胃润肺；甘蔗为天生复脉汤，用以清热养胃，等等，并载述了许多民间食疗便方，是较为系统的食品营养和食疗专书，影响颇深。

清咸丰五年（1855）十月，王士雄携眷回籍（浙江海宁盐官），赁屋而居，颜其草堂曰"归砚"。他感叹自父死后，即携一砚，游于四方，荏苒三十年，此时仅载一砚归籍，而先前游医时多有所录，乘归里之际，做了系统整理，题曰《归砚录》（成书于1857年）。该书评述前贤，更着眼于启迪后学，既介绍自己的临床经验，又博采诸家之长，很有实用价值。

王氏在临证中积累了大量的医案，先后由周鑅选辑第一编凡二卷，题名《回春录》（又称《王氏医案》），清道光二十三年（1843）刊；张柳吟等复辑续编凡八卷，题名《仁术志》（又称《王氏医案续编》），成书于清道光三十年（1850）；徐然石再辑三编凡三卷，清咸丰四年（1854）刊。王氏医案的特点是记录详细，理、法、方、药完备，深为医林所推重。又《潜斋医话》，清咸丰三年（1853）刊，多属临证心悟，有不少独到的见解。

清道光三十年（1850），王氏校刊沈尧封的《女科辑要》，融以自己

王士雄

诊治妇科疾病的心得体会，颇多发挥；清咸丰三年（1853），选俞东扶《古今医案按》的按语，加以增补发明，辑为《古今医案按选》；清咸丰五年（1855），他对曾祖父王秉衡的《医学随笔》予以评注，校刊行世；清咸丰元年（1851）选评裴一中《言医》一书；清咸丰九年（1859）辑《续名医类案》的魏氏按语及附方，增以评注，而成《柳洲医话》；复刊俞世贵增补、经王氏本人发挥的史缙臣之《愿体医话》。此外，他编集的《潜斋简效方》（1853）、《四科简效方》（1854）、《鸡鸣录》（1861）等，辑录了民间单方验方、历代效方及经亲自验证疗效确切者，深受欢迎。

由是观之，王氏除了自己的著述外，还对前人的不少医籍做了整理和发挥，从而丰富了中医学的文献宝库。

关于王士雄的卒年，史料记述不详，说法不一，但据《浙北医学史略》记载："嘉兴已故中医张文冲述其先祖昔居淳溪，曾亲睹王士雄，其人清瘦不伟，好学不倦，享寿六十一年，故其卒年当为 1868 年。"但近年有学者考证晚清《管庭芬日记》和王孟英友人萧迺甲致蒋光煦信中，明确记述王氏的卒年为清同治二年癸亥（1863）五月廿六日。此说当属可信。

二、学术观点与诊治经验

（一）温热观

王士雄在学术上的突出成就是整理、总结了前人有关诊治温热病的经验和理论，结合自己的实践体会予以发挥，对温病学的发展做出了承前启后的卓越贡献。他曾采录轩岐、仲景有关论述以为经，衷辑叶、薛、陈、余诸贤专论以为纬，旁搜远绍，广征博引，集前代医家研究温病学成果，著成《温热经纬》一书。其中所加按语，虽乏长篇大论，但句句有感而发，直抒胸臆，语语精实可信，引人深思。往往从疑难处着眼，发蒙解惑，开人茅塞，深受后人称道。

1. 对六气理论的研讨

温病系感受温热邪毒致病，而温热病邪属于"六淫"范畴，为六气所变生，故王士雄对六气最多潜心研究，颇有透彻论述。

（1）风燥湿致病，各有寒热变化：王氏论六气，一本《内经》，以阴阳为纲，将其归纳为两类，谓暑风火为阳，寒燥湿为阴。认为风为阳邪，性无定体，常兼他邪致病，兼寒则为风寒病邪，兼热则为风热病邪，及其致病，常表现为风寒病邪和风热病邪致病的不同病理特点。湿邪致病，也常随其所兼之邪或人体体质差异，而有寒湿、湿热的不同。他说："所谓六气，风寒暑湿燥火也。分其阴阳，则《素问》云寒暑六入，暑统风火，阳也；寒统燥湿，阴也。言其变化，则阳中惟风无定体，有寒风，有热风；阴中则燥湿二气有寒有热；至暑乃天之热气，流金铄石，纯阳无阴。"

由于湿分旺四时，而以长夏季节为甚，其时暑气犹盛，湿易蒸腾，故人多病湿热。据此，王氏称之为"热湿多于寒湿"。他所说的"热湿"即暑湿，系暑邪兼湿侵袭致病；"寒湿"是指既伤寒又伤湿病证。

至于燥，王氏从本气、标气两方面析理。他说："燥为凉邪，阴凝则燥，乃其本气。但秋燥二字皆从火者，以秋承夏后，火之余炎未息也；若火既就之，阴竭则燥，是其标气。治分温润、凉润二法。然金曰从革，故本气病少，标气病多，此圣人制字之所以从火，而《内经》云燥者润之也。"

（2）寒暑属性，阴阳大异：寒为冬令主气，暑为夏令主气。冬寒地冰，夏热天暑，冬夏之寒热截然相反，寒暑之阴阳迥然大异。寒邪致病，先犯太阳，恶寒发热，头痛项强，苔白，脉浮紧，一派寒象；暑邪致病，先入阳明，壮热大汗，头晕面赤，心烦口渴，苔黄，脉洪大，显然热甚。

王氏尝从辨暑无阴阳着手，阐述了寒与暑的阴阳属性。他说："寒者水之气也，热者火之气也，水火定位，寒热有一定之阴阳，寒邪传变，虽能化热而感于人也，从无阳寒之说，人身虽有阴火，而六气中不闻有寒火之名。暑字从日，日为天上之火；寒字从宀，宀为地上之水。

暑邪易入心经，寒邪先犯膀胱，霄壤不同，各从其类。故寒暑二气，不比风燥湿有可阴可阳之不同也。"《内经》曾云：气盛身寒，得之伤寒；气虚身热，得之伤暑。寒伤形，暑伤气。可见寒暑不惟阴阳属性不同，其所伤病证也是大相径庭的，但是，"奈何世人悉以治寒法通治温暑"（吴鞠通语）。基于此，王氏进而指出："不但寒伤形，暑伤气，截然分明，而寒为阴邪，暑为阳邪，亦如水火之不相射。经云：天寒地冻，天暑地热。又云：阴阳之升降，寒暑彰其兆。理极明显，奈后贤道在近而求诸远，遂不觉其立言之失，而用药之非也。"

王氏编纂《温热经纬》的意图，就在于论述寒暑各异，应当分别对待。伤寒自是伤寒，温暑自是温暑，因证各别，治法不能混淆。他在《潜斋简效方》说："余纂《温热经纬》一书，详辨温热暑湿之异于正伤寒，因古人但以寒为肃杀之气，而于暑热甚略也。然严寒易御，酷暑难消，热地如炉，伤人最速。"

（3）暑性纯阳，暑火热同为一气：暑热之至，炎烈焰赫，草木因之燔焚，枯萎顿生，人感而为病，阴津为之煎熬，汗出气泄。暑乃天之热气，与火热同类，纯阳无阴，显然可证。然仍有不少医者，不明其理，强将暑热分为阴阳二气，谓："阳邪为热，阴邪为暑。"推究其说的产生，与对仲景论暍认识模糊有关。《内经》从伏气立论，称先夏至日者为病温，后夏至日者为病暑，其所说的暑，实是指寒邪冬伏夏发病证。当然，除此还有夏月当令感受暑邪而成病的暑证。仲景正是为了区别这两个不同的病证概念，特以夏月外感暑病名曰暍，使之有别于《内经》所说的冬寒夏发之暑病。后人不识此中旨趣，遂谓暍是阳邪，专指热言；暑为阴邪，指湿与热合，而有"阳邪为热，阴邪为暑"的错误说法。是说之立，意在承先圣之余绪，实则有悖仲景之心法。王士雄援引轩岐之文，从暑季的气候特点等方面，对暑邪作了浅显的阐述，澄清了一些模糊认识，这对指导暑证的辨治，具有积极的指导意义。

王氏说："或云阳邪为热，阴邪为暑者，甚属不经。经云：热气大来，火之胜也。阳之动，始于温，盛于暑。盖在天为热，在地为火，其性为暑，是暑即热也，并非二气。或云暑为兼湿者，亦误也。暑与湿，原是二气，虽易兼感，实非暑中必定有湿也，譬如暑与风，亦多兼感，岂可谓暑中必有风耶！若谓热与湿合，始名为暑，然则寒与风合，又将何称？"

此外，王氏还有一些论述，旁征博引，层层析理，阐发了暑性纯阳，与火热同为一气的道理，确能令人信服。

（4）暑中原无湿，暑病多夹湿：在王氏之前，喻嘉言、章虚谷等许多名家均执暑中原有湿之说。喻氏云：热蒸其湿是为暑。章氏云：火湿合气名暑。所述虽仅只言，但执暑中本有湿之意甚彰，造成了人们对暑认识的误解。王士雄指出暑为天气，其性纯阳，湿为地气，其性属阴，本为二气，绝非暑中本有湿。认为暑与湿自成一气，火又为一气，暑、湿、火，各为一气，绝非"火湿合气"始成暑也。他还指出："在天为暑，在地为热，故暑即热之气也。昔人谓有阴暑者，已极可笑，其分中热、中暑为二病者，是析一气而两也，又谓暑合湿热而成者，是并二气而一也，奚可哉？"

诚然，从临床实际来看，暑热易蒸动水湿，天暑下逼，地湿上蒸，暑与湿最多氤氲相兼，人在气交之中，易感其气，而病暑湿，这也是事实。对此王氏曾作客观地分析，尝云："长夏湿旺之令，暑以蒸之，所谓土润溽暑，故暑湿易于兼病，犹之冬月风寒每相兼感。暑令湿盛，必多兼感，故曰挟，犹之寒邪挟食，湿证兼风，俱是二病相兼，非谓暑中必有湿也。故论暑者，须知为天上烈日之炎威，不可误以湿热二气并作一气始为暑也，而治暑者，须知其挟湿为多焉。"这样，在肯定暑性纯阳，与湿无涉的同时，也注意到了两邪在致病中的易兼性，告诫人们在辨识六气时，不能误以为暑中本有湿，而治暑病之时，又应注意是否兼有湿邪，这种辨证的认识是值得称道的。

（5）暑病毋分阴阳：将暑病分阴阳，立阴暑、阳暑之说，见于《景岳全书》。张景岳说：阴暑者，因暑而受寒者也；阳暑者，因暑而受热者也。又张洁古以静而得之为中暑、属阴证，动而得之为中热、属阳证，中暑、中热各分，阴证、阳证两立。章虚谷更是确然而论，谓暑乃火湿合气而成，故有阴暑、阳暑之异。对这些观点，王氏深表异议。他认为从暑的属性而论，若谓暑必兼湿，就不可用阳名之，因湿为阴邪乃人所共知之事；若说暑为热邪，就不能以阴名之，因热为阳邪是天经地义之理，正因为暑性纯阳，在时为夏，在天为热，在地为火，与湿无涉，故为病也只能称为阳邪，绝不能以阴暑名之。他说："更有妄立阴暑、阳暑之名者，亦属可笑。如果暑必兼湿，则不可冠以阳字，若知暑为热气，则不可冠以阴字。其实彼所谓阴者，即夏月之伤于寒湿耳！"

从暑邪致病而论，执阴暑说者，多以阴暑概括那些避暑贪凉，趋阴涧、卧湿地、恣生冷而成病者。其实此类病证虽发生在盛夏季节，实际上已与暑气无涉，王氏称其证是夏月伤于寒湿，确是一语中的。他还曾对此观点进行了深入剖析，指出："暑为阳邪，虽有袭凉饮冷夹杂阴寒之证，亦人事之兼伤，非天气之本然也。""夏月此等证候甚多，因畏热贪凉而反生寒湿之病，乃夏月之伤寒也，虽在暑令，实非暑证，昔人以阴暑名之，谬矣！譬如避火而溺于水，拯者但可云出之于水，不可云出于阴火也。"

正因为暑性纯阳，致病多属热证阳证，故治法要在清泄，仲景白虎汤被用为治暑主方；暑热伤气的，白虎加人参汤常为取法；暑热内盛，津气大伤的，王氏立有清暑益气汤方，意在清热涤暑、益气养阴，功效颇良，为近人所乐用。

暑病施护，宜置病者于荫凉处，就凉避热，以利暑热消弭。王氏尝举例"武王有樾荫喝人之事"，理即在此。喝人，中暑之人；樾，指道旁成荫的树。樾荫，意在借以取凉。如此施治施护，惟宜纯阳之暑热证，若移用于夏月伤于寒湿之证，焉有不害人者。这也可反证阴暑之谬。

值得强调的是，王氏从暑邪的特性和暑病的临床表现上，反复论证其病性属热属阳，力辟阴暑、阳暑之说，主张暑毋分阴阳，并指出暑天伤于寒湿，不当以暑病名之，这并非故弄玄虚，而是于暑病的辨治大有裨益的。

（6）六气皆能化火：火，就六气言，独为一气，其属性与暑相类，若以五行论，言暑则火在其中。日为火宗，丽日当空，火热下施，即有三时之暖，夏时之暑，只不过在夏称暑，在三时称火热，称谓不同而已。王氏指出："寒暑燥湿风，乃五行之气合于五脏者也，惟暑独盛于夏令，火则四时皆有，析而言之，故曰六气。然三时之暖燠，虽不可以暑称之，亦何莫非丽日之煦照乎？须知暑即日之气也，日为众阳之宗，阳燧承之，火立至焉。以五行论，言暑则火在其中矣，非五气外另有一气也。若风寒燥湿，悉能化火，此由郁遏使然，又不可与天之五气统同而论矣。"他还指出："火之微者曰温，火之甚者曰热，三时皆有，惟暑为天上之火，独盛于夏令耳。"

此外，风寒燥湿郁遏日久均能化热化火，变生火热病证，由此可见，暑、火同中之异。所以肿疡、泻痢诸病，虽然不在夏令，仍可据其证从火毒求治。从火毒求治，一是清泻炎旺之火，挫其焰烈；一是顾护易被火热伤耗之津，力求凉润。这也是王氏论治温病的最大特色。周光远在辑集《王氏医案》时，对此感触颇深，尝云："六气皆从火化，凡外感之邪，虽伤寒必以顾阴为主，况温热暑燥之病，更多于伤寒，而热之灼阴尤为势所必然耶。观案中治感，多以凉润清解为法，是参天人一致之理以谈医，非泥古耳食之徒所能窥测也。"（《王氏医案·例言》）这是对王氏泻火、保阴治疗观点的高度评价。由此，我们也可得知，王氏的六气化火理论及其他有关六气的论点对温病临床的指导作用。

2. 对温病传变的阐发

有关温病的传变规律，吴鞠通认为凡温病，始于上焦，在手太阴，肺病逆传，则为心包，上焦失治，传中焦，终下焦。王氏对此大表异议，指出新感温病，始在上焦，其传变有顺逆之异；伏气温病，自内而发，病起于下，不在上焦，"此等界限不清，而强欲划界以限病，未免动手即错"。于是，对温病的不同传变次第，详加厘析，细为阐发。

（1）关于顺传与逆传：对新感温病的传变，《叶香岩外感温热篇》提出了"逆传心包"的见解。章虚谷以五行生克为解，谓："心属火，肺属金，火本克金，而肺邪反传于心，故曰逆传也。"王氏则认为，传心包称逆，是相对于传胃入气称顺而言的。他说："犯肺之邪，若不外解，原以下传于胃为顺……惟其不能下行为顺，是以内陷膻中为逆传。"

王士雄

在肺之邪，能下行传胃，是从脏出腑，为邪有出路，故曰顺。不移胃而传心，是从脏传脏，邪无出路，必内蕴滋变，《难经》云："肺邪入心为谵言妄语。"是谓逆。细味王氏所释逆传之理，还包含了病邪不经过气分，直入营分的剧变。叶氏说："卫之后，方言气，营之后，方言血。"病邪在卫不解，传入气分，乃是其常。若不经过气分阶段，即现营分病证，乃是其变。常与变，即寓顺逆之意，因此王氏说："以邪从气分下行为顺，邪入营分内陷为逆也。"而"心主血属营"，营气通于心，故云逆传心包。至于其"若不下传于胃，而内陷于心包络，不但以脏传脏，其邪由气分（此处指肺卫，肺主气属卫，故言）入营，更进一层矣，故曰逆传"的论述，则更明确地说明了邪从肺入心、由卫入营两种传变，均系逆传病变，其义甚彰。

王氏在阐发逆传的同时，推释出了顺传的传变规律。尝云："温热为阳邪，水必克金，故先犯肺，火性炎上，难得下行，若肺气肃降有权，移其邪由腑出，正是病之去路。"究其立意，"肺胃大肠，一气相通，温热究三焦，以此一脏二腑为最要。肺开窍于鼻，吸入之邪，先犯于肺，肺经不解，则传于胃，谓之顺传，不但脏病传腑为顺，而自上及中，顺流而下，其顺也有不待言者，故温热以大便不闭者为易治，为邪有出路也"。从而可知，他是以病邪由肺及胃、自胃至肠为顺传的，较之叶氏的卫→气→营→血说和吴氏的上→中→下三焦说，别具特色，是在继承两说基础上的发挥，对部分温病病变特点的客观概括，对于临证全面认识、正确处理一些温热病有指导作用，值得重视。

（2）关于伏气温病：论伏气传变，王氏说："伏气温病，自里出表，乃先从血分，而后达于气分……不比外感温邪，由卫及气，自营而血也。"揭示了其不同于新感，而是自里内发、由深而浅的病变特点。也正因其特殊的传变规律，决定了病证及治法的特殊性，即"起病之初，往往舌润而无苔垢，但察其脉软而或弦，或微数，口未渴而心烦恶热，即宜投清解营阴之药；迨邪从气分而化，苔始渐布，然后再清其气分可也。伏邪重者，初起即舌绛咽干，甚有肢冷脉伏之假象，亟宜大清阴分伏邪，继必厚腻黄浊之苔渐生，此伏邪与新感先后不同处。更有邪伏深沉，不能一齐外出者，虽治之得法，而苔退舌淡之后，逾一二日，舌复干绛，苔复黄燥，正如抽蕉剥茧，层出不穷"。如此精湛的论述，只有于临床潜心观察，刻意精究，方能为之。

如翁某病温，始见发热，旋即舌赤而渴，脉数而涩，王氏觑破里热外发之理，起手犀角、地黄，大剂清营凉血，但邪热不因之而衰，郁伏之火反得焰烈煊赫，症见昏瞀谵妄，目赤耳聋，自利红水，众议哗然。王氏洞识伏邪传变特点，谓伏邪来势凶恶，治虽合法，势必转重，不明此理，必至茫然。坚守王晋三犀角地黄汤加金银花、石膏、知母、石斛、栀子、贝母、天花粉、佩兰、菖蒲、竹沥、竹茹、竹叶、荸荠、海蜇出入互用，服至十余剂，终使病邪由里达外，"邪从气分而化"，舌上忽布秽浊垢苔，口喷臭气，头面汗出，手足清冷，继予甘寒清养而愈。由此可见，传变之理，不可不明，只有胸有成竹，方能临证不眩，稳操胜券。

3. 诊治经验述略

（1）诊察要点：对于温病的诊断，王氏在"四诊"的运用上，有独到的见解和方法。

凡是温证，必察胸脘。王氏尝以顺传、逆传作为辨治温病的依据，谓在肺之邪入胃传肠为顺，肺邪入心为逆。温病以心肺胃肠之病变为关键，内则心肺胃肠，外则胸次脘腹。温邪顺传胃腑，或内有痰湿、积食、滞气，邪热因而蕴郁，气机遂为痹阻，即有胸部及胃脘部胀闷；温邪逆传，心营扰动，肺气痹阻，胸闷亦可随生。同时，病邪在里，误用升散，也可使邪气上逆，盘踞胸中，而成结胸。故王氏非常重视审察胸脘的作用。

他主张以审察胸脘作为确定病性、立法用药、判断预后的主要依据。尝说："凡视温证，必察胸脘，如拒按者必先开泄。"还指出，舌绛而润泽者，虽为营热之征，问若胸闷，即为痰据；舌绛神昏之症，若兼胸下拒按，即不可率投凉润，必参以辛开之品始能收效。其著述《归砚录》卷四中记载了诊治女儿杏宜的经过，先后三次提到了胸脘触诊情况，"诘朝察之，胸仍拒按，原方加菖蒲、紫菀投之……夜间静，次早

王士雄

问答如常，胸犹拒按，因其吐既未畅，大便未行，以前方合小陷胸为剂，外用朴硝罨其胸次……第四五日胸次已舒……"案中不述初诊胸脘情况，复诊时云"胸仍拒按"，从"仍"字可知初诊时已按胸脘，只不过案中略而不语罢了。也正因为初诊即有胸部拒按，故选方枳实栀豉汤加前胡、紫苏、杏仁、桔梗、黄芩、莱菔透邪泄热，涤痰宽胸。从其"仍拒按""犹拒按""已舒"的描述，以及据证所采取的治法，可见其对胸脘症状的高度重视，审察的精细严谨。

临床上还有"胸中觉冷"一症，缘其少见，人多忽焉不究，王氏正是从这一冷僻症究心，从痰饮、积食析源。尝云："大凡有形之邪皆能阻气机之周流，如痰盛于中胸头觉冷，积滞于腑脐下欲熨之类，皆非真冷，人不易识，吾曾治愈多人矣。"

胸脘觉冷之因，乃在于痰阻其中。或因素有痰饮宿疾，或因邪热煎熬津液，或因误补壅邪酿痰，温邪既入，夹痰饮上逆，停滞胸中，胸廓为之不清，清肃之令不行，清旷之地遂成弥漫之乡，气难流布，冷感自生，但所觉之冷，绝非寒积之真冷，其病根乃在于痰热蕴结，气机痹阻，察其兼症，有口苦、痰黏、尿黄、苔黄浊腻或白厚而燥、脉象弦滑等。故治法宜清化开泄，清无形之邪热，祛盘踞之痰浊，热清痰去，气机畅达，冷感可除。

《王氏医案·卷二》载：石某夏杪患感，多医广药，病势日增，延逾一月，脉至右寸滑数上溢，左手弦数，耳聋口苦，势甚于夜，胸次迷闷，频吐黏沫，啜饮咽喉阻塞，便溏溺赤，间有谵语。王氏曰：此暑热始终在肺，并不传经，一剂白虎汤可愈，为拟一方。病者见首列石膏，即曰：我胸中但觉一团冷气，汤水且须热呷，此药安可投乎？坚不肯服。王氏曰：吾于是证，正欲发明，邪在肺经，清肃之令不行，津液凝滞，结成涎沫，盘踞胸中，升降之机亦窒，大气仅能旁趋而转旋，是一团涎沫之中，为气机所不能流行之地，其觉冷也不亦宜乎？药用白虎汤加西洋参、贝母、花粉、黄芩、紫菀、杏仁、冬瓜仁、枇杷叶、竹叶、竹茹、竺黄，一剂见效，三剂而安。

口渴不欲饮，多属痰内蕴。口渴是温病常见症状之一。一般而言，

温病学派

口渴是邪热伤津损液之象。口微渴、口渴、口大渴，反映了阴津伤损的不同程度。渴喜冷饮属热证宜清凉，渴喜热饮属寒证宜温热。王士雄根据临证体验，提出了口渴并非均属于热盛津伤，渴喜热饮不一定属寒证的观点，他说："渴喜热饮，渴不多饮，温热证多有之，皆属痰饮阻遏气机。"

其意温病口渴，除邪热烁津外，还与痰浊阻遏有关，温邪入侵，邪热被宿痰郁伏，气机阻遏，津液不布，即见口渴，其病机在于津被痰阻而不布，并非液被热伤，不足以滋润。其症渴喜热饮，喜姜汤，乃因痰浊阻痹之气机得温，可暂为开通使然。若不知此理，见其喜热，断以为寒，误投温燥，痰湿虽可暂行，但蕴郁之热必发，变证随生。分析其治案，立法用药，以清泄邪热为主，配用清化痰热，宣达气机，收效多验。

《王氏医案续编·卷二》载：顾女患感十余日，耳聋不语，昏不识人，王士雄投石膏、知母、犀角、玄参、菖蒲等剂，症见口大渴而喜极热之饮，顾夫妇疑凉药不对证，王士雄坚守原方出入，后果痰吐神清，热退口和而安。

又同书卷八载：陈舜廷父，年逾花甲，患痰嗽气逆，惟饮姜汤，胸次舒畅，医认作虚寒，连投温补，驯致咽痛不食，苔色灰刺，便秘无溺。王士雄诊之，两手脉弦，按之索然，略无胃气，曰：渴喜姜汤者，不过痰阻清阳之证据耳，岂可妄指为寒，迭投刚烈？胃阴已竭，药不能为矣。

固属阴证宜温，还须察其二便。吐出物、二便最能反映疾病的本质。病性属寒的，排泄物多清稀；属热的多酸臭热赤。王氏非常注意从排泄物来判断病性的属寒、属热，他在《温热经纬·卷四》中说：口渴而兼身冷、脉细、汗泄、舌白诸症者，固属阴证宜温，还须察二便，如溲赤且短、便热极臭者，乃是湿热蕴伏之阳证，虽露虚寒之假象，不可轻投温补也。身冷、脉细、汗出、苔白，一如寒证，仍主张再察二便，据二便来判断病情，其重二便，由此可见一斑。

他在《随息居重订霍乱论》中指出，凡伤暑霍乱，有身热烦渴，气粗喘闷，而兼厥逆躁扰的，慎勿认为阴证，但察其小便黄赤，舌苔黏腻或白厚，宜燃照汤冷服一剂，即现热象。如见手足厥冷、少气乏力、唇面爪甲青紫、腹痛、自汗出、脉沉伏之象，但察其吐出酸秽，泻下臭恶，小便黄赤热短，或吐下皆系清水，而泻出如火，小便点滴或全无者，皆是热伏厥阴，热极似阴，急作地浆，煎竹叶石膏汤服之。言之凿凿，如数家珍，确是本诸临床的经验之谈。这也充分体现了他根据排泄物来判断寒热，指导选方用药的学术特色。

《王氏医案三编·卷三》载：傅与三妻，年已花甲，患疟，服药浃旬而断，但夜不能寐，忽然吐泻交作，肢冷自汗，渴喜热汤，神气张皇，兼有谵语。某医谓属元虚，而所用之药乃是桂、芍、萸、连、葛、藿、乌药、木香之类。病家欲投温补，迎王士雄质之。诊知脉来浮弦软数，尺部甚弱，舌绛无液，稍有黄苔，谓系真阴素亏，久伤谋虑，吸受暑热，化疟未清，扰及中州，则为吐泻。询所吐之物，果有酸甘苦辣之味，泻出物亦色酱热如火，岂非伏热之的据耶？然邪已自寻出路，故腹无痛苦，况汗出如淋，不独用香燥疏散之药为耗液，即温补如理中、四逆，亦无非助热而重劫其津也。乃定沙参、龙骨、牡蛎、朱茯神、黑豆皮、苡仁、木瓜、小麦、竹叶、鲜莲子之方，一剂而吐泻皆止，得寐神清，且略知饥，稍能收谷。次日复诊，病者云舌上脱液已三十年，是以最怕热药，奈何群医咸谓疟宜温化，以致愈服愈殆，设非先生眼光如炬，恐昨日已登鬼录矣。嗣用充液柔肝而愈。

苔常无恒，色白不尽属寒。辨苔察舌是温病学诊法中的主要内容，叶天士论之最详。王氏继承了叶氏的诊法特色，非常强调辨苔施治，察舌用药。其论苔的基本观点是白苔不一定均属于寒。《温热经纬·卷三·王按》在评述叶天士辨苔的基本内容云，叶天士辨别种种白苔证治之殊，似兼疫证之舌苔而详论之。试释之，则白苔不必尽属于寒也。

综观王士雄医论医案，白苔不属于寒的，有三种情况：一是苔白而厚，或苔白而黏腻，或苔薄白而兼口中黏腻。此类苔多属于痰湿蕴阻，或湿热氤氲，或内有蕴湿之人，温邪外袭，来势速猛，发病急骤，病初因湿不及化使然。二是苔白满布，此苔多属于痰湿阻遏邪热，或因疫毒邪侵，若略投宣化，痰湿松解，疫毒引动，热象毕露，当慎用燥烈。三是苔白而燥，燥象既现，表明邪热已经伤阴，不能再从寒论治，慎投温燥。对此，王士雄有许多医论和医案，兹述数则，以供鉴赏。

苔虽白而不燥，还须问其口中和否，如口中自觉黏腻，则湿渐化热，仅可用厚朴、槟榔等苦辛微温之品；口中苦渴者，邪已化热，大温不可用，必改用淡渗苦降微凉之剂矣。或渴喜热饮者，邪虽化热，而痰饮内盛也，宜温胆汤加黄连。

温热病舌绛而白苔满布者，宜清肃肺胃，更有伏痰内盛，神气昏瞀者，宜开痰为治。凡热证疫证见舌苔满口如霜者，固不可误指为寒，良由兼痰夹湿遏伏热毒使然，清解方中宜佐开泄之品为治。

郑风梧，年六十余，秋间患霍乱，凛寒厥逆，烦闷躁扰，口不甚渴，或以为寒。余察脉细欲伏，苔白而厚，乃暑湿内蕴未化也，须具燃犀之照，庶不为病所蒙，因制燃照汤与之，一饮而厥逆凛寒皆退，脉起而吐泻渐止，随以清涤法而愈。

一丁姓者，患霍乱，苔色白薄而不渴，但觉口中黏腻，彼自知医，欲从寒湿治。余曰：中焦原有寒湿，所以不渴，然而黏腻岂非暑入而酿其湿为热乎？以胃苓汤去甘、术，加苡仁、川连、半夏、枇杷叶，二剂而安。

那么苔白在什么情况下属于寒呢？王士雄认为一是苔色淡白，二是兼证便溺不热。薛生白曾说，腹痛下利，胸痞烦躁口渴，极似湿热阳邪为病，惟脉数大，按之豁然空，知其为虚阳外越，宜冷香饮子冷服。王士雄析其文指出，是否证情属寒，当以舌苔、便溺为据。他说："此证亦当详审，如果虚阳外越，则其渴也必不嗜饮，其舌色必淡白，或红润而无干黄黑燥之苔，其便溺必溏白而非秽者，苟不细察，贻误必多。"同书中还有"苔白不渴，须询其便溺不热者，始为宜温的证也"等语，足见其对白苔诊治的审慎。

除此，王士雄对察舌也有一定研究，常以舌心、舌尖辨热之在胃、在心，舌之润燥辨其有痰、无痰，并以之与苔色、脉象参合分析，作为确定病性、制定治法、判断预后的根据。

王士雄

他曾指出，舌心是胃之分野，舌尖乃心之外候；舌光绛为胃阴亡损，宜炙甘草汤去姜、桂加石斛，以蔗浆易饴糖；舌干绛为火邪劫营，宜犀角地黄汤加玄参、花粉、紫草、金银花、丹参、莲子心、竹叶；舌绛而泽，为营热兼有痰阻，清透中宜佐开达。《王氏医案三编·卷三》载：谢氏妇，素体孱弱，暑疟久延，舌色鲜赤，医投养血，竟不见功。王士雄视之曰：舌虽无苔，色绛而泽，此非脱液，乃液为痰阻而不能上布，故不生苔，如果脱液，讵能如是之鲜泽？盖痰虽因火灼成，究是水液所结，其潮气上腾，舌自不燥。与竹茹、贝母、菖蒲、瓜蒌、黄芩、桔梗、蛤粉、枇杷叶等药，痰果渐吐，三日后热减知饥，白苔渐布，改用养阴清热而瘳。

脉多可凭，宜乎潜心体察。王氏非常重视对脉象的潜心体察，明其常理，究其异情，其治案对脉诊大都有详细的描述，如《王氏医案·卷二·康康候案》谓："脉滑数，而右歇左促，且肝部间有雀啄，气口又兼解索。"遂诊为属痰证怪脉，从痰热施治奏效。《王氏医案续编·卷一·述诊治顾石甫案》谓脉来瞥瞥如羹上肥，左寸如钩，是属真气散漫，真脏脉见，并与康案做了比较。原案云：顾石甫宰娄县，患恙，医治日剧。解任归，求诊于王士雄。脉见左寸如钩。曰：病不能夏矣。许子双适至，闻而疑之，谓此证气逆血溢，腹胀囊肿，宛似上年康康候之疾，若以外象观之较轻焉，胡彼可愈而此勿治耶？王士雄曰：彼为邪气之壅塞，脉虽怪而搏指不挠，证实脉亦实也；此则为真气散漫，脉来瞥瞥如羹上肥，而左寸如钩，是心之真脏脉见矣。夫壅塞可以疏通，散漫不能收拾，客邪草木能攻，神病而刀圭莫济，证虽相似，病判天渊，纵有神丹，终无裨也，季春果殁。

康案是邪气壅塞，病证属实；顾案为真气虚竭，病证属虚。虚实判若天渊，故其转归也截然两途，对勘中阐明脉理，使人明其证，识其理，豁然于心中。

王氏论脉的特点，是重视疑似脉象的辨析，他曾对伏脉和微脉做了比较，指出两脉象所主病证，虚实大异。伏为邪阻，证情属实，治宜祛邪；微属正亏，病证属虚，法当补养，不能不细察精辨。强调息心静气，潜心细究，明其脉理，审慎拟剂。他在《归砚录·卷二》中说：营虚气夺，脉微欲绝者，仲圣主炙甘草汤以复其脉，故此方又名复脉汤，夫人而知之者，若客邪深受，气机痹塞，脉道不能流通，而按之不见者，名曰伏脉，此为实证，与绝脉判若天渊。苟遇伏脉，而不亟从宣通开泄之治，则脉亦伏而渐绝矣。但此为邪闭之绝，彼为元竭之绝，不可同日而语也。

王氏认为，伏脉的出现，多由于邪阻、食滞和痰凝，"凡气道阻塞之暴病，脉亦多伏"。它与微脉大相径庭，若误投滋补，必使病邪永无出路，弄假成真，终致微绝而毙命。其论确是发人深思，当引以为鉴。

此外，他对细脉的审察，主张不能一概视同亏虚病证，宜注意辨析有无邪气闭阻，从本求治。《温热经纬·卷一》云：沉细之脉，亦有因热邪闭塞使然，形证实者，下之可生，未可概以阴脉见而断其必死。凡热邪壅遏，脉多细软迟涩，按证清解，自形滑数，不比内伤病服凉药而脉加数者为虚也。《随息居重订霍乱论·卷下》云：暑热为病，脉多虚微涩弱，弦细芤迟，以热伤气也，甚至隐伏不应指，或两尺绝无，皆邪热阻络，上下格拒使然，不可误以为虚寒也。辨析疑似，曲尽病机，审察精细，直道心源，字里行间透发着王士雄独到的辨察特色。汲取其诊治精华，充实我们的临床实践，必将提高中医学的诊疗水平。

（2）治法举要：对温邪犯肺治法，王氏推崇吴鞠通"治上焦如羽，非轻不举"之说，极力主张辛凉轻宣，尝谓"上焦温证，治必轻清，此一定不易之理法"。并对其作用机理做了深透的阐发（详下文"用药特色"）。

肺卫之邪不解，可顺传胃腑，王氏主张顺其势，疏通胃肠气机。针对陈平伯论风温邪由肺胃下注大肠治以升提的观点，他指出：温热阳邪，其性炎上，难得下行，能形便泻，为火热移腑，正是邪有下泄之机。"所谓腑气通则脏气安"，不可妄用升提。他对薛生白"阳明之邪，仍假阳明为出路"之说，则极为赏识，大加推崇，谓系"治温热病之金针"。尝云："阳明以下行为顺，邪既犯之，虽不可孟浪攻泻，断不宜截其出路，故温热自利者，皆不可妄行提涩也。"又云："温热由肺及胃，虽不比疫证之下不嫌早，而喜其便通，宜用清凉。"基于这一学术观点，他治疗温病初起，在凉解的同时，常配竹茹、枇杷叶、天花粉、瓜蒌等凉润之品，导邪从胃下降，分消其热势，不使蕴壅上焦，逆传心包。要之，但求腑气通，大便畅解，使邪热下走，脏气自可清和。即或遇大便稀溏，常乘邪热有下泄之势，因势利导，及时清泻，绝不盲目兜涩，壅遏邪热，闭塞腑气。

邪在气分，有宜从胃下导的，亦有宜清化开泄的，如叶氏所谓"到气才可清气"。王氏说："所谓清气者，但宜展气化以轻清，如栀、芩、蒌、苇等味是也。虽不可遽用寒滞之药，而厚朴、茯苓亦为禁剂。彼一闻温病即乱投寒凉，固属可慨，而不辨其有无湿滞，概用枳、朴，亦岂无遗憾乎？"既重视热蕴气分的病理特点而反对浪用寒凉，又注意温热属性，清以求通，开而避温，堪称周全。对"其邪始终在气分流连者"，叶氏云："法宜益胃。"何谓益胃？语焉不详，王氏也从气机的畅达和顺着眼，谓："益胃者，在疏瀹其枢机，灌溉汤水，俾邪气松达，与汗偕行。"他认为温邪犯肺，"不从外解，则里结而顺传于胃。胃为阳土，宜降宜通，所谓腑以通为补也"，故云益胃。应该说，结合叶氏分消走泄以开战汗之门户等原文，则其"益胃"本意，在于气机的和畅，使邪随汗解，是较为清楚的，王氏此释，确是得其本旨。但王氏以前，如章虚谷，多局限于字面的理解，以补益胃气为释，殊不知病在气分，正强邪实，何以言补？比较两说，显系王说见长，且能开拓临证思路，指导实践。

温邪夹湿，最多留滞三焦。王氏推崇叶氏分消上下的治疗大法，且多阐发，尝曰："所云分消上下之势者，以杏仁开上，厚朴宣中，茯苓导下，似指湿温，或其人素有痰饮者而言，故温胆汤亦可用也。"或湿温，或夹痰，要在分消疏达，但求气机宣行，痰湿消弭，温邪松达。

邪入营血证治，叶氏谓入营犹可透热转气，入血直须凉血散血，已注意到了保持气血的和通，促使病邪畅达。王氏继承了这一治疗特色，对营分病证的治疗，拳拳于邪气的透泄。纵观其治例，用犀角地黄汤时，大都言明"王晋三犀角地黄汤"。晋三方较诸《千金》方，清营凉血之犀角、生地黄均用为主药，但《千金》配牡丹皮、赤芍，重视凉血散瘀；晋三则配连翘、甘草，力求轻灵透发。轻透之用，最合王意，故深为推重。在具体运用中，还常配以金银花、石膏、菖蒲、羚羊角等加强泄卫透营、清气达邪的作用。当然，牡丹皮、赤芍也常为采用，只不过取意"通其经隧"而已。

（3）用药特色：王氏治疗温病，在用药上亦有其独到的见解和经验，自成特色，后世医家曾给予极高的评价，如张山雷称赞说："孟英之临床轻奇，处方熨帖，亘古几无敌手。"曹炳章更明确指出王氏"裁方用药，无论用补用泻，皆不离运枢机、通经络，能以轻药愈重证，为自古名家所未达者"。

立方遣药，贵在轻灵。王氏继承和发扬了清代温病学派叶天士、薛生白、吴鞠通诸医家的用药经验，临证投剂，每以轻灵取胜。他在《叶香岩外感温热篇》第四条按语中引华岫云语："其用药有极轻清、极平淡者，取效更捷，苟能悟其理，则药味分量或可权衡轻重，至于治法则不可移易。"对于重病危证之治，他亦强调"重病有轻取之法"。并对其作用机理作了阐发，指出"气贵流通，而邪气挠之则周行窒滞，失其清虚灵动之机，反觉实矣。惟剂以清轻，则正气宣布，邪气潜消，而窒滞自通，误投重药，不但已过病所，病不能去，而无病之地，反先遭克伐"。试观《王氏医案》，其用轻灵方药而获卓效者，比比皆是，如王氏幼子心官夏初患微热音嗄，夜啼搐搦，幼科谓其生未三月，即感外邪，又兼客忤，复停乳食，证极重也，疏方甚庞杂。王士雄不以为然，乃用蚱蝉三枚，煎汤饮之，盖取其清热息风，开声音而止夜啼，迅即获愈。按此例用药虽极为平淡，但由于恰中病机，故应手取效，诚如周光远所说："药贵对病，虽平淡之品，亦有奇功。"又如金愿谷舍人次郎魁官，九月间患五色痢，日下数十行，七八日来，口噤不纳，腹痛呻吟，危在旦夕。有主人参以补之，有主生军以荡之，举家惶惶不知所措。孟英视之曰：暑夹食耳，攻补不可施，轻清取之。以北沙参、黄连、鲜莲子、栀子、黄芩、枇杷叶、石斛、扁豆、银花、桔梗、山楂、神曲、滑石为方，迅即奏效。按此例病情堪称危重，用轻清之剂而取效，足见王士雄所说的"重病有轻取之法"，信不我欺。

巧运枢机，妙通经络。"尊案不论用补用清，悉以运枢机、通经络为妙用"，这是杨素园对王氏用药经验的中肯评价。分析王士雄医案，他在这方面的用药特色，突出体现在重视调整枢机升降和疏瀹气机。《素问·六微旨大论》说："出入废则神机化灭，升降息则气立孤矣。"《金匮要略·脏腑经络先后病脉证》亦说："若五脏元真通畅，人即安和。"由此，可见气机之正常升降出入，元气之周流畅达，是维持人体生命的基本条件。王氏深悟经旨，并着力予以发挥，尝谓："缘人身气贵流行，百病皆由愆滞，苟不知此，虽药已对证，往往格不相入。"又说："夫人气以成形耳，法天行健，本无一息之停，而性主疏泄者肝也；职司敷布者肺也；权衡出纳者胃也；运化精微者脾也，咸以气为用者也。肝气不疏，则郁而化火；肺气不肃，则津结成痰；胃气不通，则废其容纳；脾气不达，则滞其枢机。一气偏愆，即能成病。推诸外感，理亦相同，如酷暑严寒，人所共受，而有病有不病者，不尽关于老少强弱也，以身中之气有愆有不愆也，愆则留着而为病，不愆则气默运而潜消，调其愆而使之不愆，治外感、内伤诸病无余蕴矣。"由是观之，"百病皆由愆滞"，这是王氏最基本的病因观；"调其愆而使之不愆"，是王氏最突出的治疗观。在这种学术观点指导下，他治病十分重视清除导致气机愆滞的各种致病因素，拳拳于调整枢机升降和疏瀹气机，使之恢复正常状态，如是则病可瘳、疾可愈。如王氏极力反对滥用补剂，即是这种学术思想最明显的反映。他针对当时"不知疗病，但欲补虚，举国若狂"的局面，从医理上深加驳斥，力纠其弊，认为人身气机贵于流动，一息不停，"惟五气外侵，或七情内扰，气机窒塞，疾病乃生。故虽对极虚之人，既病即为虚中有实，总宜按证而施宣通清解之法，一味蛮补，愈阂气机，重者即危，轻者成锢"。"一味蛮补，愈阂气机"是吃紧句，此即王士雄反对滥用补剂的原因所在。如陈邠眉之子，孟秋患感，医与表散，病随药剧，乃延王士雄视之，目瞪神呆，气喘时作，舌绛不语，便泻稀水，肢搐而厥，人皆以为必死之证。脉弦奕数，乃阴亏肝盛之质，提表助其升逆，温补滞其枢机，痰饮辇毂，风阳肆横，与鳖甲、龙、牡、旋、赭、芩、连、楝、贝、菖、茹、胆星、犀、羚等药,数帖而平。按此例为阴虚肝旺体质而外感燥热之邪,医者误用表散温补,致变证蜂起,险象丛生,其咎在于"提表助其升逆,温补滞其枢机",王士雄改投息风镇逆、清热蠲痰,用药着力于调整枢机升降,疏瀹气机,使逆者平而滞者通,邪有出路,遂化险为夷。

更值得指出的是,王氏疏瀹气机,尤注重于宣展肺气。盖肺主气,性喜清肃,治节一身。若外邪客肺,或痰阻肺窍,使肺失清肃之性,"肺既不主清肃,一身之气皆滞也"。于是宣展肺气的作用,不单纯在于调整肺脏本身之气机,实关系到一身之气化。如屠小苏令正,自乳经停,泛泛欲吐,或疑为妊,曾服养阴之药,渐致时有微热,脘闷不饥,气逆嗽痰,卧难着枕,二便闭涩,耳闭汗频。王士雄脉之,虚奭而涩,曰根蒂素亏,经停乳少,血之不足,泛泛欲呕,则肝乘于胃,率投滋腻,窒滞不行,略受风邪,无从解散,气机痹塞,九窍不和。先以葱、豉、通草、射干、兜铃、杏仁、蒌壳、枇杷叶、白蔻开上,两剂热退;次用小陷胸合雪羹加竹茹、旋、白前、紫菀,三剂便行安谷,后调理而瘳。按此例病情较为复杂,又经误治,王氏认定"气机痹塞"是病理之关键,前后二诊均以治肺为主,致力于宣展肺气而获卓效。究其所用宣肺之药,大多为轻清之品,诸如杏仁、射干、瓜蒌、薤白、白前、兜铃、紫菀、贝母、枇杷叶。

如前所述,气机之怠滞,多因各种致病因子阻塞气道,壅滞经络使然。王氏认为,在诸多病因中,痰热尤为常见,因此,清热化痰以肃清气道,疏通经络,是王士雄治病用药的又一特长。就温热病证而言,热邪易煎熬津液成痰,而痰为有形之物,极易阻塞气道,壅滞经络,使枢机失灵,升降失调,是以变证百出。如王士雄诊一患者,脉沉而涩滞,模糊不分至数,肢凉畏冷,涎沫上涌,二便涩少,神气不爽,认为风湿之邪失于解散,已从热化,加以温补,致气机愈形窒塞,邪热漫无出路,必致烁液成痰,逆行而上,但与舒展气机,则痰行热降,诸恙自瘳。以黄连、黄芩、枳实、橘皮、栀子、淡豉、桔梗、杏仁、贝母、郁金、通草、紫菀、竹茹、芦菔汁等药,三服而起。推究王氏治痰之方药，痰热者恒多用小陷胸汤、雪羹汤、千金苇茎汤，药如黄连、瓜蒌、竹茹、贝母、竹沥、冬瓜仁、旋覆花、芦根、金银花、枇杷叶等；顽痰、老痰多用礞石滚痰丸；痰浊蒙蔽心窍，善用菖蒲、郁金、竹沥、玉枢丹之类，或吞服万氏牛黄清心丸，或吞服苏合香丸以醒神；产后昏谵而因痰作祟者，盛赞蠲饮六神汤（石菖蒲、胆星、旋覆花、茯苓、橘红、半夏）最有神效。然则具体应用，又不拘泥于一法一方，而是灵活变通，出奇制胜。

善用凉润，注重食疗。王氏一生多经历温热、霍乱、疫疠诸病的流行，而此类病证，最易伤津劫液，王氏继承喻嘉言、叶天士、吴鞠通诸家治温的经验，临床善用凉润清解、甘寒养阴之剂，即其他杂病，亦同此主张。尝谓："喻氏云人生天真之气，即胃中津液是也，故治温热之病，首宜瞻顾及此。董废翁云胃中津液不竭，其人必不即死，皆见到之言也。"又云："凡治感证，须先审其胃汁之盛衰。如邪渐化热，即当濡润胃腑，俾得流通，则热有出路，液不自伤，斯为善治。"如对上焦伤津之候，主张"专宜甘寒以充津液，不当参用苦燥。余如梨汁、蔗浆、竹沥、西瓜汁、藕汁，皆可频灌，如得蕉花上露更良"。又如对暑热损伤气阴之证，李东垣曾制清暑益气汤以治，王氏认为此方有清暑之名而无清暑之实，特用西洋参、石斛、麦冬、黄连、竹叶、荷秆、知母、甘草、粳米、西瓜翠衣等以清暑热、益气阴，较之东垣之方，变甘温为甘寒之剂，甚合病机，为后世所推重。细究王氏在这方面的用药，凉润清解多用金银花、连翘、竹叶、芦根、梨皮之属；甘寒养阴多取西洋参、麦冬、石斛、蔗浆、西瓜汁、梨汁、生地黄、天花粉之类。如陈芝田仲夏患感，诸医投以温散，延至旬日，神昏谵妄，肢搐耳聋，舌黑唇焦，囊缩溺滴，胸口隐隐微斑，一望而知其危矣。转邀王士雄诊之，脉细数而促，曰阴亏热炽，液将涸矣。遂用西洋参、玄参、生地黄、二冬、知、柏、金铃子、石斛、白芍、甘草梢、银花、木通、犀角、石菖蒲大剂投之。次日复诊，其家人云七八日来小溲不通涓滴，昨药服六七个时辰后，解得小溲半杯。王士雄曰：此即转机也。然阴气枯竭，甘凉濡润，不厌其多，于前方再加龟板、鳖甲、百合、花粉，大锅煎之，频灌勿歇，如是者八日，神气始清，诸恙悉退，纯用滋阴之药，调治匝月而瘳。本例用一派甘寒之药，大剂频投，既可涤热，又能生津，使危症得以转机，于此可见王士雄治病重视顾护阴液，善用甘凉濡润之一斑。

此外，王氏对食疗十分重视，认为以食代药，"处处皆有，人人可服，物异功优，久任无弊"，又称赞食疗"药极简易，性最平和，味不恶劣，易办易服"。于是不论其治疗温热病或其他疾患，食物类药物，极为常用。如他盛赞梨汁的生津养液作用，称其为"天生甘露饮"；说甘蔗"甘而凉，然甘味太重，生津之力有余；凉性甚微，荡热之功不足。津虚热不甚炽者最属相宜，风温证中救液之良药，吾名之曰天生复脉汤。若湿热痰火内盛者服之，则喻氏所谓反受胃变从而化热矣"。再如对西瓜的功用，他阐发说："（本品）甘寒，清肺胃，解暑热，除烦止渴，醒酒凉营，疗喉痹、口疮，治火毒、时证。虽霍乱泻痢，但因暑火为病者，并可绞汁灌之。"并美其名曰："天生白虎汤。"他如以青龙白虎汤（橄榄、芦菔）治风火喉证，加味三豆饮（生绿豆、生黄豆、生黑大豆、生甘草、金银花）治痘疹，雪羹汤（海蜇、荸荠）治痰热咳喘、滞下疳疽等证，诸如此类，不胜枚举。兹举治验一则如下：初冬邵可亭患痰嗽，面浮微喘，医谓年逾花甲，总属下部虚寒，进以温补纳气之药，喘嗽日甚，口涎自流，茎囊渐肿，两腿肿硬至踵，不能稍立，开口则喘逆欲死，不敢发言，头仰则咳呛咽疼，不容略卧，痰色黄浓带血，小溲微黄而长，脉形弦滑有力。王士雄曰：此高年孤阳炽于内，时令燥火薄其外，外病或可图治，真阴未必能复，且平昔便如羊矢，津液素干，再投温补，如火益热矣。乃以白虎汤合泻白散，加西洋参、贝母、花粉、黄芩大剂投之，并用北梨捣汁，频饮润喉，以缓其上僭之火，数帖后势渐减，改投苇茎汤合清燥救肺汤加海蜇、蛤壳、青黛、荸荠、竹沥为方，旬日外梨已用及百斤而喘始息，继加龟板、鳖甲、犀角，而以猪肉汤代水煎药，大滋其阴而潜其阳，火始下行，小溲赤如苏木汁，而诸症悉平，下部之肿，随病遂消，一月已半，共用梨二百余斤矣。适大雪初寒，更衣时略感冷风，腹中微痛，自啜姜糖汤两碗而喘嗽复作，口干咽痛，大渴舌破，仍不能眠，复用前方，以绿豆煮清汤代水煮药，始

王士雄

渐向安。(《王氏医案·卷二》)本例就是应用药食组方的典型治验。其用北梨数量之多，实属罕见；方以猪肉或绿豆煮汤煎药，颇有特色，若非熟谙食疗，精于其术者，断难有此杰作。

(二)霍乱论

清道光十七年（1837），江浙一带霍乱流行，王氏感叹《巢氏病源》《三因方》等书，咸谓霍乱本于风冷，致使后人印定眼目，遗患殊深，睹疹疠夭札之惨，痛挥霍撩乱之变，著《霍乱论》于天台道上。辛酉（1861）秋，客居濮院，题所居曰"随息"。随息者，随处而居之意。次年夏，旅居上海期间，适值上海霍乱猖獗，"司命者罔知所措，死者实多"，遂将原书重订，更名《随息居重订霍乱论》。该书阐发前人有关理论，裒辑生平经验，首病情，次治法，附医案，羽方药，"实为治霍乱最完备之书"，对霍乱的病因、病机、辨证、防治法做出了重要的贡献。

1. 辨病因，倡守险，预防颇有见地

王氏认为，霍乱有时行的真性霍乱与寻常的吐泻霍乱之分。前者多属热霍乱，后者则属寒霍乱。他说："热霍乱流行似疫，世之所同也；寒霍乱偶有所伤，人之所独也。"寒霍乱是一般六气为病，由于"坐卧风凉，起居任意，冰瓜水果，恣食为常"，阴阳二气，乱于肠胃而成；热霍乱则是一种"臭毒"疫邪，由于暑秽蒸淫、饮水恶浊所致。"臭毒"在王氏以前的医著中，多指"中土湿滞，秽气内贼"的一类病证。王氏这里引申为热霍乱的病因，泛指热气、湿浊、秽恶合邪。这样，注意到了自然条件、地理环境及人的关系，概括了天地人三方面的参合因素，寓意颇深，很有特色。

论天，主要是指暑湿氲氤。王氏说："五运分步，春分后交二运火旺，天乃渐热，芒种后交三运土旺，地乃渐湿，湿热之气上腾，烈日之暑下烁，人在气交之中，受其蒸淫；邪由口鼻皮毛而入，留而不去，则成温热暑疫诸病，霍乱特其一证也。"这就明确地指出了暑湿酿病的主导作用。言地，乃指地理自然环境之因素。王氏举上海为例，谓该地商舶群集，帆樯林立，人烟繁萃，室庐稠密，地气燠热，秽气日盛，是以

多病霍乱。其曾祖王学权尝云："地气最热。""疫之流行，必在都会人烟繁萃之区，若山乡僻壤，地广人稀之处，从无大疫。"地广人稀之处无大疫，而人烟繁萃之地疫疾频仍者，乃人群密集，热气壅燠使然，所谓热地如炉，伤人最速，理殆在斯。同时秽热日盛，水质污染，亦是霍乱发病的主要原因之一。现代科学研究表明，天暑地湿，在客观上为病菌的滋生提供了良好的条件，是人体易发病的重要因素。至于人体方面的发病因素，多因脾胃升降之机悖乱而然。盖"太阴湿土之气，内应于脾，中满霍乱吐下，多中焦湿邪为病"，"中焦湿盛，而升降之机乃室，其发也，每因吸受暑秽，或饮食停滞，遂致清浊相干，乱成顷刻，而为上吐下泻"。

天地人三方面的因素是参合作用而致病的，天时之暑气下烁，地中湿热上腾，人在气交之中，受其蒸淫，邪由口鼻而入，又因人体多有蕴湿，邪得以稽留，滋害酿变，一朝卒发，遂至合户沿村，猇逆肆行。针对"臭毒"这一霍乱病因，王氏提出了许多"守险"之法，所谓守险，主要是指在霍乱流行之时，须采取防守措施，以杜侵扰，实即预防之意。

首先，他把疏通河道、净洁水源列为守险上策。指出"平日即宜留意，或疏浚河道，毋使积污，或广凿井泉，毋使饮浊"。湖池广而水清，自无藏垢纳污之所，秽浊之源无由滋生；井泉多而甘冽，以为正本清源之计，自可免挥霍撩乱之变。

同时，倡用药物来净化水液。法于夏秋季节，将白矾、雄精置井中，解水毒，辟蛇虺；将降香、菖蒲投缸内，去秽解浊。尝谓以枇杷叶代茗，可杜一切外感时邪；室中焚大黄、茵陈，功能解秽避患。其法简便易行，易于接受，至今仍为民间所乐用。

其次，提倡审慎卜居，改善室内外卫生条件。"住房不论大小，必要开爽通气，扫除洁净。设不得已而居市廛湫隘之区，亦可以人工斡旋几分，稍留余地，以为活路"。冀以霉时祛湿，暑令消热，平日逐秽，避免湿酿秽聚，热气内蒸，防患于未然。

此外，他还主张节制饮食，保护脾胃运化功能，发挥人的抗病能

王士雄

力，以杜发病之内因。认为"饱暖尤为酿病之媒"，中焦先以不清，升降之机有窒，秽浊之邪易得而乘之。据此，力倡节饮食，忌厚味，戒醇酒，禁蛮补，"但择轻清平淡者而食之"。这些对夏秋季节盛行的胃肠道传染病，无疑是一项重要的预防措施。有关王氏对卫生学的贡献，下文将有专题论述。

2. 别症候，判寒热，辨证深得要领

霍乱之因，有寒有热，理义甚显，但所现病证，则往往寒热相混，虚实错杂，洵非易识。王氏主张通过辨别排泄物、转筋、舌脉，以及口渴与否，来区分病性，指导施治。

（1）辨排泄物：王氏说，寒霍乱"利者必是清谷而非臭秽，吐者亦必澄澈而非酸浊"；热霍乱则反之。《王氏医案》载：某老人霍乱后，目闭呃忒，医谓陷脱在即，拟予桂附回阳。王士雄诘之，得知溺赤口渴，遂改投肃清肺胃之剂，果得渐安。《温热经纬》说："固属阴证宜温，还须察二便，如溲赤且短，便热极臭，仍是湿热蕴伏之阳证，虽露虚寒之假象，不可轻投温补。"互相参合，更能说明王氏对排泄物辨别的高度重视。

（2）辨转筋：热霍乱由于"热烁于筋"，多为挛瘛而痛，甚则足腓坚硬如石，转时痛楚欲绝，火主燔灼躁动故也；寒霍乱则因风冷所伤，或阳衰不温，多见四肢拘急，屈伸不利，"乃筋强不能屈伸之谓"。两者症情不同，病因有别。《霍乱论》载：丁酉八九月间，杭州盛行霍乱转筋。沈妇深夜骤发，继即音哑厥逆。比晓，诊脉弦细以涩，两尺如无，口极渴而沾饮即吐不已，足腓坚硬如石，转时痛楚欲绝。王氏断为暑湿内伏，阻塞气机，仿《金匮》鸡矢白散例，拟方蚕矢汤，嘱以阴阳水煎服，外以烧酒摩擦，乃得痊愈。若拘泥于"厥逆脉伏"，不辨其转筋之属于热，妄投温剂，资其邪火，则火势暴烈，必难制伏。

（3）辨口渴：中阳素虚，寒湿自盛，口多不渴，即或微渴，得饮则吐；热毒秽浊酿病，发即燎原烁津，每见烦渴喜饮，"验其口渴，以凉水与之即止"。

（4）辨舌：霍乱每多兼湿，且来势猛，发病急，初病多湿不及化，而苔白满布，即使暑热内伏，虽厚而边绛，苔亦多白。王氏主张以黏腻与否、厚薄如何来辨寒热。热霍乱"苔必黏腻或白厚"。一丁姓患者，苔色白薄而不渴，但觉口中黏腻，彼自知医，欲从寒湿治。王氏曰：中焦原有寒湿，所以不渴，然而黏腻，岂非暑入而酿其湿为热乎？遂以胃苓汤去甘草、白术，加苡仁、黄连、半夏、枇杷叶，二剂而瘳。我们临床体会，霍乱、伏暑、湿温等证，由于痰湿蕴阻，或湿热氤氲，常可见舌苔白腻，但证情则多兼热，根据王氏经验，以苔之厚薄润燥区分寒热施治，收效显著。

（5）辨脉：寒热霍乱，总因"客邪深入，气机痹塞，脉道不能流通，而按之不见"，脉呈隐伏。所不同的是，一以兼迟，一以带数。但与阴阳虚竭之脉微欲绝，"判若天渊"。此在邪机深伏，郁遏不达，亟宜"宣通开泄之治"；彼则在于救脱，"脱者误开，阳亡而死；闭者误补，邪锢而死"。《霍乱论》载："朱巽泉父，年已六旬，患霍乱转筋，证不甚剧，问答音清，而脉微欲绝。"王氏据脉决其不治，已而果然。又郑风梧，年六十余，秋间患霍乱，凛寒厥逆，烦闷躁扰，口不甚渴。王氏诊之，脉细欲伏，苔白而厚，谓暑湿内蕴，予燃照汤，一剂而厥逆凛寒皆退，脉起，吐泻渐止。

王氏还注意到病邪的兼夹，证情的复杂，强调曲证旁参，多方辨析。谓伤暑霍乱，有身热烦渴，气粗喘闷，虽兼厥逆躁扰，但察其小便黄赤，舌苔黏腻或白厚，即非阴证。如手足厥冷，少气懒言，唇面爪甲皆青，腹痛自汗，六脉皆伏，酷似阴盛，究其吐出酸秽，泻下臭恶，小便黄赤热短，或吐下虽清水，但泻出如火，小便涓滴，即是热邪深伏。凡腹部痛极，但喜温按，唇口刮白者，乃内虚阴寒；若腹痛虽甚，却见睛赤唇红，苦渴苔腻，则为热郁气闷。"诸呕吐酸，暴注下迫，皆属于热"。吐泻虽剧作，然吐出澄澈，泻下清谷，溲长口和，却是虚寒之象。如见烦热躁扰，口渴喜冷，但泻出不臭，与水不多饮，乃是阴盛格阳。更有暴泻如水、冷汗淋漓、脉微四逆等症，实由避暑反被寒伤，"若拘泥时令，误投清暑之剂，更助其阴，则顷刻亡阳莫挽"。辨证剀切，颇得要领。

王士雄

尤为可贵的是，王氏还极重视发病前期诊断，把早期治疗、截断病势放在首位。认为热霍乱系暑热内伏，欲发之前，多先露其机，或手足心如烙，或睹物皆红如火，苟能及早诊治，曲突徙薪，可免燎原莫救。这对及时控制病情、提高治愈率，有着重要意义。

3. 析病理，重气机，治疗别开生面

《素问·六元正纪大论》载："土郁之发……呕吐霍乱。"又《素问·气交变大论》载："岁土不及……民病飧泄霍乱。"《灵枢·经脉》载："足太阴之别……厥气上逆则霍乱。"质言之，霍乱病变主要在于中焦脾胃。王氏认为，脾胃镇中枢而主升清降浊之司，贵乎升降有度，有度则水行，虽感客邪，亦潜消默化，不能留着为病；失度则湿生，不惟有滞升降之机，且易招秽浊之邪，交恋中焦，乱于肠胃，"浊不能降而腹痛呕吐，清不能升而泄泻无嚏"。细考热霍乱，因"不远热"而暑秽外侵的，必邪自口入，直趋中焦，有所留着，脾胃升降之机受阻；寒霍乱，因"岁土不及"加诸虚体的，由于中阳素馁，因天运更见其虚，中阳既虚，寒湿自盛。不论寒热霍乱，迨其既成，邪气窃居中枢，气机困壅则一。因此在治疗上，主张从祛除病邪，恢复脾胃升降功能着眼，立法"展化宣通"。舒展气机，宣化湿浊，则邪气消弭，清升浊降，逆自平，乱乃定。治热霍乱，创燃照汤宣土郁而分阴阳，连朴饮祛暑秽而行食滞；寒湿霍乱，推用理中、五苓及正气散之类。立意调适气机，"俾升降不愆，周流无滞，挥霍撩乱，于是弭焉"。

其用药组方，讲究斡旋枢机气化，善用轻清流动之品。列蚕砂为霍乱主药，别开生面，谓其"既引浊下趋，又能化浊使之归清"。曾遇霍乱转筋，辄以蚕砂 50 克，阴阳水煎，澄清温服，颇奏肤功。尝以彼为主药，创制蚕矢汤，用治霍乱转筋、肤冷腹痛、口渴烦躁之危重急症，所创黄芩定乱汤、解毒活血汤等方中，均用了大量蚕砂，无不取其祛浊除湿、展化宣通之功。其方药主治并不囿于霍乱，我们在临证中，每遇湿热内盛病证，即取王氏方化裁，同时增加蚕砂、薏苡仁用量，常收显效。

同时，王氏常用仲景栀子豉汤，"治热霍乱，独推以为主剂"。他创

温病学派

制的燃照汤、连朴饮、驾轻汤、黄芩定乱汤，均本于此。霍乱多由湿郁热壅，夹秽浊恶气，扰于中宫，栀子苦寒，善泄郁热，豆豉经腐，性极和中，二药相合，擅于清宣，切中霍乱病机，是以"最为对症良药"。

此外，他还认识到病变过程中阴津耗伤的病理特点，注意救阴补液。对仲景白虎加人参汤、竹叶石膏汤等辛寒生津之剂，广为采用，功显效宏。霍乱病邪，每多缠滞，难以速去，证势虽挫，尚多枝节，王氏极重视"守险以防再来"。强调遇肢未全和，或热不遽退，胸犹痞闷，苔色不化，溺涩不行等症，便是余热逗留，"勿以其神倦肢凉而疑作寒凉过度，妄进辛温"。他如姜辛温，糖助湿，酒资火，米汤闭气，均宜摒绝，"以轻凉清肃之品频频煎服，俾其疏瀹，自然水到渠成"。

4. 广搜罗，集妙法，救急应付裕如

霍乱病患，其来也聚，其变也速，辨证施治固属必要，但及时救治，尤在必行。王氏有鉴于斯，广搜民间简便效验良方，据己历用经验，汇于书中，以备救急之需，很有参考价值，现择要述之。

（1）取嚏：王氏尝云，邪从口鼻外侵，留着中焦，以致气失和通，而成闭塞闷乱之证。肺主一身之气，鼻为其外窍，取嚏则窍利气达，"邪气外泄，浊气可出，病自松也"。法取皂角研末，或通关散吹入鼻中，"取嚏以通气道"，使病人连续打喷嚏，而达到祛邪之目的。其理犹如伤寒之用麻桂发表，使腠开邪达，身自安和。本法多用于干霍乱，而见腹中卒痛、欲吐不吐、欲泻不泻、烦躁闷乱、脉象沉伏等症，用之得法，一般可使病证缓解。

（2）刮法：取嚏有开达肺卫之功，刮法有泄在营邪气之效。王氏说："取嚏不论有无，随继以刮。有嚏者，肺气虽开，恐营卫之气机尚痹，当刮以宣之；无嚏者，肺既不开，尤必刮松卫气，使已入营分之邪，时以外泄。"其法为选取肩颈、脊背、胸前、胁肋、两臂及两膝弯等处，用棉纱线，或苎麻绳，或硬币，或瓷汤匙，蘸菜油，自上向下刮之，直至绽红紫色为止。或以食盐研细，用手擦之，或以手指蘸水钳拉均可。现常用食指和中指弯曲蘸水（不用油），夹住皮肤提扯，先轻后重，以患者可以忍受为度，待其局部充血红紫而止。

王士雄

· 075 ·

（3）焠法：前人又称"灯燋法"。本法有温通气血、宣畅营卫的作用。《万病回春》用以治"脐风"，《小儿推拿秘诀》取本法治感冒，均取其截邪安营之功。王氏推以治霍乱，谓其乱既成，"营卫之气为邪所阻而不流通，则手足厥冷而腹痛，身有红点而隐约"，宜以灯心火焠之。其法为揭开患者衣服，袒露胸、背、腹部及肩膊，术者左手用灯光照定红点，右手持灯心蘸香油点燃，在红点上急速灼。俟接触皮肤后，立即提起，往往可发出煾煿爆响，声音清脆。

（4）刺法："血实宜决之"。王氏说："凡霍乱痧胀，邪已入营，必刺出毒血，俾邪得外泄，然后据证用药，可以望生。"刺法具体应用又有放血、针刺的不同。

放血，王氏经验，其一刺少商穴，将病人手臂从上捋下，使其恶血聚于指端，以手捏紧，用针刺之，挤出毒血，重者并刺两手。其二刺曲池、委中，先用手蘸温水拍之，俾青筋显露，用针刺出血。其三遇霍乱兼见神昏不语，或言语謇涩者，即急撑开病人之口，看舌底下有黑筋即用针刺之，令其出血。

针刺，功同放血，亦能达到泄邪之妙。它既可用于救急，又可用于调治。具体用穴，王氏引述八旬老人张德祥经验：腹痛而吐者刺上脘；腹痛而泻者刺下脘；腹痛而欲吐不吐、欲泻不泻者刺中脘。霍乱多属脾胃病变，临床上还可配合足三里、内庭、公孙、三阴交等穴，以加强救治作用。前人谓"生死决其针下"，极言刺法在救急中的作用，宜乎高度重视。

（5）熨灸：其法为取盐适量，炒热熨心腹，冷即易之，待手足温而止。加吴茱萸益妙。或用胡椒七粒，杵碎，以布包之，纳脐中，膏药封之，覆被卧少顷，腹中热而汗出，则寒邪可散，阳气可回。甚者以盐填脐中，上盖蒜片，艾灸三七壮，或同灸天枢、中脘、气海等穴。本法适用于阴寒内盛、阳气衰微之证，王氏说："嚼姜不辣者，真寒证也。"方可用之。凡阴虚内热、阳盛气壮之体，不可轻试。

（6）搨洗：霍乱因郁热浸淫经脉，或阴耗不能养筋，均可导致手足转筋，甚者腹部及全身均挛缩。王氏主张用鲜辣蓼草八两杵烂，木瓜四两，黄酒二斤，加水急煎，乘热揩熨转筋处。或以烧酒摩擦，或用盐卤淋洗，以散风火，化湿热，缓挛急。《霍乱论》载一治案，霍乱转筋，足腓坚硬如石，外用烧酒擦洗，迨及时许，郁热散达，筋结转软，继用盐卤浸之，遂不转戾，吐泻渐止。这是运用搨洗法的纪实，可证其法之不诬。

（7）敛气：霍乱转筋，吐下频作，不惟津伤，气亦随泄，多见脉微气短，大汗亡阳。当此之时，急宜敛气。置好醋1000～1500克于病人前，将铁器烧红，频淬醋内，以其气熏之，可望转危为安。足冷者，并捣生附子二两，贴于涌泉穴。王氏说："不论寒热霍乱，凡见欲脱者，皆当亟用，余屡试多验。"曹炳章评："此为敛气法。"此法又常用治产后昏晕，有回苏安神之功。

（8）策应：以上诸法，重在外法，策应之设，要在介绍救急的内服用药，在本节中，王氏共记载了70余条，现摘要一二。

①阴阳水内服：即新汲水、百沸天泉，各半和服。王氏说："汲井泉以上升，天雨水而下降，故汲者宜新，而降者宜熟也。"霍乱用之，"盖取分解寒热之邪，而和其阴阳也"。临床救急，可取净洁井水或凉开水予之，以冀解渴泄热。

②阴阳水煎晚蚕砂温服：阴阳水与蚕砂，王氏均推重为治霍乱要药，救急之际，二药同用，可以提高药效。

③绿豆汤：取生绿豆适量，急火煎，凉服。绿豆功擅解毒，至今仍广泛地用于各种中毒病证。

④救急丸散：寒霍乱，选用三圣丹、蟾酥丸、紫金丹，阴寒内盛者，可用来复丹、速效丹、霹雳散等，温开水送服。热霍乱、干霍乱，据证情轻重，选用紫雪、碧雪、玉枢丹、行军散、飞龙夺命丹，凉开水送服。对这些救急成药，王氏在《霍乱论·方剂篇》中有详细介绍，其药物组成、炮制方法、服用方法、适应范围及同名异方的鉴别等，述之甚详，便于按法配制。其中对飞龙夺命丹最为推崇，盛赞该丹"芳香辟秽，化毒祛邪，宣气通营，全体大用，真有斩关夺隘之功，而具起死回生之力也"。痧胀霍乱，厥逆脉伏，神昏危证，及受温暑瘴疫，秽恶阴

王士雄

晦诸邪，而致眩晕痞胀，瞀乱昏狂，或温病逆传，神昏狂谵等证用之，"能迅扫秽恶之邪下趋浊道，有马到功成之捷效"。王氏确然而论，言之凿凿，当引起重视，深入研究，使其在急症救治中重放光彩，为中医学治疗急症增辉。

（三）对卫生学的贡献

清朝末叶，社会正处于衰落时期，由于统治阶级的横征暴敛和极端腐败，内乱外患频仍，人民处于水深火热之中，以致疫病广泛流行，特别是随着帝国主义的侵略，沿海港口的开放，霍乱等烈性传染病不断发生和流行，危害极大。王氏亲历其境，深感卫生防疫工作之重要，并提出了不少卓有见解、行之有效的防疫措施，其功不可泯灭，兹分述如下。

1. 饮水卫生

对于疫病特别是霍乱等胃肠道传染病，王氏通过长期的实践观察，认识到其发病原因主要是由于水源不洁，滋生臭毒秽气之故，于是他强调指出，"人烟稠密之区，疫疠时行，以地气既热，秽气亦盛也。必湖池广而水清，井泉多而甘冽，可藉以消弥几分，否则必成燎原之势"。还进一步提倡"平日即宜留意，或疏浚河道，毋使积污，或广凿井泉，毋使饮浊"，并把清洁水源视为"御乱首策"，即作为防疫的首要措施。其洁水的方法有：

（1）贮水：《重庆堂随笔·卷上》王氏附刊贮水之法甚详，其一是雨水的贮藏，尝云："雨雪之水，名曰天泉，即半天河水，一名上池水……以竹木或砖，或铜锡为承溜，引其水而注之缸。然必日使人梯而上视，如有鸟恶、猫秽之瓦，即以洁瓦易之，再以净帚频为扫除，毋使木叶、尘砂之积，则水始洁。若近厨突之屋，必有煤炲之物，勿取其水也。狂风骤雨之水，必夹尘砂，亦勿取焉。久晴乍雨之水，亦勿遽取，恐瓦有积垢，濯之未净也。既注之缸，必待其澄，而后挹其清者，藏诸别缸，藏久弥良。凡藏水之缸，宜身长而口小者，上以缶盆幂之，而置于有风无日之所，日晒久则水易耗也。"此法简便易行，今乡村仍广为采用；其二是筑水库，此法适用于无水之地而不能凿井者。王氏详细介绍了泰西筑水库的具体方法，大要是水库之形不论方圆，宜底大口小为妙；底墙须筑实，毋使渗漏；上罩之以盖，防止污物进入。

（2）凿井：此法王氏尤为重视，并具体介绍了审泉源之法有四：曰气试，曰盘试，曰缶试，曰火试；凿井之法有五：曰择地，曰量深浅，曰避震气，曰察泉脉，曰澄水；试水美恶之法有五：曰煮试，曰日试，曰味试，曰称试，曰纸帛试。堪称周详，至今仍有参考价值。

（3）净化水质和饮水消毒：《随息居重订霍乱论》和《随息居饮食谱》均记载了用药物或生物净化水质和饮水消毒的方法，如"食井水，每交夏令，宜入白矾、雄精之整块者，解水毒而辟蛇虺也。水缸内宜浸石菖蒲根、降香"。又如"田螺性能澄浊，宜蓄水缸"，这与现代用生物净化水质颇相吻合。

2. 室内和环境卫生

王氏有鉴于"人烟繁萃，地气愈热，室庐稠密，秽气愈盛"是导致疫病发病的主要原因，因此他对室内和环境卫生十分重视，提出了"住房不论大小，必要开爽通气，扫除洁净。设不得已而居市廛湫隘之区，亦可以人工斡旋几分，稍留余地，以为活路"等洁净居住环境的主张，同时还介绍天时潮蒸，室中宜焚大黄、茵陈之类，或以艾搓为绳燃之，以解秽气，实为空气消毒之法。凡此，对预防疫病无疑有着积极的作用。

3. 个人卫生

（1）慎起居：王氏身处乱世，他提醒人们"当此流离播越之时，卜居最宜审慎"。并指出"冬夏衣被过暖，皆能致病，而夏月为甚……亦勿过于贪凉，迎风沐浴，夜深露坐，雨至开窗，皆自弃其险而招霍乱之来也，不可不戒"。

（2）节饮食：饮食不节，是酿病之媒，王氏于此，尤为留意，尝云："缘人身之气，贵于周流无滞，则浊降清升，虽感客邪，亦潜移默化，而不能留着为病，惟过饱则胃气壅塞，脾运艰迟，偶吸外邪，遂无出路，因而为痧胀或霍乱者最多，故夏令不但膏粱宜摒，虽饭食且然。"

王士雄

又指出："近人腹负者多，厚味腊毒脏腑先以不清，故秽浊之邪易得而乘之，同气相求；势所必然之事。"基于这种认识，他告诫人们须"量腹节受"，提倡素食为主，"但择清轻平淡者而食之"，力戒暴饮暴食及妄服补剂。尤反对嗜酒无度，谓："酒性纯阳，瘅疫皆是热浊秽毒之气所酿，同气相求，感受甚易，且酒之湿热，久蓄于内，一旦因邪气入之而并为一家，其势必剧，其治较难，其愈不易。"此外，对瓜果冰凉之物，亦主张有所节制，不可恣服，认为此类食品"虽能涤热，过食骤食，既恐遏伏热邪，不能泄越，又虑过度而反为所伤"，"若口不渴，汗不出，溺不赤者，诸冷物皆在所忌也"。这些观点，对于预防夏秋季胃肠道传染病，仍有一定的现实意义。

（3）药物预防：在疫病流行之际，王氏还主张使用药物预防之，《随息居重订霍乱论》载其法如下："用川椒研末，时涂鼻孔，则秽气不吸入矣。如觉稍吸秽恶，即服玉枢丹数分。""无论老少强弱之人，虚实寒热之体，常以枇杷叶汤代茗，可杜一切外感时邪。"

综观上述，王士雄从中医学的病因学和发病学的观点出发，对疫病主张预防为主，提出了多方位、多途径的预防措施和方法，特别是他重视饮水和环境卫生，强调要慎起居、节饮食以保持体内正气旺盛，发挥机体自身的抗病能力，在今天看来，还是十分正确的，足见其远见卓识。他在卫生防疫上的贡献，是很值得赞扬和称道的。

三、原文选释

（一）《温热经纬》（王按部分）

1. 斥暑必夹湿

【原文】

或云暑为兼湿者，亦误也。暑与湿，原是二气，虽易兼感，实非暑中必定有湿也。譬如暑与风，亦多兼感，岂可谓暑中必有风耶？若谓热与湿合始名为暑，然则寒与风合，又将何称？

若谓暑必兼湿，则亢旱之年，湿难必得，况兼湿者，何独暑哉！盖湿无定位，分旺四季，风湿寒湿，无不可兼，惟夏季之土为独盛，故热湿多于寒湿。然暑字从日，日为天气，湿字从土，土为地气，霄壤不同，虽可合而为病，究不可谓暑中原有湿也。

【阐释】

上两节斥暑必兼湿之非，阐明暑性纯阳之理。

喻嘉言、章虚谷等医家均执暑必夹湿之说。喻氏说："热蒸其湿是为暑。"章氏说："火湿合气名暑。"所述虽是只言片语，但执暑必兼湿之意甚坚。王氏不落窠臼，认为暑为天气，其性纯阳，湿为地气，其性属阴，本为二气，绝无必兼之理，故非"热与湿合"始成暑也。

但从临床实际来看，暑热易蒸动水湿，天暑下逼，地湿上蒸，最多氤氲相兼，人在气交之间，易感其气，而病暑湿，这也是事实。对此，王氏亦有确切的认识，谓："暑令湿盛，必多兼感，故曰夹，犹之寒邪夹食，湿证兼风，俱是二病相兼，非谓暑中必有湿也。"故在治疗时，他亦强调要注意暑邪之有无夹湿，尝云："治暑者，须知其夹湿为多焉。"这个观点，是符合客观实际的。

2. 论温病传变

【原文】

温邪始从上受，病在卫分，得从外解，则不传矣……不从外解，必致里结，是由上焦气分，以及中下三焦者为顺传。惟包络上居膻中，邪不外解，又不下行，易于袭入，是以内陷营分者为逆传也。然则温病之顺传，天士虽未点出，则以邪从气分下行为顺，邪入营分内陷为逆也。苟无其顺，何以为逆？

【阐释】

本节论述温病的顺传、逆传两种不同传变规律。

论顺传，叶天士提出了卫气营血的辨证纲领，明确指出，温病看法，"卫之后，方言气，营之后，方言血"，表明了卫气营血的传变次第。王氏对此颇为赞赏，尝谓肺主气属卫，肺卫之邪不解，渐次入气入营，乃是其常，是为顺，所谓"邪从气分下行为顺"，即据此而言。同时，王氏还从脏腑生理功能着眼，别出心裁地提出由肺传胃、自胃传肠的顺传规律。肺、胃、肠一脏二腑，分居上、中、下三焦，一气相通，病邪犯肺，不从外解，传于胃肠，乃脏病传腑，自上及下，顺势下走，是谓顺。王氏说："是由上焦气分，以及中下二焦者为顺传。"即是对肺→胃→肠传变规律的高度概括。他还说："犯肺之邪，若不外解，原以下传于胃为顺。""以脏热移腑，邪有下行之路，所谓腑气通则脏气安也。"反复阐明了顺传机理及其对温病转归的直接影响。

论逆传，《叶香岩外感温热篇》提出了"温邪上受，首先犯肺，逆传心包"的见解，但言辞简略，缺少系统阐述，后人曾从不同角度加以注释。章虚谷以五行生克解释，他说："心属火，肺属金，火本克金，而肺邪反传于心，故曰逆传也。"杨照藜从心肺同居上焦，两脏相通发论，他说："肺与心相通，故肺热最易入心。"而谓逆传，王氏则结合叶氏"肺主气属卫，心主血属营"及"不得从外解，必致成里结"等原文精神，以生理推论病理，以顺传反证逆传，指出邪不下走，反攻心包是为逆；邪不传气，直入营分亦为逆。在肺之邪，不传胃而传心，是邪气从脏传脏，不外达而内攻，必内蕴滋变，《难经》就有"肺邪入心，为谵言妄语"的记载，是乃逆传之一端，即王氏所说的"邪入营分，内陷为逆"。如此阐释叶氏"逆传"论点，既切合临床实际，又容易理解接受，值得称道。

3. 论温病喜便通，邪贵有出路

【原文】

温热为阳邪，火必克金，故先犯肺，火性炎上，难得下行，若肺气肃降有权，移其邪由腑出，正是病之去路，升提胡可妄投……温热病之大便不闭为易治者，以脏热移腑，邪有下行之路，所谓腑气通则脏气安也。

【阐释】

本节揭示了温病病变中的一个重要问题，即温病喜便通，邪贵有出路。

温热病邪，首先犯肺，能从外解，最属可喜。但由于病邪的偏盛，或正气的不支，往往按法施治，不足济事，邪仍深以传内。其时，有顺逆两种不同的传变情况。"大肠与胃相连属，与肺相表里，肺胃大肠，一气相通，肺邪不解，以传胃为顺"，而温热阳邪，性最炎上，难得下行，施治之际，能在清热中配以凉润下泄之品，使之下降胃肠，"移其邪由腑出，正是病之去路"。反之，邪热壅肺，最易灼伤营阴，内传心营，而见逆证。由此可见，邪热宜乎及时下导，不宜妄投升提。

在温病病变过程中，由于火热下降，有时也会出现大便泻利。辨证中但见大便秽臭，解而不爽，肛门灼热，不管其性状或微溏，或微薄，或黄水，即属王氏所说的邪有出路征象。其时，治在因势利导，清泄郁热。王氏在阐发薛生白"阳明之邪，仍假阳明为出路"之语时指出，此"真治温热病之金针也。盖阳明以下行为顺，邪既犯之，虽不可孟浪攻泻，断不宜截其出路，故温热自利者，皆不可妄行提涩也"。其间，温病喜通便、邪贵有出路的观点，卓然可见。于此，我们不难领悟到温病邪热顺传胃肠的治疗要点所在。

4. 论伏气温病

【原文】

伏气温病，自里出表，乃先从血分，而后达于气分，故起病之初，往往舌润而无苔垢，但察其脉，软而或弦，或微数，口未渴而心烦恶热，即宜投以清解营阴之药，迨邪从气分而化，苔始渐布，然后再清其气分可也。伏邪重者，初起即舌绛咽干，甚有肢凉脉伏之假象，亟宜大清阴分伏邪，继必厚腻黄浊之苔渐生，此伏邪与新邪先后不同处。更有邪伏深沉，不能一齐外出者，虽治之得法，而苔退舌淡之后，逾一二日复干绛，苔复黄燥，正如抽蕉剥茧，层出不穷，不比外感温邪，由卫及气，自营而血。

【阐释】

本节论述伏气温病的传变规律和证治特点。

伏气温病，较诸新感温病，有其自身的发病特点、传变规律和治法要领。其病由里而起，故初起即以里热炽盛为特点。王氏说的病初口未渴而心烦恶热，或舌绛咽干，甚或肢冷脉伏，即是伏邪发于营血分的征

王士雄

象。尤当值得重视的是，本节对伏气温病患者舌象的动态变化做了深刻的描述，并与新感温病加以比较，最有参考价值。

伏气温病传变，顺则由里出表，从外而解；逆则内陷深溃，损害脏腑，可现昏、谵、痉、厥诸危重病证。其顺逆传变，关乎邪伏的浅深、邪势的轻重及正气的虚实等各种因素，倘邪伏深沉，正气又虚，发病每多淹滞，难能爽达，而有发一层、伏一层，半伏半发，欲达不达之证，即如王氏所描述的"抽蕉剥茧，层出不穷"，能明识这一病变特点，临证之际，庶不为错综复杂的病证所眩，自守法度，应付裕如。

基于里热先见这一伏气温病的病变特点，治疗上，初起即宜直清里热，即王氏所说"清解营阴""大清阴分"。但又当注意里邪以能外达为顺，内陷为逆，在清里热的同时，宜佐透泄。此理王氏虽未点明，但观其治案，无不顾及于斯。其治翁某伏气温病案，起手即以犀角、地黄、石膏、知母等直清里热，同时配用连翘、金银花、佩兰、菖蒲宣泄疏达，守方十余剂，终使高热昏瞀重症，转从"气分而化"，继以甘寒清养取效。伏温之治，可引以为法。

应该指出的是，王氏论伏气，虽乏长篇大论，亦少系统阐述，但言简意赅，对后世影响很大。稍王氏晚出的柳宝诒，正是受其启发，博征先贤诸伏气说精义，参合个人体验，对伏气温病进行系统的阐述，故有《温热逢源》传世之作。

5. 论战汗透邪，法宜益胃

【原文】

益胃者，在疏瀹其枢机，灌溉汤水，俾邪气松达，与汗偕行，则一战可以成功也。

【阐释】

本节阐发叶氏所提出的"益胃"原理。

《叶香岩外感温热病篇》在论述邪在气分治法时指出："若其邪始终在气分流连者，可冀其战汗透邪，法宜益胃，令邪与汗并，热达腠开，邪从汗出。"说明通过益胃的方法，可使流连于气分之邪随汗而出。何谓"益胃"？叶氏没有点明，章虚谷以补益胃气为解，他说："法宜益

温病学派

胃者，以汗由胃中水谷之气所化，水谷气旺，与邪相并而化为汗，邪与汗俱出矣。"王氏本论，则从胃气的畅达和顺着眼，以疏瀹气机、灌溉汤水为释，这颇合叶氏本意，也切临床实际，具有指导作用。

我们认为，叶氏所说"其邪始终在气分流连"，是指病邪既不从肺卫外解，也不深入营血，而稽留于气分，时日较长者而言。邪气之所以能流连气分而持续不解，是因脏气有所不清，或湿聚，或痰阻，失却灵运，使病邪有所恋而壅阻，邪壅则气机更遏，正气益加束缚，不能发挥正常的抗争功能。其时，主要矛盾在于邪阻气郁，并非正虚不敌，故治法不在补而在疏。若据章说而行补益，不但难能奏扶正之效，反有助邪困正之虞。惟从王说，疏瀹气机，灌溉汤水，既鼓舞胃气以为作汗之资，又使病邪疏达而有外泄之机，可望取效，这正是"益胃"的奥义所在。具体说来，即采用轻清宣泄的药物，宣展气机，并配以甘凉生津的药物。如此施法，往往枢机斡旋，不扶正而邪自松达，津充气畅，不发汗而汗自作，可冀邪随汗泄，"一战可以成功"。

6. 论轻可去实

【原文】

不但治上焦宜小剂，而轻药竟可以愈重病，所谓轻可去实也……盖气贵流通，而邪气挠之，则周行窒滞，失其清虚灵动之机，反觉实矣。惟剂以轻清，则正气宣布，邪气潜消，而窒滞者自通。设投重药，不但已过病所，病不能去，而无病之地，反先遭其克伐。

【阐释】

本节阐发轻剂可以疗重病原理。

王氏所倡"轻药""小剂"，并不局限于治上焦微病，而着眼于去实愈重病。归纳其所论，轻以去实的机理有二：其一，气本流通，邪阻乃显实，轻小之剂，可使气机畅达，邪得消弭；其二，轻小之剂，具清灵之性，可宣可泄，可及病所，无虞伤正，不比重剂，重则下趋，往往药过病所，无病之地受其克伐，邪气反得滞留不去。

综观王氏治案，用药以清灵见长，往往重病轻取，且能多有效验。杨素园谓其"无论用补用泻，皆不离运枢机、通经络，能以轻药愈重

王士雄

症，为自古名家所未达者"。其治气分病证，尝用山栀、黄芩、瓜蒌、芦根等药，展气化以轻清，"所谓清气者，但宜展气化以轻清，如栀、芩、蒌、苇等味是也"。治营血病证，力倡王晋三犀角地黄汤，既以犀、地清其营血，又以连翘轻灵透达，颇能体现其轻以去实、轻药愈重病的学术思想。

7. 论治外感须顾阴津

【原文】

余谓凡治感证，须先审其胃汁之盛衰，如邪渐化热，即当濡润胃腑，俾得流通，则热有出路，液自不伤，斯为善治。若恃承气汤为焦头烂额之客，讵非曲突徙薪之不早耶！

【阐释】

本节论述治疗外感宜顾护津液，在邪渐化热之际，即当濡润胃腑，以免邪热壅闭，致生变端。

寒邪入里，既可寒化伤阳，又可热化伤阴，故仲景《伤寒论》论治伤寒，始终贯穿着"扶阳气"和"存阴津"的基本法则。温热阳邪，最多热化，伤人阴津。叶天士有云："热邪不燥胃津，必耗肾液。"胃津、肾液，即阴津（精）之谓。综观温病病变特点，邪在卫气，多伤胃津；邪入营血，必耗肾精。故温病之治，宜乎孜孜于阴津的护养。《内经》论热病之治，有实其阴以补不足之语，吴鞠通曾奉为治温热之吃紧大纲。王氏也指出，温热未有不耗阴者，"耗之未尽者，尚有一线之生机可望，若耗尽而阴竭，如旱苗之根已枯矣，沛然下雨，亦曷济耶"。阴津之存亡，关乎生机，顾护之设，岂可小视！

如何保养阴津，王氏特别重视胃液的顾护，所谓"须先审其胃汁之盛衰"即是斯意。盖胃为水谷之海，人身津液之源泉，胃液之存亡，对温病的预后关系至为密切，胃（肠）又是邪热外泄的主要出路，胃要发挥这方面的作用，必赖胃液的濡润，始能肠道流通，邪热得以下泄，若胃液亏耗，肠道干涩，则邪热锢结，而无外泄之机，其病必甚。由此可见，王氏"邪渐化热，即当濡润胃腑，俾得流通，则热有出路，液不自伤"之论，确是语语精当，寓意深长。至于濡润胃腑的具体方法，结合王氏用药经验，即在邪渐化热之际，除了及时投辛凉轻解，或辛寒清热，以祛邪保津外。还需酌用瓜蒌、芦根、冬瓜仁、梨汁、花粉之类，以濡润胃腑，导邪下泄。若按部就班，待其胃燥而成腑实，再投承气攻下，必致焦头烂额。

（二）《随息居重订霍乱论》

1. 总义

【原文】

太阴湿土之气，内应于脾，中满霍乱吐下，多中焦湿邪为病，故"太阴所至"，不必泥定司天在泉而论也。五运分步，春分后交二运火旺，天乃渐热，芒种后交三运土旺，地乃渐湿，湿热之气上腾，烈日之暑下烁，人在气交之中，受其蒸淫，邪由口鼻皮毛而入，留而不去，则成温热暑疫诸病，霍乱特其一证也。若其人中阳素馁，土不胜湿，或饮冷贪凉太过，则湿遂从寒化，而成霍乱者亦有之。然热化者，天运之自然；寒化者，体气之或尔。知常知变，庶可治无不当也。

【阐释】

本节论述时令节气和人体体质对霍乱发病、病变转归的影响。

太阴，在时为湿，在脏为脾，为病多中满霍乱。《素问·六元正纪大论》云："太阴所至，为中满霍乱吐下。"所谓"太阴所至"，是指太阴主时之气的到来。主时之气即主气，共有六，常称六气主时，是古人用来说明二十四节气候的正常规律。六气主时，简称六步，分属于每年各季节中，固定不变。主气从大寒日开始推算，四个节气转一步，一年二十四节气，共为三阴三阳六步。其次序是：初之气厥阴风木，二之气少阴君火，三之气少阳相火，四之气太阴湿土，五之气阳明燥金，终之气太阳寒水。太阴主时之气所至，时令雾埃溽湿，万物滋柔润濡；应诸人乃多湿盛，为病则蓄积中满，吐泻霍乱。人体太阴之脾，主运主化，水谷赖以归其所，气机借以葆和顺。运迟化馁则病起，气机困壅痞塞，湿浊氤氲弥漫，中满霍乱由之而生。由此可知，太阴为病之霍乱，既关乎司天之湿，又关乎在人之脾，故王氏指出："太阴所至，不必泥定司

王士雄

天在泉而论也。"

霍乱既作,其病变转归,通常有寒热二端,究其所因,乃在于禀质的个体差异。本病发于夏秋,太阴时气既至,暑热炎威尚烈,暑秽湿浊交蒸伤人,太阴脾土内应,邪得深入,蕴郁外发,而现温热暑疫之一端,热象最著,是为常,即所谓"热化者,天地之自然"。若遇寒体,太阴寒湿素盛则邪从寒化,即成寒霍乱,而现寒象,是为变,乃因人而异,王氏说的"寒化者,体气之或尔",理即在斯。

【原文】

足太阴脾,土脏也,其应在湿,其性喜燥,镇中枢而主升清降浊之司。惟湿盛而滞其升降之机,则浊反厥逆于上,清反抑陷于下,而为霍乱。虽有热化、寒化之分,治宜宣其浊,则逆自平,而乱乃定,清自升也。

【阐释】

本节论述太阴脾对霍乱发病的影响及霍乱的治疗原则。

《灵枢·经脉》云:"足太阴厥气上逆则霍乱。"太阴脾功擅运化,与阳明胃合德,主司升降之职。脾胃升降有度,水行湿化,无所留滞,虽感秽浊,亦潜消默化,厥气安有逆乱之理。究逆气之由生,乃湿浊困壅作祟而然。脾胃运馁,升降乖和,或时气湿邪内应,则湿浊偏盛于中。湿浊既是病理产物,迨其既成,又是一种致病因素,为害有三:一是其性阴滞,能碍脾运,使升降之机益困;二是易招秽浊之邪,同类相聚,窃居中焦;三是阻遏气机,或从阳热化,或从阴寒化,以滋变乱。如是,"足太阴厥气上逆",浊不能降而为呕,清不能升而为泻,霍乱乃作。

霍乱病证,虽有寒热之异,但就其病机实质言,湿蕴邪阻,升降悖逆则一,故王氏提出了"宣其浊"这一治疗大法,要在祛其水湿秽浊,疏其郁滞困壅,俾湿去秽行,气得畅通,脾胃升降可冀泰和,生机自能健旺。脾胃功健,水湿无以逗留,纵有外邪,亦自消弭。

【原文】

上海特海陬一邑耳,二十年来,屡遭兵燹,乃沧海渐变桑田,外国之经营日广，苏省又以为会垣，而江浙之幸免于难者，率迁于此，各省商舶群集，帆樯林立，踵接肩摩，居然一大都会矣。然人烟繁萃，地气愈热，室庐稠密，秽气愈盛，附郭之河，藏垢纳污，水皆恶浊不堪。今夏余避地来游，适霍乱臭毒番痧诸证盛行，而臭毒二字，切中此地病因。

【阐释】

本节以"臭毒"概括霍乱病因，叙述自然环境对霍乱发病的影响。

"臭毒"，在王氏以前的医著中，多指中土湿滞、秽气内贼的一类病证，如《张氏医通》说："脾胃喜香燥而恶臭滞，若素多湿滞而犯臭气，则正气郁遏，腹痛乃作，或上连头额俱痛，或下连腰腿俱痛……与生黄豆嚼之，觉香甜者，是臭毒也。"而王氏所说的"臭毒"，是指自然界一种臭秽恶浊之气，他以当时上海人烟繁萃，秽气特重，水质恶浊，而致霍乱盛行的实例，阐述了自然环境对"臭毒"生成的影响及其在霍乱发病中所起的重要作用。这是对霍乱病因的一大发挥。

2. 热霍乱

【原文】

诸郁之发，必从热化，土郁者，中焦湿盛，而升降之机乃窒，其发也，每因吸受暑秽，或饮食停滞，遂至清浊相干，乱成顷刻，而为上吐下泻。治法如燃照汤宣土郁而分阴阳，连朴饮祛暑秽而行食滞。若骤伤饱食而脘胀脉滑，或脉来涩数模糊，胸口按之则痛者，虽吐犹当以盐汤探吐，吐尽其食，然后以驾轻、致和等汤调之。

【阐释】

本节论述热霍乱的发病及其治疗大法。

土郁则脾胃运化困顿，湿浊随生。湿浊既盛，气机乃壅，久则热化，而病湿热。湿热内蕴，胃肠不清，倘或暑秽之邪复侵，或饮食停滞，则内外相引，更窒气机，遂使阴阳反戾，变乱骤作。

王氏治疗此证，针对土郁病机，创制了连朴饮、燃照汤，宣土郁，分阴阳，祛暑秽，行积滞，取"壅者通之，滞者行之"之意，着力于宣通湿秽，畅达气机。其中连朴饮用川连、厚朴、石菖蒲、制半夏、淡豆

王士雄

豉、焦山栀、芦根，"治湿热蕴伏而成霍乱，兼能行食涤痰"；燃照汤用滑石、淡豆豉、焦山栀、黄芩、省头草、厚朴、制半夏，"治暑秽夹湿，霍乱吐下，脘痞烦渴，苔色白腻，外显恶寒肢冷者"。两方均从湿热图治，惟求湿热两清，脾胃得和，气机通调。但两方毕竟偏在清化，倘若暑月"劳役于长途田野之间，暑邪自外而入，所谓热地如炉，伤人最速，宜白虎汤、六一散之类，甘寒以清之"，暑热清，气得清和，霍乱之证自除。他如骤伤饱食所致的，宜乎速去其积滞，以保气机通畅。盐汤探吐，用之得法，确能立见奇功。所列驾轻汤、致和汤均为王氏创制的霍乱后调养验方，前者由鲜竹叶、生扁豆、淡豆豉、石斛、枇杷叶、橘红、木瓜、焦山栀组成，适用于余邪未清，邪热稽留者；后者由北沙参、生扁豆、石斛、陈仓米、枇杷叶、鲜竹叶、麦冬、木瓜、甘草组成，适用于邪气虽去，津液不复者。两方均为用于急性热病后调治的有效方，临床上仍被沿用。

【原文】

春分以后，秋分以前，少阳相火，少阴君火，太阴湿土，三气合行其政，故天之热气下，地之湿气上，人在气交之中，受其蒸淫之气，由口鼻入而扰其中，遂致升降失司，清浊不分。所泻者皆五脏之津液，急宜止之，然止非通因塞用之谓也。湿甚者，胃苓汤分利阴阳，暑亦自去；热甚者，桂苓甘露饮清其暑火，湿亦消潜。若火盛之体，内本无湿，而但吸暑邪者，白虎汤之类宜之。且脏性有阴阳之别，阴虚者火旺，虽病发之时，适犯生冷，而橘、朴等只宜暂用。阳虚者湿胜，虽寒润之品，非其所宜，如胃苓汤，已为合法，纵使体极虚羸，亦不过补气、清邪并用。若因其素禀之亏，而忘其现病之暑，进以丁、附、姜、桂之剂，真杀人不转睫矣。凡伤暑霍乱，有身热烦渴，气粗喘闷，而兼厥逆躁扰者，慎勿认为阴证，但察其小便必黄赤，舌苔必黏腻，或白厚，宜燃照汤，澄冷，服一剂，即现热象。彼时若投姜、附药，转见浑身青紫而死矣。甚或手足厥冷，少气，唇面爪甲皆青，腹痛自汗，六脉皆伏，而察其吐出酸秽，泻下臭恶，小便黄赤热短，或吐下皆系清水，而泻出如火，小便点滴，或全无者，皆是热伏厥阴也，热极似阴，急作地浆，煎竹叶石膏汤服之。又有吐泻后，身冷如冰，脉沉欲绝，汤药不下，或发哕，亦是热伏于内，医不能察，投药稍温，愈服愈吐，验其口渴，以凉水与之即止，后以驾轻汤之类投之，脉渐出者生。然暑之为病，伤之骤则发之暴，伤之渐则发之缓，故九月时候，犹多伏暑霍乱之证，医者不可不知。

【阐释】

本节进一步论述热霍乱的病因病机及其辨证施治。

霍乱之作与天时的关系，已如总论所述，这里王氏再一次重申了两者的重要关系，亦引起我们的重视。一年四季的不同气候变化，对病邪的滋生和机体的防御机能都有着相应的影响，从而导致了不同病证的发生。霍乱病变也正是这样，夏秋季节，暑热偏盛，湿气淫溢，以致湿热秽浊之气充斥弥漫，人居其间，复因脾运呆滞，易遭邪侵，故多霍乱为患。

霍乱为病，吐泻为其主症，吐泻之排泄物，虽属病理产物，但总由饮食水谷所变生；吐泻之作，虽给病邪提供了出路，但毕竟阴津随之大耗，不亟救治，恐有败在顷刻之虞。救治之法，宜乎迅速终止吐泻，以保尚存之津液，以固未竭之本源，王氏言止，理殆在斯。当然，其所谓止，并非酸涩收摄，而是要求审因论治，祛除其湿热暑秽，从根本上终止吐泻。对此，王氏《霍乱论·纪律》也有论述，尝云："气血虽弱，不为邪凑，则流行不愆，不觉其虚，即为邪凑，但去其邪，则病不留，而正自安。"具体用药，王氏已有明示，湿象偏盛的以胃苓汤清利湿浊，该方以五苓化气利水，合平胃燥湿健脾，与中暑伤湿湿邪为重者颇为相宜；暑热偏盛的以桂苓甘露饮清其暑火，其方五苓、六一相合，益以石膏、寒水石等味，功擅清暑泄热，化气行湿，用治暑病夹湿，暑邪偏重者，尤为的对。

临床证情多错综复杂，暑湿致病，既可因暑热内盛，而见高热烦渴、气粗喘闷等阳热壮盛症，又可因湿秽阻遏，阳热郁滞，而外现手足厥冷、畏寒倦卧。湿秽困遏于中，阳热阻郁于内，甚则还可见到唇面爪甲青紫、腹痛、脉伏。此时，辨其舌苔及排泄物最有诊断意义。若苔黄

王士雄

厚腻，小溲黄赤热短，吐出酸秽，泻下臭恶，均为暑秽夹湿，宜燃照汤以辟秽化浊，清热除湿，展化疏通。

霍乱之治，还宜兼顾个体体质的差异。若素体胃阳偏旺，本无脾湿，但受暑邪的，以白虎汤之类，清泄无形暑热。暑邪伤气的，宜竹叶石膏汤清热、益气、生津兼施。若素体阴虚火旺，虽属饮食生冷致病，但辛温资火药物仍当审慎，虞其资火耗阴，更戕正气。若素体阳虚多湿，寒润碍滞药物亦当慎用，以免更伤脾运，滋生湿浊。欲行补益，应先考虑到新感暑秽，不能动辄附、桂，为邪树帜。若暑热内伏，而见肢寒厥逆，倘不揣热蕴，漫投姜、附，贻害尤甚，"转见浑身青紫而死"，可不慎哉！

【原文】

霍乱湿多热少，道其常也，至于转筋，已风自火出，而有胜湿夺津之势矣。余自髫年，即见此证流行，死亡接踵，嗣后留心察勘，凡霍乱盛行，多在夏热亢旱酷暑之年，则其证必剧，自夏末秋初而起，直至立冬后始息。夫彤彤徂暑，湿自何来，只缘今人蕴湿者多，暑邪易于深伏，迨一朝卒发，渐至阖户沿村，风行似疫。医者不知原委，理中、四逆，随手乱投，殊可叹也。余每治愈此证，必询其人曰：岂未病之先，毫无所苦耶？或曰：病前数日，手足心如烙；或曰：未病之前，睹物皆红如火。噫！岂非暑热内伏，欲发而先露其机哉！智者苟能早为曲突徙薪之计，何至燎原莫救乎？

【阐释】

本节论述霍乱的发生与暑热相关，同时描述了霍乱的先兆症状。

王氏说："凡霍乱盛行，多在夏热亢旱酷暑之年。"再一次强调了霍乱与暑热的关系。酷暑之夏，其热最盛，其湿亦甚，秽浊亦重，而"人蕴湿者多"，"臭毒"易于伏藏，煴燠为患。

疾病的发生、发展和变化，必然由微而著，由隐而彰，有一定的发展变化过程。霍乱虽病势急骤，变化迅猛，但在其剧变之先，多有一定的病前状态。王氏观察到，"病前数日，手足心如烙"或"未病之前，睹物皆红如火"，是霍乱病前状态的一种表现。这对早期诊断和治疗似有一定的参考价值，值得深入观察研究。

针对这些"病前状态"，王氏所主张的"曲突徙薪"具体措施，联系《霍乱论》其他章节，可知其关键要在及早逐暑秽，就凉爽，节饮食，忌厚味，戒醇酒，应当引起我们重视。

3. 寒霍乱

【原文】

岁土不及，则脾胃素虚之人，因天运而更见其虚，中阳既虚，寒湿自盛，以致朝食暮泻而为飧泄，甚加呕吐而为霍乱。观其与飧泄并称，则知利者必是清谷，而非臭秽，吐者亦必澄澈，而非酸浊，小便之利，口之不渴，又从而可必矣。如此才是寒湿霍乱，可以理中、五苓之类治之。故读书须以意逆其理，自然触处洞然，无往而不贯矣。且寒霍乱，多见于安逸之人，以其深居静处，阳气不伸，坐卧风凉，起居任意，冰瓜水果，恣食为常，虽在盛夏之时，所患多非暑病，王安道论之详矣。轻则藿香正气散，或平胃加木香、藿香、生姜、半夏之类。湿盛而四肢重着，骨节烦痛者，胃苓汤加木香、藿香、大腹皮之类。七情郁结，寒食停滞者，厚朴汤、治中汤。头痛恶寒无汗者，香薷饮先解其表，随以大顺散调其里。如果脉弱阳虚，腹痛喜得温按，泻出不臭者，来复丹。若吐泻不止，元气耗散，或水粒不入，或口渴喜冷而不多饮，或恶寒战栗，手足厥冷，或烦热发躁，揭去衣被，但察其泻出不臭者，乃内虚阴盛格阳，宜理中汤，甚则四逆汤加食盐少许。更有暴泻如水，冷汗四逆，脉弱，不能言者，急进浆水散救之，并宜冷服。然此辈实由避暑而反为寒伤致病，若拘泥时令，误投清暑之剂而更助其阴，则顷刻亡阳莫挽矣。

【阐释】

本节论述寒霍乱的发病机理及其辨证治疗。

寒霍乱的发生也关乎天、地、人三方面的因素。人体脾胃虚馁，太阴运疲，则体多寒湿，倘遇天运岁土不及，地湿偏盛，则脾运益馁，气机益困，以致水湿内聚，变生吐泻，而成寒湿霍乱。王氏尝云："热霍乱流行似疫，世之所同也，寒霍乱偶有所伤，人之所独也。"说明寒霍

王士雄

乱较诸热霍乱，在个体上的差异尤为显著，辨治之时，宜加注意。

辨别霍乱之属寒属热，除参合天时、地理因素外，主要应从霍乱排泄物及患者体质、诱发原因等方面去追究。王氏认为，寒湿霍乱，所泻之物必是清谷，吐出必澄澈，小便自利，口和不渴，即如《素问·至真要大论》所说："诸病水液，澄澈清冷，皆属于寒。"这是从其症状上的辨识。至于辨体质、辨病因，王氏指出安逸之人，因其深居静处，阳气阻遏不伸，或避热就凉，恣食水果，致中阳受伤，而成本病。

寒霍乱其因、其证，与热霍乱显有差别，不容混淆，特别是出现阴盛格阳而见内真寒外假热的征象时，尤当细心甄别，切勿为假象所惑。此时，王氏以"泻出不臭"作为辨证的着眼点，确有重要的参考价值。临诊须四诊合参，以做出准确的诊断。

至于寒霍乱的治疗，当遵"寒者热之"的原则，投以温中散寒祛湿之剂，如理中、大顺、来复、四逆汤之类。而五苓散、胃苓汤等，则偏于化湿、利湿，湿盛者宜之，是取利小便以实大便之意。若兼夹表寒，当先解表，藿香正气散、香薷饮之类，可随证选用。此寒湿霍乱治法之大要也。

4. 伏气霍乱

【原文】

风寒暑湿，皆可以为霍乱，则冬寒内伏，至春夏不为温热病，亦可以为霍乱也。特不多见，故从来无人道及。今年春夏之交，余在濮院，即有是证，未交芒种，薄游海上，则沿门阖户，已成大疫。盖去冬积雪久冻，伤于寒者较深，而流离失所，斗米千余，精神之不藏者既多，中气之不馁者亦罕，且今春过冷，入夏甚凉，殆肃杀之气未消，发生之机不畅，故伏邪不能因升发之令，外泄以为温，久伏深藏，如奸匪潜匿，毫无觉察。或其人起居饮食之失调，或外感稍侵而引动，遂得乘机卒发，直犯中枢，而为霍乱，故多无腹痛之兼证，而愈后辄有余波，与向来夏秋所行因于暑湿为患者，证候则一，病情迥殊也，治法亦稍有不同。然伏邪化热，自里达外，与伏暑内发，理无二致，故其人必口渴，而刺血则紫黑；不知者以为暑令未行，有何热证，放胆姜附，涂炭生民，岂亦劫运使然耶？可哀也已！

【阐释】

本节论述伏邪内发霍乱之发病机理及其治疗。从上面各节可知，霍乱多发于夏秋之间，而本节又谓"春夏之交""未交芒种"已成大疫者，虽均言霍乱，但彼则咎在暑湿，此则实由寒伏然。

细味王氏原意，霍乱之因于伏邪者，乃由于去冬天时寒冽，寒邪伤人，又因其人生活困苦，精不内藏，中气虚馁，不能奋起敌邪，以致阴寒乘虚直趋，深伏不出，俟来年随春升之气外泄，发为霍乱。倘春夏时令偏于寒凉，升发之气不及，伏邪每因新感外邪，或饮食失调，乘机发为本病。自冬而夏，蓄之既久，发之也烈，势不可挡，直犯中枢，顷刻间吐泻交作，即如王氏在《霍乱论·医案篇》所说的："伏邪欲发，客邪外入，两邪交讧，肠胃乃乱。"

伏邪内发，虽所伏之邪属寒，然伏深藏久，延蔓时日，迨其发病，已从热化，与热霍乱之为病，已无二致，病势急迫，症情危重，变乱迅速。故治法但宜清其热毒，顿挫其势，杀其炎威，可望挽回。倘拘于时令未及盛夏，温热不避，姜附妄投，不啻火上加油，速其毙也。

四、方剂选录

（一）清暑益气汤

治暑热伤气，四肢困倦，精神减少，身热气高，心烦溺黄，口渴自汗，脉虚者。

西洋参　石斛　麦冬　黄连　竹叶　荷秆　知母　甘草　粳米　西瓜翠衣

水煎服。

（二）连朴饮

治湿热蕴伏而成霍乱，兼能行食涤痰。

王士雄

·095·

制厚朴二钱　川连姜汁炒　石菖蒲　制半夏各二钱　香豉炒　焦栀各三钱　芦根二两

水煎温服。

（三）燃照汤

治暑秽夹湿，霍乱吐下，脘痞烦渴，苔色白腻，外显恶寒肢冷者。

飞滑石四钱　香豉炒，三钱　焦栀二钱　黄芩酒炒　省头草各一钱五分　制半夏一钱

水煎去滓，研入白蔻仁八分，温服。苔腻而厚浊者去白蔻，加草果仁一钱。

（四）黄芩定乱汤

治温病转为霍乱，腹不痛而肢冷脉伏，或肢不冷而口渴苔黄，小水不行，神情烦躁。

黄芩酒炒　焦栀子　香豉炒，各一钱五分　原蚕砂三钱　制半夏　橘红盐水炒，各一钱　蒲公英四钱　鲜竹茹二钱　川连姜汁炒，六分　陈吴萸泡淡，一分

阴阳水二盏，煎一盏，候温徐服。转筋者加生苡仁八钱、丝瓜络三钱；溺行者用木瓜三钱；湿盛者加连翘、茵陈各三钱。

（五）蚕矢汤

治霍乱转筋，肢冷腹痛，口渴烦躁，目陷脉伏，时行急证。

晚蚕砂五钱　生苡仁　大豆黄卷各四钱　陈木瓜三钱　川连姜汁炒，二钱　制半夏　黄芩酒炒　通草各一钱　焦栀一钱五分　陈吴萸泡淡，三分

地浆或阴阳水煎，稍凉徐服。

（六）解毒活血汤

治温暑疹邪深入营分，转筋吐下，肢厥汗多，脉伏溺无，口渴腹痛，面黑目陷，势极可危之证。

连翘　丝瓜络　淡紫菜各三钱　石菖蒲一钱　川连吴萸水炒, 二钱
原蚕砂　地丁　益母草各五钱　生苡仁八钱　银花四钱

地浆或阴阳水，煮生绿豆四两，取清汤煎药，和入生藕汁或白茅根汁，或童便一杯，稍凉徐徐服。

（七）驾轻汤

治霍乱后，余邪未清，身热口渴，及余热内蕴，身冷脉沉，汤药不下而发呃者。

鲜竹叶　生扁豆各四钱　香豉炒　石斛各三钱　枇杷叶刷, 二钱　橘红盐水炒　陈木瓜各一钱　焦栀一钱五分

水煎，温服。

（八）昌阳泻心汤

治霍乱后，胸前痞塞，汤水碍下，或渴或呃。

石菖蒲　黄芩酒炒　制半夏各一钱　川连姜汁炒, 五六分　苏叶三四分
制厚朴八分　鲜竹茹　枇杷叶刷, 各二钱　芦根一两

天雨水急火煎，徐徐温服，小溲秘涩者加紫菀。

（九）致和汤

治霍乱后津液不复，喉干舌燥，溺短便溏。

北沙参　生扁豆　石斛　陈仓米各四钱　枇杷叶刷　鲜竹叶　麦冬各三钱　陈木瓜六分　生甘草一钱

水煎服。

五、医案选按

(一) 温病夹痰案

案1 周子朝患恶寒，头痛，发热，酷似伤寒，而兼心下痛胀。孟英脉之，右部沉滑，苔黄不渴，溲如苏木汁。先以葱豉汤加栀、连、杏、贝、蒌、橘为方，服后微汗，而不恶寒反恶热，虽汤饮略温，即气逆欲死。孟英曰：客邪解矣，清其痰热可也。予知母、花粉、杏、贝、旋、滑、斛、橘、茹、枇杷叶、茅根、芦根、地粟、海蜇等药，果吐胶痰甚多，而纳食渐复。惟动则欲喘，于肃上之中佐以滋下为善后而瘥。(《王氏医案续编·卷二》)

案2 王开荣素患痰嗽，兼有红证。今冬病头疼发热，渴饮不饥，便溏溺少，谵语神昏，自诉胸中冷气上冲。医见其面赤痰喘，欲投附、桂、黑锡丹等药。所亲翁嘉顺嘱勿轻服，为延孟英诊之。脉滑且数，曰：温邪夹宿饮上逆，法当清解。予北沙参、冬瓜子、知母、滑石、花粉、石菖蒲、贝母、杏仁、芦根、葱白、淡豉、竹沥。两剂后面赤退，乃去葱、豉，加麦冬、桑叶、枇杷叶；数帖热去泻减，谵语止，头痛息，喘定神清，乃裁菖、滑，加梨汁、地粟、海蜇；服数日，痰渐少，谷渐安，渴止溺行，始进养阴之法，遂以霍然。(《王氏医案续编·卷一》)

案3 蔡湘帆年二十岁，体素丰，偶发寒热，翌日尚吃饭出门，自不知为病也。第三日寒热大作，茎缩不能小溲，气喘大作，眩晕不支。乞孟英往诊，举家仓皇大哭。循其脉缓大而滑，苔色黄腻，脘下拒按。曰：无恐也。予菖、枳、旋、蒌、栀、豉、连、半、茹、蜇，以莱菔汤煎服。一剂大吐痰涎而喘、汗平，二剂茎舒溲畅而大解行，越日寒热即减；又两剂，疟罢知饥而愈。然李东垣谆谆以内伤外感为言，而温热暑湿之病，初起极类内伤，往往身未发热而手心先热，或兼眩晕自汗，设泥古而不辨证，祸可言哉！(《王氏医案三编·卷三》)

案4 朱庆云室，年六十岁，初发热即舌赤无津。钱、丁、任、顾诸医皆云高年液少，津涸堪忧，甘润之方连投八剂，驯致神悦耳聋，不饮不食，沉沉欲寐，呃忒面红，势已濒危。徐德生嘱其延孟英图之。审其脉弦滑而数，视其舌绛而扪之甚燥，然体丰呼吸不调，呃声亦不畅达，合脉证与体而论之，虽无脘闷拒按之候，确是肝阳内炽，痰阻枢机，液不上承，非津涸也。剂以小陷胸汤加茹、蒌、旋、菖、枇杷叶、苏叶，一饮而夜得微汗，身热即退，次日痰嗽大作，舌滑流涎。病家诧曰：奇矣！许多润药求其润而愈燥，何以此剂一投而反津津若是耶？殆仙丹矣！三帖后，更衣呃止，痰嗽亦减，渐进稀粥，改用沙参、紫菀、苡、斛、归、茹、麦冬、瓜子，服数帖溲畅餐加，而觉肢麻头晕，予参、芪、归、芍、橘、半、熟地、天麻、石英、牛膝、茯苓、桑枝，补虚息风化痰而健。(《王氏医案三编·卷三》)

案5 夏氏妇怀娠患感，医投温散，渐至气冲不寐，时欲痉厥，脱闷呻吟，渴难受饮。所亲张养之延孟英诊之。脉滑数而溢，与小陷胸加旋、蒌、石膏、知母、栀、茹、杏、腹皮、苏子、竹沥、海蜇，大剂投之，旬日而愈。设用轻浅之方，焉克有济耶？(《王氏医案续编·卷五》)

案6 张肖江妹暮冬患感，朱某进温散药数服，病日剧，比孟英视之，目瞪不语，面赤气逆，昼夜需人抱坐，四日不着枕矣。乃冬温夹痰，误提而气不肃降也。以旋、赭、杏、贝、花粉、茅根、冬瓜子、紫菀、蒌白、薏仁、苏子、石菖蒲、竹沥为剂，莱菔汤煎，三帖大便行而能卧矣。自言胸中迷闷，改用小陷胸合三子养亲，加沙参、知母、旋、贝、竹茹、枇杷叶，数剂热退，知饥而愈。(《王氏医案续编·卷二》)

【按】 痰既是一种病理产物，又是一种致病因素。在温热病的病变过程中，或其人素有痰饮，或温邪灼津为痰，因痰为有形之物，易阻碍人身之气机，遂令气道壅滞，失降失调，以致病邪遏伏，难以透达。更有甚者，热邪可以此为依附，造成痰热相搏，锢结难解的局面，使病情进一步复杂化，"痰（湿）得热愈横，热得痰（湿）愈炽"，此之谓也。王氏有鉴于此，他治疗温病十分重视化痰之法，以上病例充分体现了这一学术思想和诊治经验。何以知夹痰为患？从以上六例分析，其症状表

王士雄

现或喘咳，或吐痰涎，或眩晕，或心下胀痛，或脘下拒按，或胸中冷气上冲，其脉多滑，舌苔多黄腻。至于图治之法，王氏常以小陷胸、雪羹汤等方法化裁，药用黄连、瓜蒌、荸荠、海蜇、杏仁、贝母、紫菀、薤白、竹沥、竹茹、枇杷叶、苏子之类，着力于宣肺肃肺，俾肺之治节有权，则一身之气机得以通畅。

（二）伏气温病案

翁嘉顺亦染焉，初发热，即舌赤而渴，脉数而涩。孟英曰：非善证也。盖阴虚有素，值此忧劳哀痛之余，五志内燔，温邪外迫，不必由卫及气，自气而营。急予清营，继投凉血。病不稍减，且家无主药之人，旁议哗然。幸其旧工人陈七，颇有胆识，力恳手援。孟英曰：我肠最热，奈病来颇恶，治虽合法，势必转重。若初起不先觑破，早已殆矣。吾若畏难推诿，恐他手虽识其证，亦无如此大剂。车薪杯水，何益于事？吾且肩劳任怨，殚心尽力以图之。病果日重，昏瞀耳聋，自利红水，目赤妄言。孟英惟以晋三犀角地黄汤加银花、石膏、知、斛、栀、贝、花粉、兰草、菖蒲、玄参、竹沥、竹茹、荸荠、海蜇等出入互用。至十余剂，舌上忽布秽浊垢苔，口气喷出，臭难向迩，手冷如冰，头面自汗，咸谓绝望矣。孟英曰：生机也。彼阴虚热邪深入，予一以清营凉血之法，服已逾旬，始得营阴渐振，推邪外出，乃现此苔。惟本元素弱，不能战解，故显肢冷，而汗仅出于头面，非阳虚欲脱也。复与甘寒频灌，越三日，汗收热退，苔化肢温。自始迄终，犀角共服三两许，未犯一毫相悖之药，且赖陈七恪诚，始克起九死于一生，继以滋阴善后而康。(《王氏医案续编·卷一》)

【按】王氏对伏气温病的阐发，前已有专文论及。本例为伏气温病，其病机是温邪"不由卫及气，自气而营"，是郁热由内而发，故初起就见营血分的危重症象。王氏以晋三犀角地黄汤化裁治之，意在清营凉血，透热转气。服至 10 剂后，舌上始现秽浊苔垢，提示病邪已由营血而达气分，乃良好之转归。继以甘寒频投而收全功。

（三）霍乱案

案1 郑凤梧年六十余，秋间患霍乱，凛寒厥逆，烦闷躁扰，口不甚渴，或以为寒。余察脉细欲伏，苔白而厚，乃暑湿内蕴未化也，须具燃犀之照，庶不为病所蒙，因制燃照汤与之。一饮而厥逆凛寒皆退，脉起而吐泻渐止，随以清涤法而愈。(《随息居重订霍乱论·卷下》)

案2 一丁姓者患霍乱，苔色白薄而不渴，但觉口中黏腻，彼自知医，欲从寒湿治。余曰：中焦原有寒湿，所以不渴，然而黏腻，岂非暑入而酿其湿为热乎？以胃苓汤去甘、术，加苡仁、川连、半夏、枇杷叶，二剂而安。(《随息居重订霍乱论·卷下》)

案3 一老人霍乱后，目闭呃忒，医谓脱陷在即，与桂、附回阳之药，业已煎矣。适孟英至，询知溺赤口干，诊得脉形软数，而药香扑鼻，即曰：此药中有肉桂，叟勿服也，服之必死。迫令将药倾泼，而与肃清肺胃之剂，果得渐安。(《王氏医案·卷一》)

【按】 霍乱有寒热之分，王氏辨之甚详。以上前2例外症似寒，王氏判断属热，其辨证依据：案1 "脉细欲伏，苔白而厚"，是 "暑湿内蕴未化"，阳气被遏所致；案2 "口中黏腻"，系 "暑入而酿其湿为热"使然。案3 "溺赤口干"，显系内热之象，故均以清化或清利法而获愈。

（四）温病气机窒滞案

案1 翁笠渔素健啖，偶患发热，钱某谓劳倦内伤，进补中益气法，病日剧。张某诊为停食感冒，用承气法下之，连解黑矢，热如故。与养阴药多剂，热仍不退。且从此不食不便，不渴不眠，金云攻补难施，已成坏证，所亲孙诒堂迓孟英诊之。脉形涩数不调，神呆静卧，倦于语言，溺少苔黄，时时面赤。曰：无虑也。卫分之邪失于清解，补中益气实卫锢邪，何异适燕而南其指乎？承气通腑，但能下其肠胃有形之物，不能散其卫分无形之邪；下后养阴，固是方法，然必表里皆和者，方可投之，卫气未清，徒增窒滞。枢机日钝，此神识之所以如呆也；升降失司，此出入之所以皆废也。延之虽久，病犹在卫，故可治也。予苇

王士雄

茎、葱、豉，加芩、桔、栀子、瓜蒌，服一剂而遍身赤疹，神气爽悟，乃去芩、桔、葱，加雪羹、芦菔、银花、兰叶，服数帖，解酱矢二十余次，苔退知饥，脉和而愈。（《王氏医案三编·卷一》）

案2 姚雪蕉孝廉之太夫人，年逾花甲，患感两月，医皆束手，始延孟英诊之。身已不能转侧，水饮难于下咽，声音不出，便溺不通。曰：此热邪逗留不去，津液剥削殆尽。计其受病之时，正当酷暑，岂即温补是投，但知其虚而不知其病耶？阅前服诸方，惟初手顾听泉从吸受暑邪、轻清开上立治为合法耳。余方非不是起死回生之药，其如与病无涉何？而阮某小柴胡方服之最多，盖医者执此和解之法，谓不犯汗吐下三者之险，岂不稳当？病家见其参、胡并用，谓补正祛邪，具一举两全之美，最为上策。孰知和解足少阳传经伤寒之剂，不可以概和各经各气之各病，徒使参、胡提升热邪以上逆，至一身之治节无以清肃下行，而姜、枣温腻湿浊于中焦，致运化之枢机失其灌溉之布。气机愈窒，津液愈干；和解之汤愈进，而气愈不和，病愈不解。今则虽有良治，而咽喉仅容点滴，气结津枯，至于此极，英雄无用武之地矣……人见转机之难，不无议论旁生，赖孟英静镇不摇，乃得日以向愈，粥食渐加。惟大便久不行，或以为忧。孟英曰：无恐也，水到渠成，谷食安而津液充则自解矣。若欲速妄攻，则久不纳谷之胃，尚有何物以供其荡涤哉？至九月下旬，始有欲解之势。孟英连与补气益血之药，尚不能下，于前方加蜣螂一对，热服即解。凡不更衣者，计及五十日矣，闻者莫不惊异，继以平补善后而痊。（《王氏医案·卷二》）

案3 陈足甫，禀质素弱，上年曾经吐血，今夏患感之后，咳嗽夜热，饮食渐减。医作损治，滋阴潜阳，久服不效。秋杪，孟英诊之，曰：阴分诚虚，第感后余热逗留于肺，阻气机之肃降，搏津液以为痰，此关不清，虽与滋填培补之药，亦焉能飞渡而行其事耶？先清肺气以保胃津，俾治节行而灌溉输，然后以甘润浓厚之法补实真阴，始克有济。乃尊养山闻之，击节叹服。如法施之，果渐康复。（《王氏医案·卷二》）

案4 毛允之，戌冬患感，初治以温散，继即以滋阴，病日以剧，延至亥春。或疑为百日之劳，或谓是伤寒坏证，而凤山僧主升、柴、芪、术以补之。丁卯桥用轻粉、巴霜以下之，杂药遍投，形神日瘁，乃尊学周延孟英视之。脉来涩数上溢，呃恶口腻，虽觉嗜饮而水难下膈，频吐涎沫，便秘溺赤，潮热往来，少腹如烙，按之亦不坚满。曰：此病原属冬温，治以表散，则津液伤而热乃炽，继以滋填，热邪愈锢，再施温补，气机更窒。用升、柴、芪、术欲升其清，而反助其逆；巴霜、轻粉欲降其浊，而尽劫其阴。病及三月，发热不是表邪；便秘旬余，结涩非关积滞。且脉涩为津液之已伤，数是热邪之留着，溢乃气机为热邪所壅而不得下行，岂非温邪未去得补而胶锢难除，徒使其内炽真阴，上熏清道，以致一身之气，尽失肃清之令？法当搜剔余邪，使热去津存，即是培元之道；伸其治节，俾浊气下趋，乃为宣达之机。何必执参、芪为补虚，指硝、黄为通降哉？以北沙参、紫菀、麦冬、知母、花粉、兰草、石斛、丹皮、黄芩、桑叶、黄连、栀子、银花、枇杷叶、木通、芦根、橘皮、竹茹、橄榄、荸荠、海蜇等出入为方。服之各恙递减，糜粥渐加，半月后始得大解，而腹热全消，谷食亦安，乃与滋阴善后而愈。
（《王氏医案·卷一》）

【按】"百病皆由愆滞"，这是王氏最基本的病因观。因此，他十分重视清除导致气机愆滞的各种致病因素，致力于调整枢机升降和疏瀹气机，使之恢复正常状态，诚如杨素园评述王氏医案说："尊案不论用补用清，悉以运枢机、通经络为妙用。"曹炳章更明确指出，王氏"裁方用药，无论用补用泻，皆不离运枢机，通经络，能以轻药愈重证，为自古名家所未达者"。以上四个病例，从其对病因病机的分析及立法处方，充分反映了王氏这种学术思想和用药特色。

（五）温邪入营案

案1 翁嘉顺之妇弟吴某，劳伤之后，发热身黄，自以为脱力也。孟英察脉软数，是湿温重症，故初起即黄，亟与清解，大便渐溏，小便甚赤，湿热已得下行，其热即减。因家住茅家埠，客惜舆金，遽尔辍药，七八日后复热，谵语昏聋，抽痉遗溺，再恳孟英视之，湿热之邪扰营矣。投玄参、犀角、菖蒲、连翘、竹茹、竹叶、银花、石膏泄卫清营

之法，佐牛黄丸、紫雪丹而瘳。臀皮已塌，亟令贴羊皮金，不致成疮而愈。(《王氏医案续编·卷七》)

案2　沈氏子年甫髫，仲秋患感两旬，屡医弗愈，求孟英视之。神昏谵语，面惨无眠，舌绛耳聋，频吐白沫，脉数溺少，渴饮不饥，热已甚微，汗亦频出，牛黄、紫雪数进无功。以玄参、丹参、白薇、知母、苇茎、竹茹、旋覆、冬瓜子、蛤壳、石斛、枇杷叶、竹叶、花粉、莲子心、西瓜翠衣等出入为方，数服而愈。盖邪虽传营，气分未廓，故虽善饮水而敷布无权，不能下行为溺，但能旁溢为汗，上行为沫。良由初起不知为暑，治以表散风寒之药；及至传营，又不知营卫两解之法，徒以直中膻中之药，漫图侥幸，何异鹦鹉学人言，而不知所以言耶？(《王氏医案三编·卷二》)

【按】叶天士说："入营犹可透热转气。"据此，王氏对温邪入营之证，常于凉营中寓轻透之品，以冀病邪转出气分而解，以上两例贯穿了这一治疗原则。

雷　丰

一、生平简介

雷丰（1833-1888），字少逸，祖籍福建浦城，后迁居浙江衢县。父雷逸仙亦精岐黄术，家学渊源。少逸牢记其父之训，"一岁中杂病少而时病多，若不于治时病之法研究于平日，则临证未免茫然无据"。并有鉴于"从古至今，医书充栋，而专论时病者盖寡"，遂历览诸家之书，融以临床心得，于清光绪八年（1882）写成了时病专著《时病论》。是书对四时外感病，特别是温病颇多阐发，很切合临床实用，影响深远。

二、学术观点与诊治经验

（一）注重时令节气，别病朗若列眉

雷氏谓："时医必识时令，因时令而治时病，治时病而用时方，且防其何时而变，决其何时而解，随时斟酌。"说明他诊治时病，包括求因、辨证、立法、遣药，都十分重视时令节气，这与"天人相应""因时制宜"的整体观念是颇相符合的。

《时病论》的编写体例，以四时为主线，阐述了不同季节外感病的发生发展机理和证治特点。一年有春、夏、秋、冬四时的更迭，四季又各有主气，感受不同的时气，可引起不同疾病，故外感病（包括温病）常有明显的季节性。

1. 春之温病

春之温病，虽有新感、伏气之分，但均是由于感受时气而发（包括诱发）。其时，新感温病有风热，伏气温病因节气的不同分为五种，即"大寒至惊蛰，乃厥阴风木司权，风邪触之发为风温"；"初春尚有余寒，寒邪触之，发为春温"；"春分至立夏，少阴君火司令，阳气正升之时，伏气自内而出，发为温病、温毒"；晚发者，"发于来年清明之后，夏至以前，较之温病晚发一节"。这里需要注意的是，多数医家将风温与春温识为两途，前者为新感温病，后者为伏气温病。但雷氏将风温隶属于伏气温病，认为与春温不同的是一为冬伤于寒，至春感风邪而发；一为冬伤于寒，至春感寒邪而发，所感之气不同，伏藏之气则一。其实，雷氏所说的风温，从其"一病津液即伤，变证迭出"来看，显系伏邪内发，与陈平伯所说的"春月风邪用事，冬初气暖多风，故风温之病，多见于此"，其病因病机迥别，不能因其名同而视作一病。

2. 夏之温病

夏之温病，多因感受暑邪引起，"其时天暑地热，人在其中，感之皆称暑病"。但由于感邪有轻重，所伤脏器（病位）有浅深，加上兼寒兼湿之不同，所以暑病有伤暑、冒暑、中暑之分，又有暑风、暑温、暑咳、暑瘵之异；且霍乱、痧气、秽浊、疰夏、热病、霉湿等病亦发生于夏令。雷氏对上述各病的因、证、脉、治，条分缕析，互相比较，对后世全面认识和治疗暑病，大有裨益。

3. 秋之温病

秋之温病，与秋令之主气有关。盖大暑至白露，正值湿土司权，易伤于湿，其病有湿温、湿热等；秋分至立冬，燥金主气，故秋燥为患，屡屡可见。至于伏暑，乃伏天所受之暑邪，伏于体内，为秋时凉风所触发。雷氏于湿温尤多阐发。

对湿温的发病季节，他赞同发于夏末秋初的观点，"论湿温在夏末秋初者，与《内经》'秋伤于湿'之训，颇不龃龉，又与四之气大暑至白露湿土主气，亦属符节"。对其成因，认为"良由湿邪踞于气分，酝酿成温，尚未化热"，强调"湿温之病，变证最多"；在治疗上，指出本病"不比寒湿之病，辛散可瘳；湿热之病，清利乃解"，并根据病位、病情之不同，立清宣温化、宣疏表湿、宣阳透状、宣透膜原、祛热宣窍、润下救津诸法，丰富了湿温病的治疗内容。再者，对湿温与湿热，雷氏有其独到的看法，认为"热湿可以清通，惟湿温不热不寒，最为难治，断不可混湿温为湿热，理当分列湿热、湿温为二门"。由此可知，雷氏将湿温与温热别为二病，主要是由于两者病邪性质有所差异，更因治疗有难易之不同。我们体会，湿温作为独立病名，古往今来，已成定论，而湿热往往则是病因的概念（《薛生白湿热病篇》例外）。雷氏将湿热作为单独的病名，并与湿温详加鉴别，是有其深刻用意的，我们不能以通常的"湿热"概念来理解。此外，对《内经》"秋伤于湿"的论述，喻嘉言断言此"湿"字系"燥"字之误，因秋为燥金司令，惟"秋伤于燥"，才与秋的主气相符。而雷氏认为燥湿同存于秋，但随节气而别。大暑至白露，为湿土主气，故谓"秋伤于湿"；秋分至立冬，为燥金主气，故谓"秋伤于燥"。证诸临床，秋令湿病多发于秋分节之前，而燥病恒发于秋分节之后，说明雷氏的观点，是有一定实践基础的。对于秋燥的病性，雷氏服膺沈目南"燥属次寒"之说，立苦温平燥法以治。而将燥证中热渴有汗、咽喉作痛等症归咎于"燥之凉气，已化为火"，显然他不赞同有凉燥、温燥之分。然据临床所见，秋燥初起，常可表现为两种类型：一是恶寒、头痛、无汗、鼻鸣而塞；一是身热头痛、干咳无痰、咽喉干痛、鼻干唇燥、心烦口渴。一般称前者为"凉燥"，后者为"温燥"，这与感邪性质，特别是病人的体质有密切的关系。从临床实际出发，将秋燥分为凉燥、温燥两类是有利于辨证和治疗的。

4. 冬之温病

冬乃寒水主气，其时以伤寒、中寒、冒寒为多。若感非时之暖而即病者，名曰冬温，属温病范畴。对其治法，雷氏告诫"与伤寒迥别。盖温则气泄，寒则气敛，二气本属相反，误用辛温，变证迭出矣"。

综观上述，雷氏对温病的发病，与四时主气紧密相连，并按时序分别各个季节的病种，缕析其因其证其治，可谓别病朗若列眉，这是《时病论》温热观的主要体现。

雷丰

（二）深究新感伏气，析理颇多新意

新感、伏气的理论由来已久，《内经》之"冬伤于寒，春必病温""藏于精者，春不病温"是伏气说的渊薮，王叔和、王安道、俞根初、柳宝诒等均发展了此说。最先明确提出新感温病的是明代医家汪石山。汪氏说："有不因于冬伤寒而病温者，此特春温之气，可名曰春温，如冬之伤寒，秋之伤湿，夏之中暑相同，此新感之温病也。"后之学者，多数将温病分为新感、伏气两大类，但非议伏气说者亦有之，从而引起了新感与伏气的激烈争论。雷氏推崇伏气学说，《时病论》就是以《素问·阴阳应象大论》"冬伤于寒，春必病温；春伤于风，夏生飧泄；夏伤于暑，秋必痎疟；秋伤于湿，冬生咳嗽"八句经文作为全书的纲领，足见其对伏气说之高度重视。但雷氏也不摒弃新感之说，如论春之时病，分"冬伤于寒，春必病温"（伏气）和"春伤于风"（新感）两类；夏之时病，分"春伤于风，夏生飧泄"和"夏伤于暑"两类；秋之时病，分"夏伤于暑，秋必痎疟"和"秋伤于湿"两类；冬之时病，分"秋伤于湿，冬生咳嗽"和"冬伤于寒"两类。每类又细分具体病证。此即"按春温、夏热、秋凉、冬寒之候而别新邪伏气之疴"。

雷氏对伏气的理论阐发颇多，特别是对邪伏部位及其辨证关键，有独到的见解。他认为"最虚之处，便是容邪之处"，邪气不是固定的伏于某个部位，每因体虚的不同情况而异，"其藏肌肤者，都是冬令劳苦动作汗出之人；其藏少阴者，都是冬不藏精肾脏内亏之辈"。所以"必须辨其孰为劳苦之辈，孰为冬不藏精之人，最为切要"。其间辨证关键，是在于"病势由渐而加，其因于劳苦者可知；一病津液即伤，变证迭出，其因于冬不藏精者又可知"。可谓要言不烦，易于掌握。

（三）详论治法方药，疗温尤有精义

雷氏对温病的治疗，也是卓有成就的。他不仅拟订了众多切合实用的治法，而且有不少颇有见地的论述，突出表现在以下几个方面：

1. 重视养阴护津

温病是以伤津耗液为基本病理特点，雷氏有鉴于此，提出"凡有一切温热，总宜刻刻顾其津液""须知热病最易伤阴，当刻刻保阴为要"。这是《时病论》治温的精髓，无论新感、伏气均贯穿这一基本法则。观其立法用药，处处留意护阴，时时注重养液。邪盛者，清热祛邪以保津，如辛凉解表法（《时病论》以法代方，下同。详见"方剂选录"）、清热解毒法、清凉荡热法、润下救津法等；液耗者，养阴增液以扶正，如甘寒生津法、甘咸养阴法之类。养阴之药，或用生地黄、麦冬、西洋参、石斛、天花粉等甘凉濡润而生肺胃之津；或用龟甲、阿胶、女贞、旱莲、淡菜咸寒增液而养肝肾之阴。虽不为雷氏所独创，但立法之妙，选药之精，确有所长，足资借鉴。

2. 着力清轻宣透

温邪在表，主用辛凉解表法以宣透肺卫之邪；而对邪初入里，或伏邪外达不畅者，亦重视应用清透之药，如解释辛凉解表法方义时强调"此法取乎辛凉，以治风温初起，无论有无伏气，皆可先施。用薄荷、蝉衣，轻透其表；前胡、淡豉，宣解其风；叶香岩云：'温邪上受，首先犯肺，故佐蒌壳、牛蒡开其肺气，气分舒畅，则新邪伏气，均透达矣"。指出宣肺利气是透达伏邪的主要方法。又如治伏温初起无汗之主方清凉透邪法，方中芦根、连翘、竹叶、豆豉、绿豆衣皆属清轻宣透之品；石膏质重气轻，亦具清透之能。诸药合用，清凉且透，"伏邪得透，汗出微微，温热自然达解耳"。再如治阳明温毒发斑之清凉透斑法，虽以清胃解毒为主，但方中芦根、豆卷、荷叶清轻透达，"热势一透，则斑自得化矣"。其他如治中暑神昏不语之清暑开窍法，于清热祛暑、顺气开痰药中，佐荷梗一味，以透邪宣窍。总之，雷氏善用清透之药，意在放邪出路，使之从外而解。

3. 强调常变会通

雷氏治病，遵循辨证论治的原则，强调知常达变，常变会通。他在"治时病常变须会通论"中说："弗执定某证之常，必施某法，某证之变，必施某法，临证时随机活法可也。"盖四时各有主气，时病各有特点，及其治也，亦各有常法。如伤于风者，初起用解肌散表法；伤于寒者，用辛温解表法；伤于暑者，用清凉涤暑法；伤于湿者，用宣疏表湿法；伤于燥者，用苦温平燥法。此皆针对病邪特性而治，亦是通常之治法。但疾病的变化是错综复杂的，临证未可以常法印定眼目。就春温而言，初起之证之治，与中、后期不可能完全相同；而同一春温，在不同个体，其演变也有差异，治法自当有别。至于春温有湿温之变证，湿温有春温之变证，治法皆可会通。再者，不同疾病，当其出现相同证候时，可用同一方法治疗，如神昏谵语，热扰神明者，风温、春温、暑温等病均可见之，俱可用祛热宣窍法；发热、汗多、口渴、舌绛齿燥，伤于阴者，风热、春温、冬温等病咸可出现，均宜清热保津法治之；便秘、腹胀、舌焦苔刺，热结胃腑者，春温、暑温、湿温等病悉能致之，润下救津法亦可通用。诸如此类，不胜枚举。故雷氏强调指出："皆当审其虚实，通其治法，则不但治时病可以融会，即治杂病亦有贯通之妙耳。"诚属有识之言。

综上所述，雷氏别病注重时令节气，辨证深究新感伏气，治温重视养阴护津，着力清轻宣透，强调常变会通，这些都是《时病论》温热观的具体体现。值得指出，上述成就的获得，与雷氏博览群书、精研各家之说是分不开的。他在"古今医书宜参考论"中说："观今宜鉴古，无古不成今，今古医书，均宜参考。"还说："医家不可执古书而不读今书，亦不可执今书而不读古书，参考古今，则医理自得中和之道矣。"雷氏正是以此为准则，广泛涉猎历代名贤著述，采撷诸家之长，融以自己的临床心得，从而形成了别具风格的温热观，对温病学的发展做出了显著贡献。

三、原文选释

（一）论伏气温病

【原文】

经谓冬伤于寒，春必病温，是训人有伏气之为病也。夫冬伤于寒，甚者即病，则为伤寒；微者不即病，其气伏藏于肌肤，或伏藏于少阴，至春阳气开泄，忽因外邪乘之，触动伏气乃发。又不因外邪而触发者，偶亦有之。其藏肌肤者，都是冬令劳苦动作汗出之人；其藏于少阴者，都是冬不藏精肾脏内亏之辈，此即古人所谓最虚之处，便是容邪之处，何刘松峰、陈平伯诸公，皆谓并无伏气，悖经之罪，其可逭乎？据丰论春时之伏气有五：曰春温也，风温也，温病也，温毒也，晚发也。盖春温者，由于冬受微寒，至春感寒而触发；风温者，亦由冬受微寒，至春感风而触发；温病者，亦由冬受微寒，寒酿为热，至来春阳气弛张之候，不因风寒触动，伏气自内而发；温毒者，由于冬受乖戾之气，至春夏之交，更感温热，伏毒自内而发；晚发者，又由冬受微寒，当时未发，发于清明之后，较诸温病晚发一节也。此五者，皆由冬伤于寒，伏而不发，发于来春而成诸温病者，当辨别而分治之。

【阐释】

雷氏是伏气说的积极推崇者。《时病论》全书即是以《素问·阴阳应象大论》"冬伤于寒，春必病温；春伤于风，夏生飧泄；夏伤于暑，秋必痎疟；秋伤于湿，冬生咳嗽"八句经文为纲领，详述四时外感病的病因、病机、证候和治法，足见其对伏气学说之重视。本节提纲挈领地概述了发于春季的各种伏气温病。

雷氏认为冬寒内伏，其伏藏的部位有二：一是邪伏肌肤，多见于冬令劳苦动作汗出之人。此说实导源于晋·王叔和。王氏在《伤寒例》中说："不即病者，寒毒藏于肌肤，至春变为温病。"二是邪伏少阴，多见于冬不藏精，肾脏内亏之辈。此乃继承李东垣、赵养葵、喻嘉言诸家的观点。证诸临床，发于春令之伏气温病，初起往往即出现舌绛少苔、脉细数、心烦、口干、溺赤等郁热耗伤肾阴之证，而以"邪伏少阴"来解释其病理，颇合符节，故为多数医家所接受，雷氏亦宗之。

雷氏还将春时之伏气温病，分为春温、风温、温病、温毒、晚发五种病证，提示病因病机之不同，告诫医者当辨别而分治之。其论详见下列各条。

【原文】

春温之病，因于冬受微寒，伏于肌肤而不即发，或因冬不藏精，伏于少阴而不即发，皆待来春加感外寒，触动伏气乃发焉。即经所谓冬伤于寒，春必病温；冬不藏精，春必病温是也。其初起之证，头身皆痛，寒热无汗，咳嗽口渴，舌苔浮白，脉息举之有余，或弦或紧，寻之或滑或数，此宜辛温解表法（见"方剂选录"）为先；倘或舌苔化燥，或黄或焦，是温热已抵于胃，即用凉解里热法；如舌绛齿燥，谵语神昏，是温热深踞阳明营分，即宜清热解毒法，以保其津液也；如有手足瘛疭，脉来弦数，是为热极生风，即宜却热息风法；如或昏愦不知人，不语如尸厥，此邪窜入心包，即宜袪热宣窍法。春温变幻，不一而足，务在临机应变可也。

【阐释】

本节论述春温的成因、主要证候和治法。

伏气温病，有伏邪自发和新感诱发两种情况，本节所论的春温，即属新感诱发。雷氏对其成因，指出是由于"来春加感外寒，触动伏气乃发"。其症头身疼痛，寒热无汗，咳嗽，苔白，脉浮取或弦或紧，乃新寒外束，卫阳被遏，肺失清宣所致；但伏寒化温，里有郁热，故口渴，脉沉取或滑或数；此外，当有溺赤、舌质偏红等内热证候，与单纯外感寒邪而内无郁热者大相径庭。此时治法，当先解新寒，表寒解则里热利于外达，故用辛温解表法。然此类方药，为权宜之计，宜暂不宜久，表解即当撤去，以防辛温助热。若伏邪抵于阳明，胃热肠燥，则舌苔化燥，或黄或焦，其症必壮热汗出，口渴引饮，或便秘腹满，脉洪数或沉实。治用凉解里热法以清泄胃热；腑实者，雷氏虽未提出具体方药，可参用凉膈散、承气诸方。若邪热深伏营分而见舌绛齿燥，神昏谵语，乃营阴耗伤、热扰心神之候，宜清热解毒法凉营解毒，清热保津。此法实为《温病条辨》清营汤之变方，临证可配合安宫牛黄丸、至宝丹、紫雪丹之类以开窍醒神。若见手足瘛疭，脉弦数，为热极生风之象，用却热息风法以滋水涵木，凉肝息风，与俞根初羚角钩藤汤，法同而方异。若邪陷厥阴心包，以神识昏愦为主症者，则用祛热宣窍法，以清心开窍为急务。然伏邪之发，病深者，犹如抽蕉剥茧，病情变幻无穷，其间治法，贵在随机应变，切忌胶柱鼓瑟。

【原文】

推风温为病之原，与春温仿佛，亦由冬令受寒，当时未发，肾虚之体，其气伏藏于少阴；劳苦之人，伏藏于肌腠，必待来春感受乎风，触动伏气而发也。其症头痛恶风，身热自汗，咳嗽口渴，舌苔微白，脉浮而数者，当用辛凉解表法，倘或舌绛苔黄，神昏谵语，以及手足瘛疭等症之变，皆可仿春温变证之法治之。或问曰：因寒触动伏气为春温，初起恶寒无汗；因风触动为风温，初起恶风有汗。二病自是两途，岂可仿前治法？答曰：新感之邪虽殊，伏藏之气则一，是故种种变证，可同一治，必须辨其孰为劳苦之辈，孰为冬不藏精之人，最为切要。试观病势由渐而加，其因于劳苦者可知；一病津液即伤，变证迭出，其因于冬不藏精者又可知。凡有一切温热，总宜刻刻顾其津液，在阴虚者，更兼滋补为要耳。

【阐释】

本节论述风温的成因、主要证候和治法。

风温为病，也由新感触动伏邪而发。但与春温不同的是，一则新感风邪，一则新感寒邪。因风性疏泄而属阳邪，不若寒邪之阴凝收敛，故风温初起，头痛恶风，身热，咳嗽而自汗，与春温无汗显有区别，乃脏卫受伤，腠理不密使然。图治之法，当用辛凉解表法轻清宣透，清解风热，表解则里热易达。至于后一节变证治法，雷氏指出与春温相仿，以其所伏之邪相同故也。这里需要注意的是，雷氏所说的风温，与叶天士、陈平伯诸家所论述的单纯新感风温，在病因病机上迥然有别，不能因其名同而混淆不分。

邪伏部位有浅深，一般说来，浅者病轻而少传变，深者病重而变证百出，究其原因，主要与体虚之程度有关。冬令劳苦之人，腠理发泄，偏于表虚；冬不藏精之辈，偏于下元亏损（少阴肾虚）。"至虚之处，便是容邪之所"，故邪之伏也，因其"虚"之部位不同，而伏有浅深，治法自当有别。雷氏所谓"必须辨其孰为劳苦之辈，孰为冬不藏精之人，最为切要"，殆即此意。当然，辛苦之人若阳气发泄太过，阴精不得封藏，亦可导致少阴肾虚，则与"冬不藏精"同例，两者不可截然分开。

最紧要处，"凡有一切温热，总宜刻刻顾其津液"，此为温热学家治温之精髓，临证自当切记。

【原文】

推温病之原，究因冬受寒气，伏而不发，久化为热，必待来年春分之后，天令温暖，阳气弛张，伏气自内而动，一达于外，表里皆热也。其症口渴引饮，不恶寒而恶热，脉形愈按愈甚者是也。此不比春温外有寒邪，风温外有风邪，初起之时，可以辛温辛凉。是病表无寒风，所以忌乎辛散，若误散之，则变证蜂起矣。如初起无汗者，只宜清凉透邪法；有汗者，清热保津法；如脉象洪大而数，壮热谵妄，此热在三焦也，宜以清凉荡热法；倘脉沉实，而有口渴谵语，舌苔干燥，此热在胃腑也，宜用润下救津法。凡温病切忌辛温发汗，汗之则狂言脉躁，不可治也。然大热无汗则死；得汗后而反热，脉躁甚者亦死。又有大热，脉反细小，手足逆冷者亦死；或见痉瘈昏乱，脉来促结代者皆死，医者不可不知。

【阐释】

本节论述温病的病因病机、主要证候、治法及其预后。

伏气不由新感而触发，因天令温暖，伏热自内而动者，雷氏称之为"温病"。在临床表现上，与春温、风温不同点是，初起无恶寒恶风等卫分证候，即现但恶热、口渴引饮、脉盛（指脉滑数或洪数）等里热燔灼之象。故治法以直清里热为主，忌乎辛散，辛温发汗，尤当禁用，误用则助热伤阴，变证蜂起，此雷氏所以再三告诫者也。

清里热之法，又当区别有汗、无汗而有所选择。初起无汗者，用清凉透邪法，清热中寓宣透之品；有汗者，用清热保津法，清热中兼养阴之味。雷氏谓："无汗者宜透邪，有汗者宜保津，一定之理也。"若脉洪大而数，热渴谵妄，乃阳明经热，气阴耗伤，故用清凉荡热法，乃白虎人参汤、白虎地黄汤合化，清热而益气阴。若脉沉实，舌苔干燥，口渴谵语，又为胃热肠燥、阳明结实之候，故用润下救津法，踵增液承气汤之意，养阴、攻下并用，邪去而正不伤。总之，本节乃伏温发自阳明气分的证治。至于伏温发自少阴，亦不鲜见，其证其治，又当详审。

对温病的预后亦有提示，指出四种不治之证：一曰大热无汗则死。此乃热盛津枯，正气消亡而邪气独存，故属不治。二曰得汗后反热，脉躁盛者死。此即《内经》所谓"阴阳交"是也，为正不胜邪之重症。三曰身大热，脉反细小，手足逆冷。此有余于外，不足于内，脉症相逆，故为死候。四曰见痉瘛昏乱，脉来促结沉伏者皆死。痉瘛昏乱，已是邪深症重，而脉见促结沉伏，乃心脉已衰，元气不续之危象，故为不治。凡此，对判断预后，有重要的参考价值。

【原文】

温毒者，由于冬令过暖，人感乖戾之气，至春夏之交，更感温热，伏毒自内而出，表里皆热。又有风温、温病、冬温，误用辛温之剂，以火济火，亦能成是病也。其脉浮沉俱盛，其症心烦热渴，咳嗽喉痛，舌绛苔黄，宜用清热解毒法，加甘草、桔梗治之。然有因温毒而发斑、发疹、发颐、喉肿等证，不可不知。盖温热之毒，抵于阳明，发于肌肉而成斑，其色红为胃热者轻也，紫为热甚者重也，黑为热极者危也，鲜红为邪透者吉也。当其欲发未发之际，宜用清凉透斑法治之。如斑发出，神气昏蒙，加犀角、玄参治之。《心法》云：疹发营分，营主血，故色红。《棒喝》云：邪郁不解，热入血络而成疹。疹亦红轻紫重黑危也。虽然邪郁未解，热在营分，但其温毒已发皮毛，与斑在肌肉为大异。盖肺主皮毛，胃主肌肉，所以古人谓斑属足阳明胃病，疹属手太阴肺病，疆界攸分，不容混沦。鞠通混而未别，虚谷已驳其非，洵非谬也。当其欲发未发之时，速用辛凉解表法加细生地、绿豆衣治之；甚者加青黛、连翘治之。又有温热之毒协少阳相火上攻，耳下硬肿而痛，此为发颐之病，颐虽属于阳明，然耳前耳后，皆少阳经脉所过之地，速当消散，缓则成脓为害，宜内服清热解毒法去洋参、麦冬，加马勃、青黛、荷叶治之。连面皆肿，加白芷、漏芦；肿硬不消，加山甲、皂刺，外用水仙花根，剥去赤皮与根须，入白捣烂，敷于肿处，干则易之，俟肤生黍米黄疮为度。又有温热之毒，发越于上，盘结于喉，而成肿痹。《内经》云：一阴一阳结，谓之喉痹。一阴者，手少阴君火也；一阳者，手少阳相火也。二经之脉，并络于喉，今温毒聚于此间，则君相之火并起。盖火动则生痰，痰壅则肿，肿甚则痹，痹甚则不通而死矣。急用玉钥匙以开其喉，继以清热解毒法去洋参、麦冬，加僵蚕、桔梗、牛蒡、射干治之。温毒之病，变证极多。至于斑、疹、颐、喉，时恒所有，故特表而出之。

【阐释】

本节论述温毒的病因病机、主要证候和治法。

温毒是以局部红肿疼痛甚则溃破糜烂为特征的温病，诸如烂喉痧、喉痹、发颐（痄腮）、大头瘟等病证皆属之。对于温毒的病因，雷氏认为是由于冬令过暖，人感乖戾之气，至春夏更感温热，伏毒自内而发所致。这种观点是承袭伏气之说而提出来的。但吴又可《温疫论》明确指出："其为病也，或时众人发颐，或时众人头面浮肿，俗名为大头瘟是也；或时众人咽痛，或时咽哑，俗名为虾蟆瘟是也；或时众人疟痢，或为痹气，或为痘疮，或为斑疹，或为疮疥疔肿；或时众人目赤肿痛，或时众人呕血暴亡，俗名为瓜瓢瘟、探头瘟是也；或时众人瘰核，俗名为疙瘩瘟是也。为病种种，难以枚举……皆时行之气，即杂气为病也。"吴氏所说的"杂气"，即"天地间别有一种异气"，亦名"疠气"，或"戾气"。我们认为，从温毒发病特点和多有传染来看，当以吴氏之说为善。

雷氏对温毒的治疗，重在解毒。所立清热解毒法，采用金银花、连翘、绿豆等以清其火而解其毒。但对发颐的治疗，可合普济消毒饮，其效更佳。

本节对斑疹的有关论述，是继承余师愚、叶天士诸家的经验和观点，可与《疫疹一得》《温热论》等著作互参。

【原文】

《金鉴》云，经曰冬伤于寒，春必病温，至夏为热病。热病者，乃冬伤正令之微寒，未即病也。倪氏谓：交立夏以来，久伏之气随时令之热而触发，故初病即发热汗出，口渴心烦，不恶寒而反恶热，脉来洪大之象，是为热病也。《医通》曰：邪非外来，故但热而不恶寒，热自内发，故口燥渴而多引饮，其邪既郁为热，不得复言为寒。合而观之，热病因伏气者了然，然较晚发更发于晚，比诸温更伏于深。初起之时，宜用清凉透邪法，热势不衰，继用清凉荡热法。倘有恶寒相兼，脉象举取浮紧，是有夏时暴寒所加，寒在外而热在里，先用辛温解表法以透其外，外邪得透，再用清凉之剂，以荡其里热也。设无浮紧之脉，又无恶寒之证，误用辛温之方，耗伤津液者，宜用清热保津法加西洋参、石膏治之。倘或兼之恶风，微微汗出，脉象举取浮缓，此表有风邪所加，风在外而热在里，当用辛凉解表法，先解其外也。至于舌苔化燥，谵语昏狂，急用清凉荡热法加紫雪丹治之。发斑者，加黄连、栀子；发疹者，加薄荷、牛蒡。须知热病最易伤阴，当刻刻保阴为要，辛温劫液之剂，勿浪用也。

【阐释】

本节论述热病的病因病机、证候和治法。

雷氏认为热病是冬令感寒，寒邪久伏化热，至夏因时令之热而触发，这与《内经》"后夏至日病暑"、《伤寒例》"至夏变为暑病"的论述是颇相吻合的。由是观之，雷氏所说的"热病"当指发于夏季的伏气温病。

从本病临床表现来看，初起即发热汗出，口渴心烦，不恶寒而反恶热，脉来洪大，乃一派阳明热炽之象，与"夏暑发自阳明"甚合。基于上述，结合临床实际，我们认为本病实为夏令感受暑热之邪而发。因暑性酷热，有类于火，且传变极为迅速，故病初每现里热炽盛之证，而卫分证极少见。正因为如此，雷氏以伏热内发来解释其病因病机，是不无

雷丰

· 117 ·

道理的。

所用清凉透邪法、清凉荡热法，悉以清泄里热为主。若兼表邪者，辨其属寒属风，权用辛温解表或辛凉解表，外邪得透，伏热易达。热灼津伤，或误用辛温而耗损津液，则用清热保津法。雷氏谓："须知热病最易伤阴，当刻刻保阴为要。"此是温热学家治温之精髓，最宜熟记。

（二）论春月新感温病

【原文】

春应温而过热，是为非时之气，所感之风，风中必夹热气，故名风热病耳。此不但与风温为两途，抑且与热病为各异。盖风温、热病，皆伏气也；风热之邪，是新感也。其初起寒微热甚，头痛而昏，或汗多，或咳嗽，或目赤，或涕黄，舌起黄苔，脉来浮数是也，当用辛凉解表法为先。倘恶寒头痛得瘥，转为口渴喜饮，苔色黄焦，此风热之邪已化为火，宜改清热保津法治之。倘或舌燥昏狂，或发斑发疹，当仿热病门中之法治之。

【阐释】

本节论述风热的病因和证治。

春应温而过热，至而太过，昔贤所谓"非其时而有其气"也。人在气交之中，体虚者易感非时之气（风热），发而为病。举凡寒热头痛、汗多、咳嗽、目赤、涕黄、脉浮数，显系风热伤于肌表，内应于肺，而见肺卫失调的证候，即叶天士所谓"温邪上受，首先犯肺"是也。本病为感邪即发，与邪伏体内、逾时而发的伏气温病在病因病机上迥异，故属新感温病的范畴。

辛凉解表法由轻清宣透之味所组成，具有轻透其表、宣解风热的作用，故适用温病初起邪在肺卫者，与银翘散、桑菊饮等方，有异曲同工之妙。

值得指出的是，本节所论述的"风热"，从其成因、症状来看，与叶天士、陈平伯诸家所说的"风温"颇相吻合，因此在诊治上可以互参。

（三）论暑病

【原文】

夏伤于暑者，谓季夏小暑大暑之令，伤于暑也。其时天暑地热，人在其中，感之皆称暑病。夫暑邪袭人，有伤暑、冒暑、中暑之分，且有暑风、暑温、暑咳、暑瘵之异。伤暑者，静而得之为伤阴暑；动而得之为伤阳暑。冒暑者，较伤暑为轻，不过邪冒肌表而已。中暑者，即中暍也，忽然卒倒，如中风状。暑风者，须臾昏倒，手足瘛抽。暑温者，较阳暑略为轻可。暑咳者，暑热袭肺而咳逆。暑瘵者，暑热劫络而吐血。又有霍乱之证，因暑气夹风寒湿食扰乱于中。痧气之证，因南方体弱，偶犯沙秽之气。秽浊之证，因暑气夹秽而袭人，即俗称为龌龊也。此皆季夏由暑气所伤之证也。更有春末夏初之疰夏、孟夏之热病、仲夏之霉湿，亦当论治。盖疰夏者，因时令之火为病；热病者，因冬令之伏气为病；霉湿者，入霉之后，霉雨淫淋，感其雨湿之气为病。斯三者，附论于兹，则夏令之病皆全备矣。

【阐释】

本节提纲挈领地概述了夏伤于暑的各种暑病的主证，也是对暑病的分类。

雷氏根据感受暑邪所引起的不同临床表现，将暑病分为伤暑、冒暑、中暑、暑风、暑温、暑咳、暑瘵等不同的证型，这种分证方法，是继承了明·张凤逵《伤暑全书》的观点，对于暑病的辨证治疗，确有裨益。其实，暑病之所以有上列不同的证型，是由于感邪有轻重，病位有浅深，更有兼寒兼湿之不同所引起的。它们之间既有区别，又有联系，临床不可截然分割。

雷氏还遵循张洁古"静而得之为中暑，动而得之为中热"，李东垣"避暑乘凉得之者，名曰中暑"，以及张景岳"因暑而受寒者为阴暑，因暑而受热者为阳暑"的论点，又将暑病分为阴暑、阳暑两大类。我们认为，所谓"阴暑""阳暑"，是以其临床证候作为分类依据的。若暑病之偏于寒湿者，则称"阴暑"；暑病之偏于湿热者，则称"阳暑"。究其原因，与暑邪之是否夹湿，以及夹湿之多寡有很大的关系，更与病人的体质密切相关。若寒湿之体而感受暑邪，则邪从寒化而病"阴暑"；阳热之体而感受暑邪，则邪从热化而病"阳暑"，这才是病理症结之所在。对于暑分阴阳，王士雄力表异议，见解独特，可参《温热经纬》。

【原文】

长夏伤暑，有阴阳之别焉。夫阴暑之为病，因于天气炎蒸，纳凉于深堂大厦，大扇风车得之者，是静而得之之阴证也。其脉浮弦有力，或浮紧，头痛恶寒，身形拘急，肢节疼痛而心烦，肌肤大热而无汗，此为阴寒所逼，使周身阳气不得伸越，宜用辛温解表法减去防风，益以香薷、藿香治之。呕逆加茯苓、半夏，便泻加厚朴、木香。又有阳暑之病，缘于行旅长途，务农田野，烈日下逼得之者，是动而得之之阳证也。其脉浮洪有力，或洪数，面垢喘咳，壮热心烦，口渴欲饮，蒸蒸自汗，此为炎热所蒸，使周身中外皆热，宜以清凉涤暑法去扁豆、通草，加石膏、洋参治之。呕逆加竹茹、黄连，便泻加葛根、荷叶。更宜审其体实体虚而药之，自无不当耳。

【阐释】

阴暑是暑病之偏于寒湿者也，故见症头痛恶寒，体热无汗，身形拘急，脉来浮弦或浮紧，乃卫阳被寒湿所遏，故用辛温解表法加减以温散寒邪，芳香化湿。阳暑是暑热为患，病多归于阳明，显系气分热盛之候，故用清凉涤暑法加减以清解暑热，加石膏、洋参，乃取人参白虎汤意，清热而益气阴，呕逆加黄连、竹茹，便泻加葛根、荷叶，这与阴暑呕逆加茯苓、半夏，便泻加厚朴、木香，用药显有不同，一则重在清热以和胃，一则重在祛湿以安中，以其偏热偏湿之各异也。

【原文】

暑风之病，良由暑热极盛，金被火刑，水无所畏，则风从内而生，此与外感风邪之治法，相悬霄壤。若误汗之，变证百出矣。夫木既化乎风，而脾土未尝不受其所制者，是以猝然昏倒，四肢搐搦，内扰神舍，志识不清，脉多弦劲或洪大，或滑数，总当去时令之火，火去则金自清，而木自平；兼开郁闷之痰，痰开则神自安，而气自宁也。拟用清离定巽法，佐以郁金、川贝治之。倘有角弓反张、牙关紧闭者，宜加犀角、羚羊；痰塞喉间有声者，宜加胆星、天竺。服药之后，依然昏愦者，宜加远志、菖蒲。然而证候至此，亦难治矣。

【阐释】

暑为阳邪，最易化火伤阴，阴伤则木失涵养，肝风内动，而见抽搐，甚则角弓反张等症；火邪煎熬津液为痰，风痰相合，内窜心包，神明被扰，则见神识昏迷。是证也，因于热盛动风，痰热内闭，故图治之法，务在清热养阴以息内风，兼以豁痰而开神窍。雷氏清离定巽法，功在清热保津、凉肝息风，若兼痰闭心窍，则加郁金、川贝、胆星、竺黄等味。我们认为，本证昏迷痉厥若甚，安宫牛黄丸、至宝丹、紫雪丹之类亦可随证选用，以增强疗效。

【原文】

考暑温之证，较阳暑略为轻可。吴淮阴曰：温者热之渐，热乃温之极也。其名暑温，比暑热为轻者，不待言矣。在医者务宜留心慎药，弗使温盛成热耳。夫暑温之初病也，右脉胜于左部，或洪或数，舌苔微白，或黄而润，身热有汗，或口渴，或咳嗽，此邪在上焦气分，当用清凉涤暑法加杏仁、蒌壳治之。倘汗少而有微寒，或有头痛者，宜透肌肤之冒，于本法内去扁豆、瓜翠，加藿香、香薷治之。如口不渴者，乃兼湿也，加米仁、半夏治之。如舌苔黄燥，渴欲喜饮，宜清胃家之热，用凉解里热法治之。如舌苔光绛，伤于阴也，宜用消热保津法加西洋参、北沙参、玄参治之。总当细究其因，或夹冒，或夹湿，或胃热，或阴伤，按证而分治之，未有不向愈者。

【阐释】

暑温是感受暑热之邪而引起的新感温病。其病邪传变，一般由表入里，由上及下，故初起出现身热有汗、咳嗽口渴、苔白或黄等肺卫之证，或卫气同病。清凉涤暑法加杏仁、蒌皮，有祛暑涤热、清宣肺卫的作用，故宜于暑邪伤于上焦气分之证。进而暑热侵入中焦气分，胃热炽盛，故用凉解里热法清泄阳明胃热。若邪入营分而见舌苔光绛，治当清营养阴，雷氏清热保津法加西洋参、北沙参、玄参以清营泄热、滋养阴液。加洋参、沙参，旨在益气生津，以暑热既善伤津，又易耗气故也。

值得指出，雷氏所谓"暑温之证，较阳暑略为轻可"，我们应灵活看待。其实，暑温从其病邪性质来看，也属阳暑的病证，临床常以突现高热、烦渴、汗多等气分证候为多见，且传变迅速，易动风闭窍，病情危重者，每多见之。由是观之，雷氏以"温者热之渐，热乃温之极"，推论暑温较暑热为轻，未免机械、牵强。

【原文】

伏天所受之暑者，其邪盛，患于当时；其邪微，发于秋后。时贤谓秋时晚发，即伏暑之病也。是时凉风飒飒，侵袭肌肤，新邪欲入，伏气欲出，以致寒热如疟，或微寒，或微热，不能如疟分清。其脉必滞，其舌必腻，脘痞气塞，渴闷烦冤，每至午后则甚，入暮更剧，热至天明得汗，则诸恙稍缓，日日如是，必要二三候外，方得全解。倘调理非法，不治者甚多，不比风寒之邪，一汗而解，温热之气投凉则安，拟用清宣温化法，使其气分开，则新邪先解，而伏气亦随解也。然是证变易为多，其初起如疟，先服清宣温化法，倘畏寒已解，独发热淹绵，可加芦、竹、连翘，本法内之半夏、陈皮，乃可删去，恐其温燥之品，伤津液也。其舌苔本腻，倘渐黄渐燥渐黑渐焦，是伏暑之热已伤其阴，于本法内可加洋参、麦冬、玄参、细地治之。倘神识昏蒙者，是邪逼近心包，益元散、紫雪丹，量其证之轻重而用。倘壮热舌焦，神昏谵语，脉实不虚，是邪热归并阳明，宜用润下救津法治之。如年壮体强，以生军易熟军，更为有力。种种变证，务在临证之时，细审病之新久，体之虚实，按法用之，庶无差忒耳。

【阐释】

本节论述伏暑的病因病机和证治。

伏暑是夏令感受暑湿之邪，至秋而发的一种伏气温病，又有称"晚发"者。

对于伏暑的成因，历代医家多有阐述。如吴鞠通说："长夏受暑，过夏而发者，名曰伏暑。"吴坤安也说："晚发者，长夏暑湿之邪，留伏于里，至新秋引动而发也。"雷氏的见解，与之相同。

因其邪伏部位不同，病情有轻重之异。若邪伏膜原者，其症寒热如疟、脘痞气塞、脉滞苔腻等，雷氏所述的证候，即属于此种类型。但也有邪舍于营，一发即见神昏谵语、舌謇肢厥、斑疹、舌绛、脉细数等症。诚如俞根初所说："邪伏膜原，而在气分者，病轻而浅；邪舍于营，而在血分者，病深而重。"必须指出，本病由于暑湿胶结，久伏体内，故邪之发也，犹如抽蕉剥茧，层出不穷，致病情缠绵难已，雷氏所谓"必要二三候外，方得全解""是证变易为多"，对此已有充分认识。

至于治法，雷氏根据有否兼夹表邪和邪之传变情况，随证立法，处方用药颇中肯綮，值得效法。但还须参合各家的经验，以进一步提高疗效。如邪发膜原或少阳三焦，亦可选用达原饮、蒿芩清胆汤之类；邪发营分，或气分之邪内溃营血，可用清营汤、犀角地黄汤之类；神昏谵妄者，安宫牛黄丸、紫雪丹、至宝丹亦可配入。总之，本病变化多端，治当随机应变，诚如雷氏所说："务在临证之时，细审病之新久，体之虚实，按法用之。"

（四）论湿温

【原文】

湿温之病，议论纷纷，后学几无成法可遵。有言温病复感乎湿，名曰湿温，据此而论，是病乃在乎春。有言素伤于湿，因而中暑，暑湿相搏，名曰湿温，据此而论，是病又在乎夏。有言长夏初秋，湿中生热，即暑病之偏于湿者，名曰湿温，据此而论，是病又在乎夏末秋初。细揆三论，论湿温在夏末秋初者，与《内经》秋伤于湿之训，颇不龃龉，又与四时之气大暑至白露，湿土主气，亦属符节，当宗夏末秋初为界限也。所有前言温病复感于湿，盖温病在春，当云温病夹湿，言素伤于湿，因而中暑，暑病在夏，当云中暑夹湿，皆不可以湿温名之。考其致病之因，良由湿邪踞于气分，酝酿成温，尚未化热，不比寒湿之病，辛散可瘳，湿热之病清利乃解耳。是病之脉，脉无定体，或洪或缓，或伏或细，故难以一定之脉印定眼目也。其症始恶寒，后但热不寒，汗出胸痞，舌苔白，或黄，口渴不引饮，宜用清宣温化法去连翘，加厚朴、

雷
丰

豆卷治之。倘头痛无汗，恶寒身重，有邪在表，宜用宣疏表湿法加葛、羌、神曲治之。倘口渴自利，是湿流下焦，宜本法内去半夏，加生米仁、泽泻治之。倘有胫冷腹满，是湿邪抑遏阳气，宜用宣阳透伏法去草果、蜀漆，加陈皮、腹皮治之。如果寒热似疟，舌苔白滑，是为邪遏膜原，宜用宣透膜原法治之。如或失治，变为神昏谵语，或笑或痉，是为邪逼心包，营分被扰，宜用祛热宣窍法，加羚羊、钩藤、玄参、生地治之。如撮空理线，苔黄起刺，或转黑色，大便不通，此湿热化燥，闭结胃腑，宜用润下救津法，以生军易熟军，更加枳壳，庶几攻下有力耳。倘苔不起刺，不焦黄，此法不可乱投。湿温之病，变证最多，殊难罄述，宜临证时活法可也。

【阐释】

本节论述湿温的成因和证治。

湿温的发病季节，雷氏认为是发于夏末秋初之时，这是比较符合临床实际的。但也有发于盛夏或深秋之际者，不可不知。

本病的病因病机，雷氏认为是由于"湿邪踞于气分，酝酿成温"，并赞同"长夏初秋，湿中生热，暑病之偏于湿者"。至于病变部位及临床表现，指出有在表、在膜原、在阳明胃腑，以及在营分等种种不同，强调"湿温之病，变证最多"，凡此对临床辨证均有一定参考价值。

在治疗上，分病位之浅深，病情之轻重。如邪在表，用宣疏表湿法；邪在膜原，用宣透膜原法；燥热结于胃腑，用润下救津法；邪逼心包，营分被扰，用祛热宣窍法。法如证立，药据法投。特别是宣透膜原法，本吴又可之达原饮而有化裁，治湿温邪遏膜原而见寒热如疟，舌苔白腻或浊腻，屡试有效。值得指出，历代论湿温者不乏其人，《薛生白湿热病篇》论之甚详，很切实用；吴鞠通《温病条辨》对湿温的证治，尤有阐发，特别是创制了不少治疗湿温的方剂，诸如三仁汤、茯苓皮汤、杏仁滑石汤、黄芩滑石汤、薏苡竹叶散等，疗效卓著。此外，王士雄《霍乱论》之连朴饮，也是治湿温的经世名方。因此，我们须兼参其他有关医籍和诸家经验，才能对本病的证治有全面的认识。

（五）论秋燥

【原文】

推六气之中，燥金主气，自秋分而至立冬，喻嘉言以燥令行于秋分之后，所以谓秋不遽燥，确与气运相合也。沈目南云：《性理大全》谓燥属次寒，奈后贤悉谓属热，大相径庭。如盛夏暑热炎蒸，汗出漐漐，肌肉潮润而不燥也。深秋燥令气行，人体肺金应之，肌肤干槁而燥，乃火令无权，故燥属凉，谓属热者非矣。丰细玩之，诚非谬也。凡治初患之燥气，当宗属凉拟法。夫秋燥之气，始客于表，头微痛，畏寒咳嗽，无汗鼻塞，舌苔白薄者，宜用苦温平燥法治之。若热渴有汗，咽喉作痛，是燥之凉气，已化为火，宜本法内除去苏、荆、桂、芍，加玄参、麦冬、牛蒡、象贝治之。如咳嗽胸疼，痰中兼血，是肺络被燥火所劫，宜用金水相生法去东参、五味，加西洋参、旱莲草治之。如诸症一无，惟腹作胀，大便不行，此燥结盘踞于里，宜用松柏通幽法治之。总而言之，燥气侵表，病在乎肺，入里病在肠胃，其余肝燥肾燥，血枯虚燥，皆属内伤之病。

【阐释】

本节论述秋燥的成因和证治。

秋燥是感受秋令燥邪而引起的外感病，以身热咽干、鼻燥、咳嗽少痰、皮肤干燥等为临床特征。

雷氏论秋燥，既继承了前人的理论，又有自己的看法。如对燥邪的属性，他推崇沈目南燥属次寒之说，而不赞同燥属温热的观点。于是对本病的治疗，主张"当宗属凉拟法"，初起采用苦温平燥法，与吴鞠通杏苏散立意相同，然方中桂枝辛热等味，究难恰合病情，不可浪用。至于燥热损伤肺络而出现咳嗽胸痛、痰中带血，所用金水相生法加减，虽有养阴润燥、清金保肺之作用，不若喻氏清燥救肺汤更为贴切。再则雷氏对热渴有汗、咽喉作痛，责之于"燥之凉气，已化为火"，亦嫌片面。证诸临床，凉燥化热而见上述诸症者有之，然感受温燥而致者更为多见。我们认为本病的病因，从外因上来说，燥邪确有温、凉之分，故人受之，证情有寒温之异，更重要的，与人体的体质亦有密切关系。同是感受燥邪，阳热之体得之，则邪从热化而成"温燥"，阴寒之体得之而为"凉燥"。总之，临床分温燥与凉燥两大类型，是比较客观的，既有利于辨证，又有助于治疗。具体治法，可参喻嘉言《秋燥论》和吴鞠通《温病条辨》等有关论述，则更为全面。

此外，雷氏所说"燥气侵表，病在乎肺，入里病在肠胃"，阐明本病的病变重心，确有临床意义。

（六）论冬温

【原文】

昔贤谓冬应寒而反温，非其时而有其气，人感之而即病者，名曰冬温是也。其劳力辛苦之人，动作汗出，温气乘袭，多在于表；其冬不藏精之人，肾经不足，温气乘袭，多在于里。冬温虽发于冬时，然用药之法，与伤寒迥别。盖温则气泄，寒则气敛，二气本属相反，误用辛温，变证迭出矣。其症头痛有汗，咳嗽口渴，不恶寒而恶热，或面浮，或咽痛，或胸疼，阳脉浮滑有力者，乃温邪窜入肺经也，宜用辛凉解表法加连翘、象贝治之。口渴甚者，温邪入胃腑也，再加芦根、花粉治之。如或下利，阴脉不浮而滑，温邪已陷于里也，宜以清凉透邪法加葛根、黄芩治之。倘热势转剧，神气昏愦，谵语错乱，舌苔转黑者，不易治也，勉以祛热宣窍法治之，紫雪丹亦可用之。种种变证，不能尽述，须仿诸温门中之法可也。

【阐释】

本节论述冬温的成因和证治。

冬温是感受冬令非时之暖的新感温病，与感寒即发的"伤寒"，在病因病机、临床表现上大相径庭，治法亦迥然有别。当用辛凉解表法以清透肺卫之邪，若寒温不辨，误用辛温发汗，不啻火上加油，热愈炽而阴受伤，变证迭出，此雷氏所以谆谆告诫者也。

本病的传变，与其他新感温病一样，一般是由卫而气而营而血，同时，也有逆传等变局。本节大略指出了本病的传变情况及其临床症状，并提示了治法。如邪在卫分，用辛凉解表法以清透肺卫之邪；邪入于胃而表邪未尽，原法加芦根、花粉治之；邪陷营分，内逼心包，用祛热宣窍法、紫雪丹之类。当然，冬温的病情变化也是多端的，更有变证、兼证等种种复杂情况。如初起可兼夹风寒而出现"寒包火"的证候，对此就不能单纯用辛凉解表法，须兼解风寒，葱豉桔梗汤较为合适。又如冬温变证，治法有异于通常，陆子贤说："冬温初起，舌遽干，神便昏，烦热脉数，或吐或泄，此邪盛正虚，宜用《金匮》麦门冬汤加桑叶、地骨皮、鲜石斛、鲜菖蒲、鲜稻根等味，甘凉养胃。倘吐泻伤阳，无热，神迷多寐，脉软不食，宜用人参温胆汤，甘温和胃也。"此言胃阴胃阳素虚之人罹患冬温，初起即出现变证，不能以辛凉常法治之，所谓"证变药亦变"是也。总之，对于冬温的证治，尚须参阅诸家之说，集思广益，更要知其常而达其变，切勿胶柱鼓瑟，偏执一端。

（七）论温瘟不同

【原文】

温者，温热也；瘟者，瘟疫也。其音同而其病实属不同。又可《温疫论》中谓后人省疒加疒为瘟，瘟即温也；鞠通《温病条辨》统风温、温热、温疫、温毒、冬温为一例。两家皆以温瘟为一病，殊不知温热本四时之常气，瘟疫乃天地之疠气，岂可同年而语哉？夫四时有温热，非瘟疫之可比。如春令之春温、风温，夏令之温病、热病，长夏之暑温，夏末秋初之湿温，冬令之冬温，以上诸温，是书皆已备述，可弗重赘，而鞠通先生之书，其实为治诸温病而设也。至于瘟疫之病，自唐宋以来，皆未详细辨论，迨至明末年间，正值凶荒交迫，处处瘟疫，惨不堪言，吴又可先生所以著《温疫论》一书，所谓邪从口鼻而入，则其所客，内不在脏腑，外不在经络，舍于伏脊之内，去表不远，附近于胃，乃表里之分界，是为半表半里，即《针经》所谓横连膜原是也。其初起先憎寒而后发热，日后但热而无憎寒，初得之二三日，其脉不浮不沉而数，头痛身疼，昼夜发热，日晡益甚者，宜达原饮治之。咸丰八载至同治纪元，吾衢大兵之后，继以凶年，沿门阖境，尽患瘟疫，其时丰

雷丰

父子诊治用方，皆宗又可之法也。更有头面、颈项、颊腮并肿者，为大头瘟；发块如瘤，遍身流走者，为疙瘩瘟；胸高胁起，呕汁如血者，为瓜瓤瘟；喉痛颈大，寒热便秘者，为虾蟆瘟（一名捻颈瘟）；两腮肿胀，憎寒恶热者，为鸬鹚瘟；遍身紫块，发出徽疮者，为杨梅瘟；小儿邪郁皮肤，结成大小青紫斑点者，为葡萄瘟。此皆瘟疫之证，与温病因时之证之药相去径庭，决不能温、瘟混同而论也。因忆又可著书，正崇祯离乱之凶年；鞠通立论，际乾嘉升平之盛世，一为瘟疫，一为温热，时不同而病亦异。由是观之，温病之书，不能治瘟疫；瘟疫之书，不能治温病。故凡春温、风温、温病、暑温、湿温、冬温，字必从氵；瘟疫、大头、疙瘩、瓜瓤、虾蟆、鸬鹚、杨梅、葡萄等瘟，字又从疒。温瘟两字，判然不同，而况病乎？知我者，幸弗以丰言为河汉也。

【阐释】

本节指出温病与瘟疫之不同。

雷氏认为，温病与温疫是有区别的。在病因上，"温热本四时之常气，瘟疫乃天地之疠气"，所谓"四时之常气"，即春之温，夏之暑，秋之湿或燥，冬之寒，其发病均与时令之气有关；而瘟疫乃感受疠气所致。并强调瘟疫有"沿门阖境"广泛传染和流行的特点，多发于"凶荒交迫"之年，显然与温病有别。雷氏上述看法，是继承了周扬俊、陆九芝等医家的观点。周扬俊尝谓："一人受之则谓之温，一方受之则谓之疫。"辨别的关键在于"传染不传染耳"。当然，温病并非绝对不传染，只不过传染性较之瘟疫为弱，这点亦须明确。由此可见，吴又可温、瘟不分的观点是不够妥当的，雷氏的批评不无道理。

至于雷氏所说的"温病之书，不能治瘟疫；瘟疫之书，不能治温病"，未免失之于偏。事实上，温疫专著如吴又可的《温疫论》，其中不少理、法、方、药是同样适合温病的，如达原饮之治邪客膜原证，不仅瘟疫宜之，温病中的湿温、伏暑等证，亦常用之；反之，瘟病专著如叶天士的《外感温热篇》，其诊察方法（如辨舌、验齿、察斑疹白㾦等）、辨证纲领和治疗法则，对温疫的诊治，同样有着指导作用。所以，我们在实际运用时，不能将温病与瘟疫的著作截然分割，应该相互参考，融会贯通。

四、方剂选录

（一）辛温解表法

治春温初起，风寒寒疫，及阴暑秋凉等证。

防风一钱五分　桔梗一钱五分　杏仁去皮尖，研，一钱五分　广陈皮一钱　淡豆豉三钱

加葱白五寸，煎。

（二）凉解里热法

治温热内炽，外无风寒，及暑温、冬温之证。

鲜芦根五钱　大豆卷三钱　天花粉二钱　生石膏四钱　生甘草六分

新汲水煎服。

（三）清热解毒法

治温毒深入阳明，劫伤津液，舌绛齿燥。

西洋参三钱　大麦冬去心，三钱　细生地三钱　玄参一钱五分　金银花二钱　连翘去心，二钱

加绿豆三钱，煎服。

（四）却热息风法

治温热不解，劫液动风，手足瘛疭。

大麦冬去心，五钱　细生地四钱　甘菊花一钱　羚羊角二钱　钩藤钩五钱

先将羚羊角煎一炷香，再入诸药煎。

雷丰

（五）祛热宣窍法

治温热、湿温、冬温之邪，窜入心包，神昏谵语，或不语，舌苔焦黑，或笑或痉。

连翘去心，三钱　犀角一钱　川贝母去心，三钱　鲜石菖蒲一钱
加牛黄至宝丹一颗，去蜡壳化冲。

（六）辛凉解表法

治风温初起，风热新感，冬温袭肺咳嗽。

薄荷一钱五分　蝉蜕去足翅，一钱　前胡一钱五分　淡豆豉四钱　瓜蒌壳二钱　牛蒡子一钱五分
煎服。如有口渴，再加花粉。

（七）清凉透邪法

治温病无汗，温疟渴饮，冬温之邪内陷。

鲜芦根五钱　石膏六钱，煨　连翘去心，三钱　竹叶一钱五分　淡豆豉三钱　绿豆衣三钱
水煎服。

（八）清热保津法

治温热有汗，风热化火，热病伤津，温疟舌苔变黑。

连翘去心，三钱　天花粉二钱　鲜石斛三钱　鲜生地四钱　麦冬去心，四钱　参叶八分
水煎服。

（九）清凉荡热法

治三焦温热，脉洪大而数，热渴谵妄。

连翘去心，四钱　西洋参二钱　石膏煨，五钱　生甘草八分　知母盐水炒，二钱　细生地五钱

温病学派

加粳米一撮，煎服。

（十）润下救津法

治热在胃腑，脉沉实有力，壮热口渴，舌苔黄燥。

熟大黄四钱　玄明粉二钱　粉甘草八分　玄参三钱　麦冬去心，四钱
细生地五钱

流水煎服。

（十一）清凉透斑法

治阳明温毒发斑。

石膏煅用，五钱　生甘草五分　银花三钱　连翘去心，三钱　鲜芦根四
钱　豆卷井水发，三钱

加新荷钱一枚，煎服。如无，用干荷叶三钱亦可。

（十二）通利州都法

治火泻、湿泻、湿热痢疾。

白茯苓三钱　泽泻一钱五分　苍术土炒，八分　车前子二钱　通草一钱
滑石飞，三钱　苦桔梗一钱

河水煎服。

（十三）清凉涤暑法

治暑温暑热，暑泻秋暑。

滑石三钱，水飞　生甘草八分　青蒿一钱五分　白扁豆一钱　连翘去
心，三钱　白茯苓三钱　通草一钱

加西瓜翠衣一片入煎。

（十四）祛暑解毒法

治暑毒烦热赤肿，身如针刺。

茯苓三钱　制半夏一钱五分　滑石水飞，三钱　粉甘草五分　参叶六分

雷
丰

· 131 ·

黄连八分　银花三钱　连翘去心，三钱

加绿豆衣三钱，煎服。

（十五）却暑调元法

治暑热极盛，元气受伤。

石膏煨，四钱　滑石飞，三钱　白茯苓三钱　制半夏一钱　东洋人参或用西洋人参，二钱　麦门冬去心，二钱　粉甘草六分

加粳米一撮为引。

（十六）清离定巽法

治昏倒抽搐，热极生风之证。

连翘去心，三钱　竹叶一钱五分　细生地四钱　玄参三钱　甘菊花一钱冬桑叶三钱　钩藤钩四钱　宣木瓜一钱

井华水煎服。

（十七）芳香化浊法

治五月霉湿，并治秽浊之气。

藿香叶一钱　佩兰叶一钱　广陈皮一钱五分　制半夏一钱五分　大腹皮酒洗，一钱　厚朴姜汁炒，八分

加鲜荷叶三钱为引。

（十八）金水相生法

治疰夏眩晕神倦，呵欠烦汗，及久咳肺肾并亏。

东洋参三钱　麦冬去心，三钱　五味子三分　知母一钱五分　玄参一钱五分　炙甘草五分

水煎，温服。

（十九）宣透膜原法

治湿疟寒甚热微，身痛有汗，肢重脘懑。

厚朴姜制，一钱　槟榔一钱五分　草果仁煨，八分　黄芩酒炒，一钱
粉甘草五分　藿香叶一钱　半夏姜制，一钱五分

加生姜三片为引。

（二十）甘寒生津法

治瘅疟独热无寒，手足热而欲呕。

大生地五钱　大麦冬去心，三钱　连翘去心，三钱　竹叶一钱五分　北
沙参三钱　石膏煨，四钱

加蔗浆、梨汁每一盏冲服。

（二十一）清宣温化法

治秋时晚发之伏暑，并治湿温初起。

连翘去心，三钱　杏仁去皮尖，研，二钱　瓜蒌壳三钱　陈皮一钱五分
茯苓三钱　制半夏一钱　甘草五分　佩兰叶一钱

加荷叶二钱为引。

（二十二）宣疏表湿法

治冒湿证，首如裹，遍体不舒，四肢懈怠。

苍术土炒，一钱　防风一钱五分　秦艽一钱五分　藿香一钱　陈皮一钱
五分　砂壳八分　生甘草五分

加生姜三片，煎服。

（二十三）苦温平燥法

治燥气侵表，头微痛，畏寒无汗，鼻塞咳嗽。

杏仁去皮尖，研，三钱　陈橘皮一钱五分　紫苏叶一钱　荆芥穗一钱五
分　桂枝蜜水炒，一钱　白芍酒炒微焦，一钱　前胡一钱五分　桔梗一钱五分
水煎，温服。

雷
丰

（二十四）松柏通幽法

治燥结盘踞于里，腹胀便闭。

松子仁_{四钱}　柏子仁_{三钱}　冬葵子_{三钱}　火麻仁_{三钱}　苦桔梗_{一钱}
瓜蒌壳_{三钱}　薤白头_{八分}　大腹皮_{酒洗，一钱}

加白蜂蜜一调羹冲服。

五、医案选按

（一）春温过汗变症案

城东章某，得春温时病，前医不识，遂谓伤寒，辄用荆、防、羌、独等药，一剂得汗，身热退清，次剂罔灵，复热如火，大渴饮冷，其势如狂。更医治之，谓为火证，竟以三黄解毒为君，不但热势不平，更变神昏瘛疭，急来商治于丰，诊其脉。弦滑有力，视其舌，黄燥无津。丰曰：此春温病也。初起本宜发汗，解其在表之寒，所以热从汗解，惜乎继服原方，过汗遂化为燥，又加苦寒遏其邪热，以致诸变丛生，当从邪入心包、肝风内动治之。急以祛热宣窍法，加羚羊、钩藤。服一剂，瘛疭稍定，神识亦清，惟津液未回，唇舌尚燥，守旧法，除去至宝、菖蒲，加入沙参、鲜地，连尝三剂，诸恙咸安。（《时病论·卷之一》）

【按】 春温过汗，以致邪陷心包，肝风内动，出现营分症状，雷氏用自订祛热宣窍法化裁，药证相符，故获"瘛疭稍定，神识亦清"之速效，表明邪热已有退舍，乃佳象也。惟津液未回，是以续配甘寒生津之品，诸恙咸安。盖祛热宣窍法雷氏自释"是法治邪入心包之证也。连翘苦寒，苦入心，寒胜热，故泻心经之火邪。经曰：'火淫于内，治以咸寒。'故兼犀角（现用水牛角代）咸寒之品，亦能泻心经火邪。凡邪入心包者，非特一火，且有痰随火升，蒙其清窍，故用贝母清心化痰，菖蒲入心开窍。更用牛黄、至宝之大力，以期救急扶危于俄顷耳"。

（二）风温入肺胃误作阴虚腻补增剧案

云岫孙某，平素清癯，吸烟弱质，患咳嗽热渴，计半月矣。前医皆以为阴虚肺损，所服之药，非地、味、阿胶，即沙参、款、麦，愈治愈剧，始来求治于丰。按其脉，搏大有力，重取滑数，舌绛苔黄，热渴咳嗽，此明是风温之邪盘踞肺胃。前方尽是滋腻，益使气机闭塞，致邪不能达解，当畅其肺，清其胃，用辛凉解表法，加芦根、花粉治之。服二剂，胸次略宽，咳亦畅快，气分似获稍开，复诊其脉稍缓，但沉分依然，舌苔化燥而灰，身热如火，口渴不寐，此温邪之势未衰，津液被其所劫也。姑守旧法，减去薄荷，加入石膏、知母。服至第三剂，则肌肤微微汗润，体热退清，舌上津回，脉转缓怠，继以调补，日渐而安。（《时病论·卷之一》）

【按】本例实系邪在肺胃，津液耗伤之证。其辨证关键在于"按其脉搏大有力，重取滑数，舌绛苔黄，热渴咳嗽"。邪既在肺胃，当宣肺清胃，滋腻恋邪之品在所必忌。雷氏辛凉解表法，乃遵叶天士"在卫汗之可也"之旨，药取轻清宣透之品以解在表风温之邪，复加芦根、花粉以甘凉生津。服后虽获小效，但由于气分之邪仍灼盛，津伤尚剧，故续加石膏、知母，乃取白虎汤意，旨在清解肺胃之邪热，回津液于俄顷，药后果获良效。此卫气同病之治法也。

（三）风温夹湿案

南乡梅某，望七之年，素来康健，微热咳嗽，患有数朝，时逢农事方兴，犹是勤耕绿野，加冒春雨，则发热忽炽，咳嗽频频，口渴不甚引饮，身痛便泻。有谓春温时感，有言漏底伤寒，所进之方，佥未应手，延丰诊治。按其脉，濡数之形，舌苔黄而且腻，前恙未除，尤加胸闷溺赤，此系风温夹湿之证，上宜清畅其肺，中宜温化其脾，以辛凉解表法，去薄壳，加葛根、苍术、神曲、陈皮治之。服二剂，身痛已除，便泻亦止，惟发热咳嗽，口渴喜凉，似乎客湿已解，温热未清，当步原章，除去苍术、神曲，加入绍贝、葛根、芦根、甘草。叠进三剂，则咳

嗽渐疏，身热退净。复诊数次，诸恙若失矣。(《时病论·卷之一》)

【按】风温夹湿为患，邪在肺胃，肺属卫，叶天士说："在卫汗之可也。"故用辛凉解表法以轻解肺卫、清化痰热；复加苍术、神曲、陈皮温运脾胃，祛湿消食。又吴鞠通治疗湿热，十分强调从肺论治，盖肺主气，气化则湿化故也。石芾南《医原》发挥说："治法总以轻开肺气为主，肺主气，气化则湿自化，即有兼邪，亦与之俱化……湿热治肺，千古定论也。"这在本案中得以体现。

(四)血亏液燥加感燥气案

云岫钱某之妹，素来清瘦，营血本亏，大解每每维艰，津液亦亏固已。迩来畏寒作咳，胸次不舒，脉象左部小涩而右部弦劲，此属阳明本燥，加感燥之胜气，肺经受病，气机不宣，则大便益不通耳。遂用苏梗、杏仁、陈皮、桔梗、姜皮、薤白、淡豉、葱叶治之。服二剂，畏寒已摒，咳逆亦疏，惟大解五日未行。思丹溪治肠痹之证，每每开提肺气，使上焦舒畅，则下窍自通泰矣。今照旧章加之兜铃、紫菀、柏子、麻仁，除去苏、陈、葱、豉。令服四煎，得燥屎数枚，肛门痛裂，又加麦冬、归、地、生黑芝麻，服下始获痊愈。(《时病论·卷之六》)

【按】治燥之法，当别表里。在表则见头痛恶寒作咳，治宜宣散肺卫；在里则见大便秘结，治宜滋润肠胃。本例表里兼见，血亏液燥加感燥气，法当表里兼顾，宣肺润肠，临证活法也。

(五)时行疟疾案

己卯夏五，患寒热者甚众，医者皆以为疟。所用咸是小柴胡汤、清脾饮，及何人饮、休疟饮等方，未有一方奏效。殊不思经谓：夏伤于暑，秋必痎疟。疟每发于秋令，今于芒种夏至而发者何也？考岁气阳明加于少阳，天政布凉，民病寒热，斯时病疟者，尽是时行疫疟也。有建德钱某来舍就医，曰：患疟久矣，请先生截之。丰曰：此乃时行疫疟。遂用宣透膜原法加豆卷、干姜治之，其效捷于影响。后来求治者，皆与钱病无异，悉以此法治之，莫不中窾。可见疫疟之病，不必拘疟门一定

之方，又不必拘一定之证，更又不必拘一定之时，但其见证相同，而用药亦相同者，断断然矣。(《时病论·卷之五》)

【按】疫疟，是指"沿门阖境，长幼之疟相似者"。本病之治法，与寻常疟疾有所不同，未可拘执于小柴胡汤、清脾饮、何人饮、休疟饮等方，当于瘟疫门求之，雷氏所立宣透膜原法，即是师法吴又可《温疫论》之达原饮。

娄　杰

一、生平简介

娄杰（1850–1907），著有《温病指南》一书。该书序落款为"光绪癸卯孟春山阴娄杰"，结合序中"余客豫数十年"的表白，可推定娄杰出生于浙江绍兴，后客居河南，于清光绪癸卯年（1903）孟春完成了《温病指南》一书的编写。浙江省中医学会医史分会编写的《浙江历代医林人物》，收录"娄杰"条目，记载：娄杰，字受之，清代山阴（今绍兴）人，著有《温病指南》二卷。

二、学术观点与诊治经验

《温病指南》娄杰自序对其书编写意图做了介绍。其意温病与伤寒各不相同，世人治温袭伤寒法治之，辄投麻桂辛温之剂，犹抱薪救火。而叶天士、薛生白遵《内经》风热淫于内，治以辛凉咸寒之旨，立三焦分治之法，界限井然，可谓深入轩岐阃奥；吴鞠通复取两贤绪论，触类引申，著为《温病条辨》，穷源竟委，纲举目张，以至治温之法大备。《温病指南》一书原本吴鞠通《温病条辨》，参以叶天士《临证指南医案》《医效秘传》、寄瓢子《温热赘言》，以及叶、薛、缪三家医案、王孟英诸书，略短取长，删繁就简，但言见何证宜用何方，以期明白易晓。全书收录上下两卷 102 主方，其中上卷温热 55 方，上焦 20 方，中焦 17 方，下焦 18 方；下卷湿热 47 方，上焦 21 方，中焦 18 方，下焦

8方。综观全书，举各家之善，钩温病之玄，概括出温病辨治大纲，据证推介医方，为学习温病提供了有益的指导，为温病学派的发展增添了浓重的一笔。

（一）别辑简编，指导温病诊治

汉末张仲景，著述《伤寒论》，以六经为纲指导临床施治，在历史上产生了深刻的影响，研究者达四五百家之多，形成了伤寒学派。

与伤寒学派并立争辉的是温病学派。温病学的起源可追溯到《内经》，但到秦汉晋唐时期，温病隶属于伤寒范围，被作为伤寒中的一个类型。其后，经过两宋金元时期的变革发展，温病脱离了伤寒藩篱。

至娄杰生活的清代，吴又可、叶天士、薛生白、吴鞠通、王士雄诸温病学家涌现，《温疫论》《温热论》《湿热条辨》《温病条辨》《温热经纬》等温病学专著问世，温病学形成了理法方药一套完整的体系。

娄杰认识到，伤寒自是伤寒，温病自是温病，各有不同，他反对治疗温病承袭治伤寒之法，投用麻桂辛温之剂；反对以防风通圣之属，杂苦寒攻下于温散之中，苦燥伤阴，有下早结胸引邪内陷之患；反对初起病在上焦之时，即阑入中下二焦之品，不分良莠，一例剪屠。

对于叶天士、薛生白、吴鞠通，娄氏则大加赞赏，给予了充分的肯定：叶天士、薛生白诸先哲，遵《内经》风淫于内，治以辛凉；热淫于内，治以咸寒之旨，立卫气营血辨治之法，界限井然，深入轩岐阃奥；吴鞠通著《温病条辨》，立三焦辨治纲领，使温病之学纲举目张，治法大备。

至娄氏生活年代，《温病条辨》大行百余年，流布南北，效若桴鼓。但由于其书卷帙繁重，习医者惮于研索，影响了温病治法的传播，以至"外邑荒陬，知者尤鲜，每遇温病，仍沿旧法，甚有盛暑染病，犹目为伤寒者，药与病乖，漫不加察"。娄氏为此心伤，一心要对该书进行整理，重加编写。后在门人萧吉甫的配合下，以《温病条辨》为本，博采旁搜，别辑简编，历时半年而书成。落款为山阴娄杰受之辑，门人萧惠清吉甫参订。

娄杰

（二）本于鞠通，参究叶薛缪王

娄杰在编写《温病指南》时，力排繁多之名目，讲究的是简要治法，重视细审温邪之兼湿与否，湿、温二邪之孰多孰少。全书分上、下两卷，上卷包括总论、伤寒温病辨及风温上中下三焦三篇；下卷为湿温上中下三焦三篇。编次以证论方，但言见何证用何方。

综观其书，方论简约，每方证以三焦分列于各篇，再纳于温热、湿温卷中。每方先明列舌、脉、主证，再细述方名、诸药及分量、服法。其述其论，酌古准今，丝丝入扣。遇复方则点明其与原方的关系，所治异同不再重复。遇需慎重、紧要之处，细加注明，嘱潜心细玩。

上卷温病总论，将温病诸证进行归类，明确概念，区别风温、温热、暑热、暑温、湿温、冬温、温疫、温毒，指出虽名目繁多，"究其治法，只须细审温邪之兼湿与否，及湿温两邪孰多孰少，以为用药之差别"。书后附治法要略，从苔、舌、汗、发黄、化疟、痉证、结胸、病后自复、食复、劳复及转变等简要论述。均先明概念、舌色、苔质形象，再论机理、主病，后列方药治法。

对于温疫一证，娄氏认为，新安吕心斋采取杨栗山《寒温条辨》，成《温疫条辨摘要》一卷，所列升降散、神化散等方，不能尽美尽善。所以，《温病指南》取用的是吴氏《温病条辨》。至于吴又可以达原饮治温，吴鞠通、陈修园皆斥其非，章雅堂则谓温病中确有一种邪踞募原之证，投以又可达原饮立效。但其余诸方，不如鞠通之精细耳。娄氏根据章说，补列达原饮证治，但强调必细审病情舌色，确系邪在募原者，方可用之，未可一概滥投。

至于叶天士《临证指南医案》《医效秘传》，薛生白《温热赘言》，叶、薛、缪《三家医案》《王士雄五种》《章雅堂医撮》诸书，娄氏均能酌古准今，略短取长，做到丝丝入扣。

（三）其论其辨，阐述寒温之异

《温病指南·卷上》首列温病总论和伤寒温病之辨，阐述对温病的认识。

娄氏指出，温病与伤寒迥然不同，伤寒必在冬月，温病四时皆有。伤寒乃感严寒之气，日传一经，宜分六经施治；温病乃感温热秽浊之气，传变不定，宜分上中下三焦，及邪之在气在血以治之。以古书所列温病而论，春初风木当令而病者，为风温；春末夏初温热渐盛，则为温热；夏令病暑热盛于湿者，为暑温；长夏初秋湿盛于热者，为湿温；冬令过暖，阳不潜藏，则为冬温；秽厉传染，家家如是，如徭役然，是为温疫；秽浊太甚，诸温夹毒，则为温毒。以上各证，名目甚繁，而究其治法，只须细审温邪之兼湿与否，及湿温二邪孰多孰少，以为用药之差别。

有鉴于此，《温病指南》以温邪之不兼湿者，统归风温类，列为上卷；温邪之兼湿者，统归湿温类，列为下卷。二卷之中，又各按三焦分为三篇，如此分门别类，庶可一目了然，唯上卷之风温、温热、冬温、温毒，治法并皆相同，下卷之湿温、暑温，则分湿多热多，用药稍有区别。至温疫乃一时疠气流行，或兼湿，或不兼湿，初无一定，须临时察其如何见证，按两卷所列各条，据法施治，故于二卷中俱列其目，总之温热最易伤阴，无论夹湿夹燥，均须刻刻防其伤阴为第一要义，最忌辛温升散之药。倘误用之，重伤其阴，必致轻病变重，重病变为不起，不可不慎也。

对于伤寒温病之辨，《温病指南》列出四则，从四个方面进行辨识。

辨识一：伤寒邪从毛窍而入，自下而上，始于足太阳；温病邪从经络及口鼻而入，自上而下，始于手太阴。寒为阴邪，阴盛必伤阳，故首郁遏太阳经中之阳气，而为头痛、身热、项强、脊痛等症，以阴盛伤人之阳也。温为阳邪，阳盛必伤阴，故首郁遏太阴经中之阴气，而为咳嗽、自汗、口渴、头痛、身热等症，以阳盛伤人之阴也。知此阴阳两大法门，则伤寒温病之辨自然于心目矣。

辨识二：伤寒初病，身虽发热，一二日内必不烦渴，左手之脉必紧盛倍于右手；温病身一热即口燥咽干而渴，右手之脉洪大倍于左手。

辨识三：冬温初起，头痛、恶风寒、身热、自汗，与伤寒证太阳中

娄杰

风无异，此处最易相混。但伤寒中风脉浮缓，中寒脉浮紧，此则不缓不紧而动数，且有口渴及午后热甚等症，与伤寒判然不同。至春夏时天气渐暖，则只有温病，绝无伤寒，更不难知矣。

辨识四：伤寒病六经递传，或汗或下，邪退即愈。温病则传变不常，不能一发便尽，有得汗热退，二三日复热如前者。有得下里和，二三日复见表热者；有表和复见里证者，总由邪气未尽之故，宜随其见证，细心体认，依法疗治，方不致误。不可一见变证，遽尔张皇，胡疑乱猜，以致误人性命也。

（四）风温湿温，细分三焦论治

《温病指南》分上中下三焦论述风温，其治法则不限于风温，涵盖了温热、冬温、温毒和温疫。

其论以证为纲，先述病证，再述方药，并有服法和加减法介绍。如风温上焦篇论银翘散：风温初起，头痛身热自汗，不恶寒而渴，或不渴而咳，午后热甚，脉动数，右大于左，或两寸独大者，邪在上焦手太阴肺经气分也，辛凉平剂银翘散主之。银翘散：连翘三钱，银花三钱，苦桔梗二钱，薄荷二钱，竹叶一钱，甘草一钱五分，荆芥穗一钱，淡豆豉一钱五分，牛蒡子二钱，鲜苇根二钱。水煎，俟香气大出即取服，勿过煮。病重者日再服。咳者加杏仁，胸膈闷加藿香、郁金，口渴甚者加天花粉，项肿咽痛加马勃、元参，衄血去芥穗、豆豉，加白茅根、侧柏炭、栀子炭。病二三日后，热渐入里，酌加细生地、麦冬以保津。如仍不解，或小便短，再加知母、黄芩、栀子，合麦地以清热。

又如风温中焦篇减味竹叶石膏汤：温病面目俱赤，语声重浊，呼吸俱粗，大渴引饮，大便闭，小便涩，舌苔老黄，甚则黑色有芒刺，但恶热不恶寒，下午益甚，脉浮洪躁甚者，邪由上焦肺经，传入中焦阳明胃经尚未结实也，白虎汤主之。脉浮而促者，热邪尚可透表也，减味竹叶石膏汤主之。减味竹叶石膏汤：竹叶二钱五分，石膏四钱，麦冬三钱，甘草一钱五分，水煎服。

在风温中焦篇中，收录了多个承气汤，有调胃承气汤、大承气汤、

温病学派

小承气汤、护胃承气汤、宣白承气汤、导赤承气汤、牛黄承气汤等。每一医方有病症描述、药物组成和煎服方法，颇有指导作用。

风温下焦篇中，除了介绍张仲景的复脉汤、吴鞠通的三甲复脉汤外，载录了加参复脉汤。加参复脉汤即于复脉汤内加人参一钱五分，主治热入血室，邪去八九，暮微寒热，右脉虚数，邪少虚多，气血兼病者。

至于湿温，也从三焦论治。湿温在上焦，治宜清化，论中首列三仁汤，乃针对湿温初起，邪在上焦气分而设；又列金蒲汤，是针对湿温邪传心包，化燥伤阴，内窍将闭，神昏谵语，舌赤无苔而设；同时还收录了王孟英的清暑益气汤，用治暑温四肢倦怠，精神减少，身热气高，心烦，溺黄，口渴，自汗，脉虚者。

湿温中焦篇收录了吴氏的五加正气散，并列一加半夏泻心汤、二加半夏泻心汤等，即是变通的举例介绍。

湿温下焦篇，既有湿温浸淫下焦的的宣清导浊汤，又有湿困阳气的半硫丸，还有暑邪深入少阴的连梅汤，暑邪深入厥阴的椒梅汤。椒梅汤为寒热并用，以辅正驱邪为法，乃从仲景乌梅丸方化出。

（五）温病治法要略，应对变幻之需

娄氏顾及温病变幻甚多，非博考不能详尽，在《温病指南》列出附篇，讲述"温病治法要略"，使学习者能知门径。

首论苔舌，有白、黄、黑、绛。如"白舌"云：凡白苔之润而薄者，为滑白，初病邪在气分也。润而浓者为腻白，湿痰重也；干燥而白者为干白，肺胃津伤，未及化黄而已干也。先以甘寒润之，待其转黄再议攻下，俟黄退见薄滑新苔，乃为病愈。若白如积粉，板贴不松者，为粉白，乃疫毒入踞募原也，温病见此最重，先以银翘散透解，如不效，再用达原饮法。辨苔是温病学的重要内容，娄氏此论，阐述白苔主病及论治，从白苔判断病位、舌苔判断病邪性质、苔色确定治法，论之颇为详尽。

接着论汗证，有自汗、盗汗、战汗之分；论杂证，含肤冷、发黄、

娄
杰

化疟、痹证、结胸等。其论肤冷谓，温病战汗后，肤冷如冰，甚则倦卧不语，此乃阳从汗泄之故，当任其安卧静养，待过一昼夜，阳气来复，自然温暖如常。切勿认为脱证惊惶呼唤，盖脱证脉必急疾，躁扰不能安卧，此则脉象和缓，安神稳睡，正邪退病除之吉兆也。论疟，比较温疟、暑疟与常疟不同，指出常疟作止有时，此则作止无定；常疟寒热两平，此则寒轻热重，或单热不寒；常疟发后饮食如故，无甚舌苔，此则不思饮食舌苔浓腻；常疟发于少阳，此则发于阳明。据此强调治法不同与常疟，如若概用柴胡汤，不惟不能去病，反将由浅引深。论痹证，主张痹证与痿证区分论治，谓痹证属于湿温邪滞经络，或腰膝疼重，步履艰难，或似半身不遂，起立不便，皆温热失治，伤及筋隧而然，不能误认为是痿证。治法当用威灵仙、汉防己、川萆薢、生苡仁、牛膝、桑枝、桂枝之属，宣痹为上。

论中将阳极似阴证专项列出，指出：初病手足逆冷，周身如冰，面如蒙垢，头痛似劈，饮热恶凉，甚则脉亦沉伏，纯若阴邪，但以小便赤白为辨，赤即阳厥，亟用清热败毒药，其伏热自还于表，仍照温病法治之。其论为治疗指点了迷津。

对于自复、食复和劳复亦有细述，谓自复为疫邪已退，无因反复，谓之自复，乃余邪未尽也；随其见证，以轻药治之。至于食复，是温病新愈后，因饮食不慎，以致吞酸嗳腐、胸腹满闷、身热又作，名曰食复；轻则减食自愈，重则用药稍稍消导之。劳复则是病愈后脉证俱平，惟元气未复，或因多言劳动，或因沐浴梳头，以致前证复发，静养自愈；或调补气血，以待元气自复，万不可误进猛剂，再剥削之。

三、原文选释

【原文】

湿热合邪之证，凡热多于湿者，皆可以暑温法治之；湿多于热者，皆可以湿温法治之，不必拘定夏秋时令。亦有其人本体有湿，外感温热而病者，不拘四时，皆为湿温，治法并同。古书分时论证，但言其大概耳。

【阐释】

本论出自《温病指南·温病总论》。娄氏将温病分成"温热（风热）"与"湿温"两大类，强调在治法上，只须细审温邪之兼湿与否，湿温二邪孰多孰少，区别用药。其编写方法，把温邪不兼湿者统归风温类，列为上卷；温邪之兼湿者，统归湿温类，列为下卷。然后按三焦分为三篇，从理、法、方、药上通俗简要地加以阐述。这种执简驭繁的做法颇受认可，谢仲墨曾赞扬："娄氏此论，简明扼要，是温病治疗的大纲。"

【原文】

风温证本以辛凉为正治，忌辛温发表。此因风寒外搏，内热外寒，故用微温之杏苏等暂解其表。服后恶寒既退，即宜仍用辛凉，不可过散伤阴，亦万不可因其恶寒无汗，竟用麻、桂、羌、独、升、柴等辛温升散之峻剂也。

【阐释】

本论涉及温病辛凉用银翘散的正治法，内热外寒用温解之剂杏苏散的变通治疗。风温初起，头痛身热自汗，不恶寒而渴，或不渴而咳，午后热甚，脉动数，右大于左，或两寸独大者，邪在上焦手太阴肺经气分也，辛凉平剂银翘散主之。此吴鞠通之论，娄氏首肯认可，列入风温上焦篇首条。对于用杏苏散，症状是温病初起，恶风寒无汗，头痛身热，或渴或咳者，病属温自内发，风寒外搏，故宜轻宣疏解，用加减杏苏散。但要认清温病本质，温热属性，服用杏苏散，恶寒退，余症不除，仍用银翘散辛凉解表。

【原文】

大承气乃攻里峻剂，必脉象、证象与书中一一相符，已服增液调胃便仍不通者，方可用之。如脉浮，脉迟，或恶寒，或小便清长，或舌虽黄黑、苔薄而润，或病者平素阴亏及胃弱食少，均不可轻用也。慎之慎之。

娄杰

【阐释】

大承气汤方出张仲景《伤寒论》，主治阳明腑实证，大便不通，频转矢气，脘腹痞满，腹痛拒按，按之硬，甚或潮热谵语，手足濈然汗出，舌苔黄燥起刺，或焦黑燥裂，脉沉实。以及热结旁流，下利清水，色纯青，脐腹疼痛，按之坚硬有块，口舌干燥，脉滑实；里热实证之热厥、痉病或发狂等。由于泻下力峻，用之尤当审慎。吴鞠通说："承气非可轻尝之品，舌苔老黄，甚则黑有芒刺，脉体沉实，的系燥结痞满，方可用之。"娄氏罗列大承气汤主症：阳明温病，诸症皆有，数日不大便，脉沉数有力。甚则脉体反小，服增液调胃承气后大便仍不通者，大承气汤主之。其治疗看重的是中焦邪已结实。同时用于热结中焦，火极似水，表现为面目俱赤，四肢厥冷，甚则通体皆厥，不瘛疭，但神昏，七八日以外，大便闭，小便赤，脉沉伏，或并脉亦厥，胸腹满坚，甚则拒按，喜凉饮。

【原文】

白苔，凡白苔之润而薄者，为滑白，初病邪在气分也。润而厚者为腻白，湿痰重也；干燥而白者为干白，肺胃津伤，未及化黄而已干也，先以甘寒润之，待其转黄再议攻下，俟黄退见薄滑新苔，乃为病愈。若白如积粉，板贴不松者，为粉白，乃疫毒入踞募原也，温病见此最重，先以银翘散透解，如不效，再用达原饮法。

【阐释】

辨苔是温病学的重要内容，此论阐述白苔主病及论治。从白苔判断病位：白而薄、滑润，为邪在气分；白而干燥，为肺胃津伤。从舌苔判断病邪性质：润而厚者为湿痰重，干燥而白为肺胃津伤，白如积粉、板贴不松为疫毒入踞募原。从苔色确定治法：白而滑、润，是痰是湿，是在肺胃，治在宣解；由白转黄，可用攻下；白如积粉，板贴不松，先以银翘散透解，再用达原饮法。

【原文】

黄苔，有地而厚者为厚黄，甚则老黄灰黄燥裂有纹，宜用增液承气下之。虽黄而润，或薄而滑者，热未伤津也，犹可清热透表；若薄而干者，宜甘寒养津，忌苦重之药；黄白相兼，乃气分之邪未全入里，宜用表里兼治法。

【阐释】

黄苔由白苔转化而来，病邪由表及里，苔色由白转黄；热邪日盛，白苔转黄；热盛伤津，苔由润转干，由黄润转老黄，甚至燥裂。表热治在清热透表；气分之邪未全入里，宜表里兼治；热入里，苔老黄，燥裂有纹，治在增液攻下，才是增液承气汤的指征。

【原文】

黑苔，苔黑而燥者，为燥黑，甚则生芒刺，乃胃大热而津枯也，宜酌用白虎承气等剂。如黑而润者为阴亏，不可攻下；滑黑无苔为胃燥，宜甘寒养胃。又有当下而下，病已减而舌仍黑者，乃苔皮焦枯未脱，不久自脱，勿再误下也。

【阐释】

本文细述黑苔的数种不同情形，强调采用不同的治疗对策。黑而燥，胃热津枯，清气热泻腑实；黑而润，阴亏，宜养阴；黑而无苔，胃阴不足，宜甘寒养胃。重点强调的是，凡舌生芒刺，不拘黄、白、黑色，皆为肺胃热至极；经下病势减而舌仍黑，不宜再用泻下。

【原文】

绛舌，无苔而深红色为绛舌，绛而兼黄白色者，气分之邪未全入里，宜两清营卫，绛色中有黄白碎点，或大红点者，热毒盛也，宜黄连、金汁等清之。纯绛鲜色者，邪已入营，包络受病也，宜犀角、鲜生地、郁金、石菖蒲等味，重则牛黄丸、至宝丹开之。若舌色紫暗，乃其人素有瘀血，与邪相搏，当加散血之品，如丹皮、丹参、琥珀、桃仁之类；虽绛而干枯不鲜者，肾阴涸也，急以阿胶、鸡子黄、地黄、天冬等救之。

【阐释】

本文细述绛舌的数种情形及不同的治疗方法。绛由红而来，已达深红，称为红绛舌。绛而兼黄白色者，是气营同病，宜两清营卫；绛色中有黄白碎点，或大红点者，是热毒内盛，宜清热毒；纯绛鲜色，是邪已入营，宜清营通络；绛而紫暗，是素有瘀血，加用散血；绛而干枯不鲜，是肾阴干涸，要在滋肾养阴。

【原文】

自汗，温病邪热熏蒸，不因发散而汗自出，为自汗，邪退汗自止；若自汗复大热大渴，即系白虎证。里邪盛亦多自汗，必下后续得战汗方解，均不可误认为表虚也。盗汗，寐则汗出，醒则汗止也，温病伏邪内盛，热蒸于外，故作盗汗，邪退汗自止，亦勿认为表虚；若温病已愈，脉静身凉，复得盗汗或饮食劳动而自汗者，乃表虚也。战汗，乃邪气与正气相争也，气盛则一战而汗解，邪盛虽战而无汗，当其战时，不可扰动，听其自然，汗出即解。如不解，或次日，或隔一二日，必复战，勿疑为疟。

【阐释】

本文所述自汗、盗汗、战汗都是基于温病而展开讨论。温病自汗有三种情况：其一，邪热内盛，汗出邪退，为可喜的一种；汗出，仍出现大热、大烦渴，为气分热盛，宜清气，此为二；其三，邪热结里，治在泻下，可望战汗而解。盗汗，属伏邪外蒸的，邪去汗自止；如病后盗汗，即属表虚，治在补益气阴。战汗为邪正相争之象，有汗出而愈的，也有次日或一二日后再次战而汗出，需要心中有数。

【原文】

结胸，胸脘按之痛者是也，宜用加味小陷胸汤。徐徐推之使下，若但胸膈满闷，按之有形不痛者，为胸痞，宜用辛开之品，轻者杏仁、橘皮、薤白，重者枳实、黄连、半夏之类。虽舌绛神昏，但胸下拒按，即宜参以辛开，不可率投凉润也。

【阐释】

小陷胸汤为《伤寒论》方，以黄连、半夏、瓜蒌入药，主治小结胸病。陷胸汤的应用指征是胸脘按之痛，伤寒是太阳病重发汗得下之，寒邪内陷，所以有脉浮滑之征。而温病结胸，是温邪内陷，故有脉洪滑，面赤身热头晕，不恶寒但恶热，舌上黄滑苔，渴欲凉饮，饮不解渴，得水则呕，按之胸下痛，小便短，大便闭诸症，在小陷胸汤基础上加用了枳实专泄胃实，开导坚结。重要的是对胸痞的提示，胸膈满闷按之有形而不痛，轻者用杏仁、陈皮、薤白开泄为治，重者仿加味小陷胸汤法。对于胸下拒按，但舌绛神昏之症，治法仍当重用辛开。

【原文】

温病用药，须知转变，不可执定，如治湿温，于面白阳微之人，凉药用至十分六七，即勿再用，恐过凉则阳必伤也；面苍火重之人，凉药用至十分六七，虽热减身寒，仍不可遽用温补，恐火虽熄犹有余焰也。又如复脉及大小定风珠诸方，为温病阴液干枯、肝风内动之圣药，然用至数剂后，察其风平液复，即宜改用轻剂调理，若因见效，服之太过，则沉阴伤胃，必有食减面肿之患。

【阐释】

本节强调温病治疗过程中，用药要注意适度。如治湿温，用十分之六七就要当心了，面白阳微之人防止清凉伤阳，面苍火重之人注意火虽熄犹有余焰。又如复脉汤、大定风珠有阴盛伤胃之虞，要避免服之太过。

娄
杰

金有恒

一、生平简介

金有恒（1870-1921），字子久，浙江省桐乡县大麻镇（原属德清县）人。祖籍杭州，侨居余杭县临平镇，后迁居大麻。父芝石，精儿科，亦治内科，弟有壬（字仲林），均著名于当地。

金家自南宋以来，世代业医。先生幼承家学，渊源有自，读书颖悟。时芝石公年衰多病，虑祖业之失传，因命先生侍诊左右。弱冠即小试于乡里，其时父母相继去世，哀痛之余，益自淬砺。先生业与年进，学验俱丰，辨证精确，疗效显著，誉驰遐迩。曾于1915年悬壶申江，兼任沪南慈善会施诊，轮值之日，病者数倍寻常，名更大噪。其为人治病，不论贫穷贵富，一视同仁，从不计酬之厚薄。对寡妇孤儿，免收诊金，且资助药费，直至治愈为止。有时出诊甫息，忆及邻近危重病人，虽未被邀请，亦去复诊，借以观察疗效和病情变化，虽风雨深夜不能阻。晚年在大麻家乡，每因诊号过多，中餐延至一二时，晚餐延至半夜，已属常事，而先生亦不以为苦。尝谓其门人弟子曰："医者之对于病家，天职所在，无可或亏，不拘于地，不限于时，有召必往，有法必施，应诊未完，勿问他故。"可见其对病家负责之精神。此外，对地方公益，尤为热心。曾创设大麻初级小学，概免学费，使清贫孩童得有求学机会，校中开支，全部独自承担。

金氏虽声誉日著，但不自高身价，惴惴然常若弗及，犹恐学验不足，惠及无多，因此专心致志，更加奋发，尝谓："医之为道，既不可偏执一端，亦不当轻讥同业，学力心机，相资并用，庶多一经验，而后少一谬误。"足见他诊疗态度之严谨。是以30余年来，信仰日高，延聘争先，踪迹所至，北抵齐燕，南及闽粤，大江南北，皆有先生足迹。医道医德，人所共仰，故慕名而负笈从学者，先后达150余人。因材施教，循循善诱，除教以《素灵类纂约注》《金匮要略心典》等经典著作外，《临证指南医案》尤为必读之书，而对温病诸家学说，亦属必修之课，门墙桃李，代有传人，形成别具风格之金氏学术流派。根据最近查访，金氏门生与再传子弟，遍及江、浙、津、皖、鄂、粤等省市，尤以江、浙两地，嫡传私淑，到处都有。对先生之抄本医案，辗转传抄，什袭珍藏，影响所及，既广且远。先生逝世后，门人吴兰士挽有一联云："讲素问、授青囊，所承提命，历有多年；回首忆鸿恩，最难忘杖履追随，风雨同舟怜小子。浙东西，江南北，待起膏肓，不知凡几；惊心闻噩耗，又岂独门墙饮泣，山丘到处哭先生。"情深意切，颇可反映当时金氏盛名情况和大家对他的深切哀悼。

金氏医学精深，出诊时见有求神拜佛，每加告劝，道出病因，或是病中谵语，或是大热神昏的道理。故被开导放弃迷信而就医获愈的，为数不少。如一次在海宁县长安某家诊治，病家香烛高烧，正在祀神，先生诊毕曰："此病吾能治愈，不必求神求鬼。"竟用旱烟管将神模祭品撩抛一空。此种提倡信医不信巫的可贵事例，至今犹传为佳话。在金氏医案中，确实未曾见到有关迷信鬼神和谶纬玄学的叙述，这也是他思想进步的一种表现。

金氏好学深思，舟车寒暑，手必一卷，而且记忆力很强，他的文学修养和医学知识是从自学中得到锻炼和提高的。他早年的医案，是仿叶天士的体裁，后来看到著名妇科陈叔御老医师善用四六俪体，遂相仿用。秦伯未先生曾有"名振南北，学问渊深，案语多俪体，千言立就，一时无两"之评。姚若琴等也称颂："先生善属文，深得六朝神髓，故案语多以俪辞为之，有枚乘之速，相如之工。"辞虽过誉，但也足以说明其受到广大群众与同道们的钦佩和尊重。其中尤以近贤裘吉生氏所评论的"治病如析狱，诊断老练，用药轻灵，所谓合江浙时宜之法也"，符合实际，允称至当。

金氏数十年如一日，勤勤恳恳，任劳任怨，以全部精力献给了祖国的医药卫生事业。惜忙于诊务，无暇著述，所遗《问松堂医案》曾刊于1923年上海编刊的《中医杂志》，秦伯未所编《清代名医医案精华》、徐衡之等所辑《宋元明清名医类案续编》、裘吉生所编《三三医书》等，均有部分收入，单行本《金子久医案》亦有发行，深受中医界所欢迎。

综观金氏一生，是一位重视临床实践和有一定造诣的医学家。他的学术思想和治疗经验，对后世影响较大，值得我们学习整理，继承发扬。

二、学术观点与诊治经验

金氏对温病学派探研甚勤，学验俱丰，尤得力于叶天士《临证指南医案》和喻嘉言《寓意草》，并有所发挥，而且能结合临床，随宜而用。当年声誉鹊起，名振南北，也是从治疗温病方面打开局面而卓然成家的。

（一）明辨卫气营血，擅长因势利导

温热之邪，始由口鼻吸入，一般多从卫分开始，渐次传入气分、营分、血分，这种由表入里、由浅入深的"顺传"规律，表示了病情由轻而重、由实而虚的传变过程。金氏根据卫气营血的病理生理变化规律及其所反映的证候特点，审证求因，因势利导，从而能取得了比较好的效果。

金氏治疗温病，可概括地分为四个阶段：

第一阶段（相当于病在卫分时）：邪在卫分，症见发热微恶风寒，头痛无汗，或少汗，口微渴，苔薄白或微黄，脉浮数等。金氏认为系风热客表，上扰清窍，卫气开阖失司而致。据此，提出了"新感非表不解"的论点，并针对温邪的特性，认为"表中之邪，非辛凉不解"，进一步指出了治疗应以辛凉解表为法。通过发汗，使邪从肌表而解，否

则"邪无出路，势必至化为里证。"这些见解，与戴北山"邪热必有着落，方着落在肌表时，非汗则邪无出路"，以及叶天士"在卫汗之可也"的学说是一脉相承的。在立方遣药上，金氏一般选用银翘散加减，如见风热犯肺，鼻塞咳嗽，参以桑菊饮，每加前胡、象贝，而头痛较剧，或孩童患者，每加双钩等药，总以"风从表解，热从汗泄"而达邪外出为目的。这与《内经》"体若燔炭，汗出而散"及"邪风之至，疾如风雨，故善治者治皮毛……"的要旨，也是颇为符合的。对于温燥犯肺，而见干咳而喘、咽燥喉痛、心烦口渴等症状，针对"燥胜则干"的病理特点，虽邪在肺卫，也常采用喻氏清燥救肺汤，"一泄气火之焚燎，一滋阴中之津液"，有时则师其法而易其方，采取泄邪与护阴兼顾之治法。

第二阶段（相当于病在气分时）：气分证是温病过程中关系到疾病的好转与恶化的重要阶段，也是疾病顺逆的转折点。

金氏对气分证的治疗，凡邪热炽盛的实热证，如或津液未伤，或虽伤而未甚者，往往用白虎汤以清阳明之热。盖白虎汤为辛凉清热的重剂，功能解热除烦，生津止渴，方中石膏解肌，清肺胃无形实热；知母滋阴清热，以助石膏之力；甘草、粳米甘润养阴，生津液，护脾胃，方药配伍，精密周到。近人张锡纯氏曾说："药止四味，而若此相助为理，俾猛悍之剂归于和平，任人放胆用之，以挽回人命于垂危之际，真无尚之良方也。何犹多畏之如虎而不敢轻用哉？"吴鞠通认为应用白虎汤，应具有大热、大渴、大汗、脉洪大的四个特征，但金氏并不拘执于"四大"之说，常根据病人体质和证情的不同，灵活化裁。如同时兼有表证未解或阳气不足的，则加桂枝而成桂枝白虎汤以清热解表；如兼有津液耗伤，口渴舌绛，苔干脉大者，则加人参（西洋参）而成人参白虎汤以清热益气；如兼身重胸痞、苔色黄腻等湿热症状的，则加苍术而成苍术白虎汤以清热除湿等。当出现中焦燥实，见烦躁引饮、便秘腹满、谵语狂言等腑实见症时，根据王士雄"邪从气分下行为顺，邪入营分内陷为逆"的论点，以通下降浊为主要治法，曾说："燥结于下，势必阻清阳之气，气不通，则升降易窒，邪不达，则流行易阻，气郁邪郁，化燥化火。""下窍不通，上窍愈塞，上流不行，下流不通，中焦胃腑独受其

金有恒

害，津液升降愈难敷布，气愈郁则邪愈窒，邪益结则燥益盛，浊阴不降，清气何升。"于是强调"积滞不夺，热亦不衰"，主张通里攻下，以达到攻逐邪热积滞的目的。在选方上，对凉膈散推崇备至，掌握娴熟，常获应手之效，强调"一可涤肠中有形之垢，又可清膈中无形之热，一方皆可兼顾，庶无偏胜之弊"。这与《医方集解》"此上中二焦泻火药也。热淫于内，治以咸寒，佐以苦甘。故以连翘、黄芩、竹叶、薄荷升散于上，而以大黄、芒硝之猛利推荡其中，使上升下行，而膈自清"的阐述，意义颇同。对于下法的重要性及下法与病邪进退的关系，论述也颇为详尽，如"邪气一日不下夺，正气一日不来复""结粪一日不尽行，秽浊一日不廓清""通阳明之腑气，润阳明之津液，气通则邪自衰，液润则邪自下"。金氏强调通里攻下，原因即在于此。

金氏应用下法，常根据证情的轻重缓急，对症下药，或急事下夺，或轻剂缓下，或补泻兼施。曾治一例温病患者，第一方用承气汤，第三、第四方仍用风化硝、枳实、瓜蒌仁等药，一下再下，终于使这温热重症，转危为安。他提出"里积多，急下亦可存津"，深得仲景"急下存阴"的要领。但有时也主张缓下，曾说："惟上窍不通，恐下窍愈塞，稍加攻荡积滞，以冀源清流洁。""腑不通，蒌、杏、知母以润之。"这与叶天士"伤寒热邪在里，劫烁津液，下之宜猛，此多湿热内搏，下之宜轻"的论述，有其一定的相承关系。正是如此，金氏大黄比较少用，在用凉膈散时，常去大黄，或加蒌、杏，或小其制，而同样取得了满意的效果。对有些热炽邪实，已见津液燥劫而不宜攻逐结热的患者，则常用增液承气汤加减，这种"水不足以行舟"的病证，设若单纯以苦寒攻下，非但无济于事，反可导致津愈虚而便愈难的后果，故金氏每用"增水行舟"的方法以滋液润燥，从而达到回复津液、通便泄热的目的。

第三阶段（相当于病在营、血分时）：这是温病进入极期的阶段，临床上往往有邪陷心包、热盛动血、热极生风和虚风内动等危重证候的出现。这时的治疗，对热盛动风的实证，症见高热神昏、痉厥，甚至手足瘛疭的，法以清热息风、开窍宣闭，方用羚羊钩藤汤，每加金汁、人中黄等味，若肝肾阴液枯燥，虚风内动，而见身形羸瘦、手足蠕动、舌干绛、脉弦细等症状，则用滋阴养血、柔肝息风，方以三甲复脉汤为主（方中人参每易以西洋参，目的是偏重于养阴生津）。若"厥阴阳火内燃，参用桑、菊、丹皮；阳明伏火内炽，加入栀、翘、犀角"。并说："潜阳育阴，用龙骨、牡蛎，补救津液，用洋参、麦冬。"至于温病痉厥动风的原因，前人论述颇多，叶天士明确地指出："温邪内陷，厥阴夹内风上逆，遂变为痉厥。一般来讲，与心（心包）、肝、肾三经，特别是肝有密切的关系。盖肝为风木之脏，内寄相火，而主筋爪，体柔而用刚，有"将军之官"之称。而温热之邪，其火颇炽，两火相煽，极易导致热极生风，风胜木摇，而见痉厥、抽搐的险恶症状。另一方面，温邪直迫心包，所谓"逆传"之变，神明扰乱，轻则惊叫不宁，重则神昏狂言，同时也可兼见痉厥动风的危象。金氏治疗多采用清营、清宫汤化裁，配合紫雪、安宫、牛黄、至宝清心开窍、息风镇痉。至于邪热迫血妄行，出现动血（如发斑、鼻衄、便血等）症象，则用犀角地黄汤化裁。另外，对气营两燔证的治疗，提出了"清气分藉利气化，泄营热以安营络"和"清营中之伏热，泄气分之郁火"的治法，方用玉女煎、清营汤之类随症加减。

第四阶段（相当于恢复期）：这个阶段，金氏十分重视养阴，特别强调养胃阴的重要性，对喻嘉言所谓"人生天真之气，即胃中之津液"这一论点，体会极深。由于热病之后，津液每多耗伤，而胃是津液之本，所以养阴先宜养胃。金氏认为"四时百病，皆以胃气为本，调治法程，必养胃气为主"，并提出了"病久以胃气为本，治当先养其胃，务使纳谷日增，则气营庶几渐充"。常以甘柔润补之品，药如霍山石斛、西洋参、粉沙参、麦冬、玄参等味，并加糯稻根须、鲜苗叶，以取五谷生生之义。及至病已向愈，身无所苦，惟饮食不思的，也每嘱病家以火腿或红枣煎粥，注重于食物养胃和善后调养。

以上四个阶段，特别是前三个阶段，并不是截然分割的，界限也绝不是那么明显，因为疾病的证候比较复杂，有主症，也有兼症，有时还有夹杂症，而且卫气营血之间，症状也往往交错出现，或卫气互见，或营血并存，临诊时未可拘于定型成方。因此，金氏用药也不是成方照

金有恒

搬，而总是根据病人的体质、证候的主次、病邪的进退，有是证即用是药，处方遣药，灵动活泼，这些都是值得我们师法的。

（二）温病最易伤阴，贵在护养津液

温为阳邪，易伤津液，而津液之存亡往往决定病情之转归和预后之善恶。因此，护养津液是温病治疗过程中的一个重要法则。金氏认为，仲景治阳明腑实用急下存阴，治太阳中风但求濈濈微汗，这都是为了避免津液的耗伤，防止病邪进一步深入。因为津液是维持人体正常生理活动的物质基础，是血和汗的主要成分，它们之间的关系如水乳交融，不可分割，所以《内经》有"夺血者无汗，夺汗者无血"之说，一旦津液耗伤，势必影响营卫的通畅和气血的流行，特别是在温病热盛、灼津烁液的过程中，就显得更加重要。故叶天士提出"救阴不在血，而在津与汗"的学术见解。金氏根据这些理论，十分强调保津存液的重要意义，尤其是在温病入营、入血或恢复阶段，更为重视。他再三指出："凡热病以津液为材料，立方以甘寒为扼要，俾津液复得一分，则热邪退得一分。""气伤津耗，阴伤液枯，故立方存津液为第一。""大凡热病之后，须宜注重津液，津液复，则余热自清。"并反复强调"恢复一分之津液，即所以保持一分之生机"，否则"津液愈耗，风阳愈动……舍保津液外，别无方法可采"。在治疗上提出"凉润为燥热一定之治法"，主用甘寒生津和咸寒养阴两大措施，前者多用于养肺胃之津液，后者则用于滋填肝肾之真阴。如对邪在卫气，或营分阶段，津液受伤者，大多采用清燥救肺、增液、白虎加人参、玉女煎诸方，以甘寒生津为主；邪在血分，特别当下焦真阴耗损时，每以三甲复脉汤加减，以咸寒滋填为主。这是他应用滋阴养液法的一般规律。

（三）把握邪正虚实，善于判断预后

金氏在治疗温病的整个过程中，特别注意扶正与祛邪的辩证关系，十分重视"调阴阳之偏胜"。因为疾病在人体的基本矛盾，是邪与正的相互斗争，而斗争的结果，可以有两种截然不同的转归，一是正气旺

盛，驱邪外出，或消之于内，不产生临床症状；一是正气虚弱，不能抗御和战胜外邪，导致疾病的发生，在正不胜邪的情况下，使病邪乘虚而入，造成疾病的加深。因此，及早、适时地调整机体生理、病理的偏胜，达到相对的平衡以恢复健康，这是一个关键性的问题，这方面，金氏的医案中是颇有发挥的。他曾辩证地指出："祛邪即所以扶正，扶正即可以祛邪。"在应用补、泻方法时，权衡邪正双方的情况，慎防偏端而产生弊害，如案载："气津阴液，皆为戕伤，风阳痰火，自见剧烈，最关系者，力有不逮，内涸外脱，预宜防微，养正则碍邪，清邪则碍正，调治为难，已见一斑，仿喻氏清燥救肺，使正气不为清而致虚，邪气不为补而树帜。""津液与痰火相搏，正气与邪火相结，为日已多，势不两立，火炎如此，非壮水不能制其火，非涤邪不能安其正。"对于疾病的预后，也往往依据邪正关系的变化，阴阳虚实的更移，加以推断，如案述"有限之津液益病益虚，无穷之痰火愈聚愈多，正值虚而夹实，何所恃而无恐"和"风阳煽动，发现已久，阴液炽耗，显露亦久，如再寒热接踵，难免阴阳离脱"等。举凡这些，不仅说明了他对邪正关系的高度重视，而且通过精细的观察、综合的分析，能够对疾病的预后，做出比较正确的判断。如他的大弟子羊绳祖，患温病，寒热往来，适先生远道出诊不在，迨数日后回家，即去诊视，按脉察色，力劝绳祖回家，并暗嘱船工，摇船务稳，行程务快，否则恐有不测。他说：脉已散乱，正气不支，危险在即，迟恐不及到家。后来果如其言。这些例子，群众中流传不少。这也是他长期实践经验的积累，与一班危言耸听和故弄玄虚的所谓"神医"，是不可相提并论的。

（四）疏方简练精当，用药轻灵圆活

金氏在温病的用药上，可以说是随手拈来，切中病情，这与他的辨证精细、娴熟药性是分不开的。从大量的医案中，我们发现他往往在平凡中见奇效，在变化中见功力。有时大刀阔斧，如破关的猛将；有时甘淡轻灵，若水月双清。在他的方药中，既有刚柔相济，也有动静结合，有时补泻兼施，有时寒热并投，灵活变化，如珠走盘，尤以轻灵见长。

我们曾对其 200 例温病医案中的 266 张处方进行了统计，从中初步可以看出他在方药应用上的一些规律。

温病初起，用银翘散最多，每加桑叶、菊花。中期以白虎汤最多，并以此方为基础，或加西洋参以益气生津，或佐金银花、连翘以清气泄热，继用凉膈散清热存津。对于阳明腑实，用大承气汤，每加蒌、杏，而去大黄。秋燥津伤，用清燥救肺汤。暑温之偏于湿重的，初用藿朴夏苓汤和菖蒲郁金汤，继用黄连香薷饮或清暑益气汤，并常加佩兰、藿香以化浊。当病入后期，清营汤、犀角地黄汤、羚羊钩藤汤、复脉汤随证选用。肺有痰热，常加知母、贝母，胃有痰浊，每用竹沥、瓜蒌；肝中风热，常加桑叶、菊花和钩藤；肝阳动风，三甲加减使用，同时每用蝎尾以增强镇痉之力；痰迷心窍的，或加胆星、天竺黄，或佐菖蒲、猴枣散；热极动风的，用犀角、羚羊角、金汁、人中黄；热极动血的，加鲜生地黄、大青叶、山茶花、白茅根；痰出不爽，参入橘红、竹茹；大便秘结佐以蒌仁、杏仁；祛风加桂枝、野桑枝；利络用橘络、丝瓜络；育阴潜阳，用牡蛎、石决明；补津救液，取麦冬、西洋参。在养胃阴方面，石斛的应用比较普遍，而且范围也较为广泛，有时较早即用，虽有湿也在所不顾，这与他一贯主张养津存液的观点，似有一定的关系。其他如糯稻根须、沙参、麦冬、鲜稻苗叶也较多用。至于安宫牛黄丸、至宝丹、紫雪丹这类成药的应用，将在湿温病的治疗中叙述，这里从略。

（五）治疗湿温的经验

湿温是温病中常见的一种疾病，其病因为感受湿热之邪，并以身热不扬、身重胸痞、渴不引饮、苔腻、脉象濡缓为主要临床特征。特别是在我国东南沿海地区，发病较广。故叶天士有"吾吴湿邪害人最广"之说。江浙一带，正是金氏长期从事医疗活动的地方，所以对湿温的诊治亦积累了丰富的经验，阐述非常精辟。在病因上曾说："时在湿令，所感之气，名曰湿也；湿属有质，伤其清气，气郁化火，名曰温也。"在病机上则说："大凡湿邪化热，谓之湿温，湿邪蔓延三焦，充斥营卫，外不得汗，内不得下，蒸腾之热，灼津伤液，多烦少寐，有痰无咳。""湿为有形之浊邪，最能阻于气分，气郁邪郁，渐从热化，热炽蒸蒸，蔓延欠解，外攘酿痦，内扰酿痰。""湿为重浊之邪，最易害及肌肉，阻碍气血流行之所。"并说："暑邪无形而居外，湿邪有形而居内，上下内外之间，邪相搏击，内则邪郁而酿痰，外则邪泄而酝疹。""湿温为病，变幻不一，出于阳，有汗而不衰，入于阴，有下而不解，氤氲中焦，蒙闭气分……最虑者，湿热迷蒙不定，酝酿疹痦，不得不防。"对湿的属性也指出了"湿为黏腻之邪，固属纠缠"和"湿有黏腻之性，最难骤然廓清"。由于湿性重浊而属阴邪，所以其来也渐，其去也迟，在治疗上既非寒邪之一汗可散，亦非温热之一凉可解，而金氏对该病治疗，总的见解是论其湿之重浊，原非一汗可解，热多湿少，主治不得不用清凉，湿胜于热，药当芳香以苏气，淡渗以宣湿，其中尚有余波，略佐清化其热，庶免顾此失彼之虑。对该病的偏热偏湿，以及先后主次之间的辨证施治，做出了概括性的描述，言简意赅，有一定的指导意义。

归纳其具体治法如下：

初病邪在表卫，阳气为湿所遏，故常有恶寒头痛的感觉，由于湿郁在里，所以同时也可兼有胸脘痞闷、苔白不渴、身重体痛、身热不扬的症状，这时常以藿香正气散、香薷饮加减应用，以达到宣化表湿、兼渗里湿的目的。

卫分不解，转入气分。湿温稽留在气分的时间较长，变证亦多，由于湿性淹滞，缠绵难解，氤氲中焦，留恋不撤，所以古人有"剥蕉抽茧，层出不穷"的比喻，如因湿郁热伏，窒碍气机流行，治湿时，佐以理气苏气，用三仁汤及诸泻心汤，从而使中焦湿热之邪内泄外达。当出现胃热熏蒸，阳明气盛而致热重于湿的症状时，应引起高度的重视，如果治不得法，极易造成阳明里结，伤津劫液，以致神昏痉厥的变证，这时治疗以清热为主，化湿为辅，常用辛开苦降或苦寒泄热，如王氏连朴饮、苍术白虎汤等，每加芦根、滑石之类。他说："热自湿中而来，仍以石膏清降，先清其热，使孤其湿。"这个"孤其湿"的论点，虽不能说是他的创见，但有他独特的发挥。因为湿温是湿热相交为患的一种疾病，湿与热两者之间，相依为伍，湿滞难解，但不管偏热偏湿，它的

金有恒

· 159 ·

转归是热化，所以抓住"先清其热"，是完全必要的。然后在孤湿无恃的情况下，兼治其湿，这样可以达到湿热分离，分而治之的目的。叶天士曾有"或透风于热外，或渗湿于热下，不与热相搏，势必孤矣"的论述，但这只是说明渗湿于热下的治法及它的重要作用，其目的是避免湿热搏结，而使邪势孤立，从而解除病邪。这与金氏所说，从治疗目的上来讲，二者完全相同，但就其明确地提出"孤湿"这个论点，并作为一个单独的治疗方法，是有其积极的意义的。而对于湿重于热的，由于浊邪久踞，脾运受困，不能运化湿邪，也易导致腹满、便泄、黄疸、便血等症状。在这种热蕴湿中，湿闭其热的时候，治湿就显得特别的重要。这时以化湿为主，清热为辅，方如藿朴夏苓汤、三仁汤等。至于湿热并重，如见身热烦闷、肢倦神烦、有汗而热不解、便秘溲赤、舌苔黄腻等症状，则用甘露消毒丹以清热化湿。由于"湿为重浊之邪，最易阻碍气血流行"，以致"升降为之逆乱，气机为之窒阻"，所以他对升清降浊和通下之法，颇为重视，曾说："为今之计，当分清浊为上策，调行腑道为辅佐，务使清者升，浊者降。"并说："夏令时序，湿邪蕴蓄募原，湿阻蒸热，壮热不衰，治当通降胃腑，务使胃为下行，则大便自通，而伏火易熄，此为釜底抽薪之意也。"同时还指出"气化利，蒸腾之湿热自可随气而行；机关通，则氤氲之积滞亦可随而下之"。方用凉膈散化裁，每加蒌、杏之类。由于湿郁易于酿痰，此时常可出现痰湿胶柱，痰浊内阻，以致清阳被蒙的症状，金氏有鉴于此，也曾提出："湿邪从阴而酿痰，痰阻气分……痰为黏腻之物，犹易阻害清阳。"并说："湿蒙清阳，内则脘满呕恶，外则四肢厥冷，自汗溱溱，脉象沉滞。"而且特别指出"神朦嗜寐，是湿浊之蒙蔽，即是内闭；汗出如雨，是浮阳之泄越，即就外脱"，可见其辨证精细之一斑。

对于湿蒙清窍而致内闭外脱的治疗，提出了"急当芳香宣浊，以开蒙闭"的救急主张，药用菖蒲郁金汤等剂，"透热转气"，因势利导，从而使很多危急病人化险为夷，转危为安。

当湿邪化热化燥，迫入营血，出现高热、神昏谵语、斑疹互见，甚至肝风内动之手足瘛疭等险恶症状时，常用清营汤、犀角地黄汤等剂，并加龙齿、牡蛎等介类以潜阳，羚羊角、蝎尾以镇痉；若见神昏糊语，舌质红绛，常加安宫牛黄以清热开窍；对高热，烦躁不安，手足乱舞而兼痉，则加紫雪丹以清热解毒镇痉；而对神朦嗜寐，舌苔虽赤，仍有垢浊而腻，则用至宝丹清热化痰开窍。与此同时，金氏还十分注重保津存液这一要点，如案中"法当甘凉存津养液，参用介类潜阳息风"和"育阴存津，一定成法，潜阳息风，当不可少"等叙述，是屡见不鲜的。

此外，金氏在湿温的治疗中，对脾胃功能极为重视。盖胃为水谷之海，脾为湿土之脏，故湿温之邪，最易侵犯脾胃。薛生白曾说："湿热病属阳明太阴经者居多，中气实则病在阳明，中气虚则病在太阴。"叶天士则说："在阳旺之躯，胃湿恒多，在阴盛之体，脾湿亦不少，然其化热则一。"对于脾虚生湿的，金氏强调健脾燥湿，胃气不足的主张健脾醒胃，曾说："胃主藏纳，而主降通，胃气窒则水谷聚湿而酿痰。""热从阴来，原非寒凉可解，湿从内生，亦非香燥可去，必当先醒其胃，希冀胃气得展，则真元自可充复，而阴液亦可滋长，即前人所谓'人之气阴，依胃为养也'。"再则，在湿温治疗过程中，他反对发汗太过，曾说："夫汗乃人之阴液所化，汗出既多，则真阴何堪支持，而津液亦难上供。""汗为心之液，多汗则心虚，阳为神之灵，阳亢则神耗。"并一再指出"汗多愈易伤液，痉厥善于发生""湿温多汗，最虑生波""湿家不宜过汗，汗之则变痉"等。这些见解，都有一定的科学性，应很好地加以研究。

三、原文选释

（一）风温论治

【原文】

风温由皮毛而入肺，肺者卫也，肺虚则卫疏，卫疏则易感。感入之，则肺气易伤，清肃失司，遂令咳嗽气逆。当以辛凉透表，以解外来之风温。而风温为燥血之邪，燥从火化，热归胃经，故肺胃为风温必犯之地，而凉润又为燥热一定之治法也。

【阐释】

此论传承了陈平伯、叶天士论治风温的大法，文中"风温为燥血之邪，燥从火化，热归胃经，故肺胃为风温必犯之地，而凉润又为燥热一定之治法也"，点出了风温的病位和治法要点。

（二）暑湿小议

【原文】

大凡六淫之邪，多因乘虚而袭。时当炎夏之令，人在气交之中，难免感受时令之邪。暑必夹湿，暑邪从阳而亲上，故上先受之，湿邪从阴而亲下，故下先受之。暑为熏蒸之气，无形而居外，湿为氤氲之邪，有形而居内，上下内外之间，邪相搏击。暑先入心以助君火，湿先入脾以伤气分，气郁渐从热化，邪由气而入营，热蒸肺胃，灼津酿痰，外达皮毛，酿疹化痦，此痰从气化，疹从营出之由来也。营分既受邪累，肝阳安能宁静，阳炽风动，气阻痰迷，且痰为有形之物，最易阻气，痰浊之蒙蔽，肝阳之升越，阴液之内耗，阳津之外伤，则神烦少寐、壮热谵语而诸证蜂起矣。若论治法，湿性重浊，原非一汗可解，湿胜于热，法宜芳香苏气，热多湿少，不得不用清凉。自当甘凉，救肺胃之阴液，以拯上炎之危；佐以咸寒，清肝胆之阳火，以制内风之动。如痰浊炽盛，清阳为蔽，宜清肃上焦，庶免顾此失彼。而于暑湿邪退正虚之际，攻补最难措手，养阴则碍邪，清邪则碍正，存津养液为第一要着。如湿中尚有余热，略佐清化其热，自亦不可偏废也。

【阐释】

暑必夹湿，对于暑湿的发病季节、病性、病位、病机和传变，金氏有很多发挥，特别是对湿与热的孰多孰少的治法，发挥尤精。对恢复期邪退正虚的治疗，亦有很好的借鉴作用。

（三）论湿温多汗忌

【原文】

天气燠热，必有大雨，人气烦热，必有大汗，始终无汗，邪何由泄？欲求热势开凉，务在表卫疏泄，表卫通流，则肤腠汗出溱溱，而热势始可退舍。盖风温一表可散，伤寒一下可愈，而湿为重浊之邪，从阴而亲下，性本黏腻，固属纠缠，原非一汗可解。湿邪伤气而化热，热蒸于液而汗泄，表汗多，再汗徒伤其表，无如汗出过多，气液势必受伤，津液无所敷布，阻碍升降流行，上下内外之间，郁邪氤氲不散，充斥气营，流连三焦，化疹化瘰，伤津伤液。夫汗者，乃人之阴液所化，汗多必然伤阴，则真阴何堪久持，而津液亦难上供。汗为心之液，多汗则心虚；阳为神之灵，阳亢则神耗。神朦嗜寐，是湿浊之蒙蔽，即是内闭；汗出如雨，是浮阳之泄越，即是外脱。故云，湿温多汗，最虑生波，汗多防厥，厥来防脱。"湿家不宜过汗，汗之则变痉"，此仲景之名言也。

【阐释】

吴鞠通《温病条辨》对湿温的治疗提出了"三忌"之说，"忌汗"即是其中之一。湿温忌汗的理由及其误汗、多汗所造成的变证，金氏对此作了精要阐述，读后多有启发。

（四）温病论下

【原文】

凡热病中，燥结于下，势必阻清阳之气，气不通则升降易窒，邪不达则流行易阻。气郁邪郁，化燥化火，下窍不通，上窍愈塞，上流不行，下流不通，中焦胃腑，独受其害，津液升降，愈难敷布。气愈郁则邪愈窒，邪益结则燥益盛，浊阴不降，清气何升？积滞不夺，热亦不衰，邪气一日不下夺，津液一日不来复，里积之垢既多，急下亦可存津。胃宜柔则和，腑以通为用，胃气和则亢阳不为升腾，腑气通则热邪不致留恋。

金有恒

· 163 ·

【阐释】

吴又可《温疫论》强调攻下法在治疗温疫病上的重要作用，别出心裁地提出"急症急攻""下不以数计"等名论。金氏承袭前贤经验，对温病运用下法的机理作了精辟的阐发，指出"积滞不夺，热亦不衰，邪气一日不下夺，津液一日不来复，里积之垢既多，急下亦可存津"，道出了下法的作用机理，其关乎温病的转归和预后，跃然纸上。

（五）温病注重津液

【原文】

六淫之邪，咸从火化。火为无形之邪，滋蔓无定，火炎于上，肺失清肃，燥从火化，热归胃经，故肺胃为风温必犯之地。盖燥热为销烁之气，燥则伤津，热则伤液。津为邪所耗，液为火所烁。有限之津液日形竭蹶，无穷之热邪日形猖獗，伤津伤液，在所不免。大凡热病之后，须宜注重津液。热证注重于阴，阴一日不复，邪一日不退，欲求退邪清热，务在存阴生津，故热证以津液为材料，而凉润为燥热一定之治法，立方以存津液为扼要，甘凉为第一之要务。刻刻注重津液，俾津液复得一分，则邪热退得一分。津液日复，余热日清，使阴分日渐来复，则阳自潜而热自泄，故舍保津存液，别无方法可采。否则阴愈延愈耗，阳益胜益炽，气津阴液，皆为戕耗，阴竭于内，阳越于外，内涸外脱，阴阳离决。

【阐释】

前贤治疗温病，十分强调"存津液"，有谓"留得一分津液，便有一分生机"。《温病条辨》更明确指出："本论始终以救阴精为主。"金氏有鉴于此，在论中对温邪易耗津液和生津养液治法在温病治疗上的重要作用予以阐述，言简意赅，句句在理。

四、医案选按

兹录《金子久医案》数则如下。

温病学派

（一）风温案

案1 风温由皮毛而入肺，秽浊从口鼻而入胃，前用辛凉透皮毛以解风温，芳香宣阳气以逐秽浊，汗泄蒸蒸，在表之风温渐从汗衰，大便频频，在里之秽浊渐从下夺。而舌苔仍形黄腻，其中尚有浊邪，诊脉象依然数大，上焦犹有风热。风为阳邪，鼓荡肝阳，阳升于上，耳窍为鸣，风淫末疾，指节为酸，阳动则心烦，热炽则唇燥，胃气尚窒，纳谷未增，病邪专在气分，气郁渐从火化，大旨似宜前辙，以芳香轻扬法。

羚羊角　连翘　山栀　钩钩　鲜石斛　滁菊　丝瓜络　橘红　佩兰叶　瓜蒌皮　郁金　桑叶

【按】风温袭受，在外之表邪已得汗泄而解，在内之秽浊亦从下夺而退。惟脉仍数大，上焦风热未撤，纳谷不增，胃家气机尚窒，病之重心，专在气分。气郁则化火，火升则阳动，故治法轻清宣气，芳香苏气，气机通畅则内外流行，而诸症可去。羚羊角一味，取其有散风清热之功，当时货源较多，价亦不贵，故恒多用之。

案2 咳呛已有一旬，身热亦见七日，表邪有余，终日热不离体，阴分不足，统夜热甚于肢，每日咳呛有一二十声，每夜身热无片刻之凉，胃纳较昔减去一半，隔时热中又见畏寒，左脉浮数而大，右脉滑弦而数，舌苔薄白，唇口干红，表中之风非辛凉不解，里中之热非甘凉不泄，调治法程，姑仿其旨。

连翘　玄参　桑皮　丹皮　杏仁　蛤壳　川石斛　山栀　薄荷　菊花　橘红　竹茹

二诊：身热已有退舍，咳呛未见减去，有声有痰，肺燥脾湿，口舌唇红，湿蒸热腾，胃纳仍然减退，更衣依然通利。左部脉象搏指而大，一由肝火有余，一由肾水不足；右部脉象弦滑而数，半由肺金多燥，半由胃土多湿。燥火上炎为咳逆，湿热中焦为嗽痰，夏令湿火用事，治法务在潜火，气火一降，咳逆日缓。

铁皮石斛　菊花　秋石　玄参　杏仁　芦根　冬桑叶　苡仁　丹皮　橘红　地骨皮

金有恒

三诊：预拟廓清肺胃标病，藉以潜育肝肾本病。

粉沙参　青蛤壳　知母　玄参　丹皮　茅根　川贝母　铁皮　石斛橘红　秋石　菊花　甘草

【按】叶天士曰："温邪上受，首先犯肺。"肺失清肃，咳嗽有矣。脉见浮数而大，舌苔薄白，可见表证未解，邪留肺卫。金氏治温病初期，病在卫分者，辄以辛凉解表法，主张"表中之风，非辛凉不解"，而内热之盛，亦宜甘凉以泄之，此宗《素问·至真要大论》"风淫于内，治以辛凉，佐以苦，以甘缓之"之旨也。复诊身热见退，惟咳嗽未减，良由肺金多燥，脾胃多湿使然，改方以泄火清金为主。三诊廓清肺胃，兼顾其本，前后用药，粗看似觉驳杂不纯，但实为经验之方。

案3 时感风温，逗留肺胃，外达皮毛，发现斑痧，内郁气分，酝酿痰热，痰阻清肃，时或咳逆，热入肝窍，目眶癣痒，稚阴不足，病热晡剧，脉象浮数而滑，当用轻清宣泄。

羚羊角　连翘　黑山栀　钩钩　川通草　橘红　瓜蒌皮　象贝　忍冬藤　滁菊　白杏仁　竹茹

【按】风温由皮毛而入，邪袭肺卫，肺失清肃，气郁酿痰，致有咳逆之患。邪不外解则渐入阳明，邪欲外泄则发为斑痧，稚体阴分不足，脉见浮数而滑，证脉合参，既非麻疹之热毒，亦非营分之斑块，显系时感之邪，化成斑痧之类，故其邪尚在气分，治以轻清宣泄，显在情理之中。

（二）暑温案

案1 天暑地热，经水沸溢，上见吐衄，下见崩漏，血去之后，营阴大耗，暑热乘虚羁入营分，是以身热暮剧，口渴引饮，肝阳乘扰阳明，烦闷气逆懊恼，脉象左部弦芤，右部大小不匀，当用清营通络，佐以潜阳平木。

犀角尖　鲜生地　赤芍　粉丹皮　连翘　黑山栀　橘红　参三七广郁金　石决明　牛膝　白茅根

【按】暑热伤营，血热妄行，热甚伤络，上有吐衄，下见崩漏，加之热灼津伤，口渴、胸闷、懊恼、气逆等症相继出现。但脉象弦芤不匀，并不沉细。治法清营分之热以通络，潜肝阳之亢以平木，药用犀角地黄汤清营凉血，参三七去瘀生新，白茅根之清热，牛膝之引血归经，决明平肝潜阳，山栀清火除烦，急则治标，良有以也。

案2 热蒸营分为疹，热蒸气分为瘄，夫一疹一瘄尚不足以去邪，为日已有一旬，正气有所不逮，神识昏，谨防内闭，手足抽，又虑外厥，脉弦滑而数，舌淡绛有刺，热证以津液为注重，治法以甘凉为扼要，加轻清之品以宣肺气，参灵介之类以潜肝阳。

西洋参　玄参　胆星　羚羊角　连翘　芦根　熟石膏　知母　石决明　钩钩　淡甘草　竹沥

二诊：痰阻碍气分，热迫入营分，津为邪所耗，液为火所烁，唇焦齿燥，舌绛口渴，神识有时昏糊，语言有时错乱，最关系者早暮不寐，邪由此不潜消，风由此有炽动，顷刻便下甚多，时常汗泄不少，左脉细弦而数，右脉小滑而数，治当清邪承阴，参用泄风潜阳。

羚羊角　生地　石斛　茯神　桑叶　菊花　川贝　郁金　钩钩　橘红络　西琥珀　竹叶卷心

三诊：暑风伤气，湿痰阻气，肺火失降，胃失通行，胸脘痰滞，颈项瘄泄，为日二旬，气阴受伤，左脉数大，右脉数滑，舌干燥，口喜饮，甘凉生津，咸寒存液，兼宣无形之气，以涤有形之痰。

冰糖煅石膏　银花　玄参　杏仁　甘草　枇杷叶　粉沙参　茯神　竹沥　连翘　橘红　苡仁

四诊：白瘄渐次而回，身热复觉增剧，气火上凌，咳呛频仍，湿热下注，泄泻并作，寐不安宁，痰不爽豁，舌质黄腻，根底带灰，左脉疾大，右脉疾滑，病起三旬有余，邪势尚见鸱张，恐力不胜任，殊为棘手也，涤膈上有形之痰，清肠中无形之火。

羚羊角　胆星　橘红　扁豆衣　鲜石斛　竹沥　杏仁　葶苈子　茯神　苡仁　淡甘草　煅石膏

【按】 该案先后四诊，病程较长，其势亦重，非但未见好转，且日益加重之象。虽有瘄疹，不足以去其邪；泄泻并作，未足以去其热，

金有恒

· 167 ·

正虚邪盛，内风煽动，神昏痉厥，相继而来，脉弦细数而滑，苔黄燥灰带绛，病越一月，邪势鸱张，内闭外脱，不得不防。金氏首用辛凉透热，继用甘寒救津，并以清营解毒之剂，方以白虎汤、羚羊钩藤汤加减，堪称合拍。案云："热症以津液为注重，治法以甘凉为扼要。"寥寥数句，道出了金氏治疗温病重视保津养液，以及善用甘凉之品以生津液的学术特点和经验。

（三）暑湿案

案1 暑湿久伏于内，复加风寒袭表，中腑兼有食滞，气机失宣。始患寒热似战，欲疟欠达，邪无发泄，蕴逗阳明，阻气化热酿痰，中脘窒滞不通，二便俱涩，气逆口渴，夜少安寐。风性轻清，善走皮毛，所以遍体发现似斑非斑，似疹非疹。昨复见寒热，无非风邪尚留表分，顷诊脉象浮滑而数大，舌质白腻带黄而尚润，身体并不酸楚，神识亦不烦躁，可见卫有流通之机，营无邪热相干，当用清气宣腑为要务，泄热利痰为佐之。

淡豆豉　黑山栀　银花　铁皮鲜石斛　陈枳壳　连翘　瓜蒌皮　丝瓜络　酒炒黄芩　莱菔子炒研　橘红　竹茹

【按】暑湿久伏，新感引发，邪在表分则寒热似战，邪留阳明则化热酿痰。中夹食滞，二便俱涩，内外相应，表里同病。唯舌苔白腻，虽带黄而尚润，而神识亦不昏烦，脉象浮滑而数大，由此可知，热邪未入营分，见症尚在气分为多，故治法以清泄气分为要务，余如利痰宣腑，表里双解。此案虽有类似斑疹之见，但不拘于此，据以舌不干绛，脉不细数，神不烦躁，明确指出："营无邪热相干。"判断老练，洵非易事。

案2 暑为熏蒸之气，湿为氤氲之邪，二者皆伤气分，气郁渐从热化，由气而入营，所以疹痦赤白并现，遍体磊磊密布，身热蒸蒸如燎，烦扰少寐，黏痰欠豁，纳废便秘，唇燥舌干，脉象左数右滑。病邪专在肺胃，阴液已受戕伤，时当炎暑逼迫，诚防逆传迁变，第其表邪尚实，未便专顾营阴，治以辛凉解肌，甘寒清邪。

连翘　黑山栀　薄荷叶　橘红　知母　鲜石斛　瓜蒌皮　象贝　杏

仁　益元散　丝瓜络　石膏

【按】叶天士云："长夏湿令，暑必兼湿，暑伤气分，湿亦伤气。"暑湿之邪，皆伤气分，蕴扰肺胃，留恋气营，以致疹瘄互见，身热如燎，烦扰少寐，此阴耗液伤，心营暗耗之象，此时治法以清暑化湿养阴清营为宜，但因"表邪尚实"，宗叶氏"入营犹可透热转气"之旨，故未便专顾营阴，以辛凉解肌，甘寒清邪为务，方取银翘散、白虎汤意而化裁之。

案3　稚质懦弱，阴常不足，阳常有余，理势然也。阴虚则热炽，阳亢则痰旺，当此炎暑蒸迫，体虚难胜时热。热者暑邪也，暑者必夹湿，暑先入心，以助君火，湿先入脾，以伤气分，气失输运，热迫旁流，大便为之泄泻，小便为之欠利，为日已多，阴液受伤，致令口渴索饮，神疲嗜卧。邪热炽盛，肝阳煽动，所以目窍少泪，手指时厥，顷视舌苔薄白，摩之并不枯燥，诊得关纹青紫，尚未越出辰位，借此两端，犹有一线之机耳，急当渗泄气分以和脾，佐以宣化热邪以平肝，药取甘凉轻清，庶不耗伐生气。

霍山石斛　益元散　茯神　连翘　钩钩　青蒿子　葛根　於术　六神曲　车前子　莲梗子

二诊：身热已退，病有转机之兆，胃纳未增，脾失苏运之司，关纹尚青，脉形犹数，稚体阴虽欠充，其中余邪尚留，仍宗前方出入，以冀缓图。

於术　扁豆　神曲　益元散（包）　连翘　橘红　姜半夏　青蒿子　胡黄连　砂壳　谷芽　鲜莲子

【按】稚体阴虚，感受暑湿之邪，邪热炽盛，肝阳煽动，以致神疲嗜卧，手指时厥，治以清气泄热，平肝和脾之法，服后身热见退，诸症好转。唯余邪未清，胃纳未振，仍宗前法调理，以善其后。案中有"顷视舌质薄白，摩之并不枯燥，关纹青紫，尚未越出辰位，借此两端，犹有一线之机耳"，可见其诊断之细心，判断之老练。

（四）湿温案

案 1 风暑湿三气合而成热，热阻无形之气，灼成有形之痰，清肃失司，酿成咳呛，热蒸肺胃，外达皮毛，所以斑疹白㾦相继而发，点现数朝，遍体似密非密，汗泄蒸蒸，肌腠热势午缓午剧，脉象左部数而带软，右手滑而不疾，舌质白而尚润，似见绛燥，真元虽虚，病邪尚实。所恃者肝阳渐熄，两手抽掣已缓，所虑者疹发无多，邪势未获廓清，如再辛凉重透，尤恐助耗其元；若用甘寒重养，不免助炽其邪，兹当轻清宣上焦之气分，务使余邪乘势乘隙而出，略佐清肃有形之热，以冀肺气不致痹阻，录方列下，即请法政。

连翘　黑山栀　鲜石斛　橘红　丹皮　益元散　通草　丝瓜络　胆星　瓜蒌仁　银花　天竺黄　活水芦根

二诊：白㾦渐次而退，身热尚未开凉，但汗泄蒸蒸未已，而胃纳淹淹未增，脉象左关仍形弦滑，右寸关部亦见如前，舌腻苔白，口觉淡味，其无形之暑邪已得汗解，未有形之湿邪难堪汗泄，毕竟尚郁气分，熏蒸灼液酿痰。痰为有形之物，最易阻气，所以中脘犹觉欠畅，清阳为痹，下焦亦有留热，腑失通降，是以大便艰难，为日已多，阴液尚未戕耗，㾦发已久，真元不免受伤，当此邪退正伤之际，攻补最难措手。论其湿之重浊，原非一汗可解，前经热多湿少，主治不得不专用清凉，顷已湿胜于热，录方未便仍蹈前辙，兹当芳香以苏气，淡味以宣湿，然湿中尚有余热，略佐清化其热，庶免顾此失彼之虑。

连翘　扁石斛　通草　滑石　苡仁　鲜佛手　瓜蒌皮　赤芍　银花广郁金　佩兰叶　姜竹茹

三诊：白㾦已回，热有廓清之机，大便已下，腑有流通之兆，胃纳尚钝，中枢失转运之司，舌苔犹腻，湿浊无尽彻之象，但湿为黏腻之邪，固属纠缠，蒸留气分之间，最易酿痰，脉象左关仍弦，右关尤滑，余部柔软少力，病起由于暑湿化热，必先伤于阴分，然病久耗元则气分亦未必不伤，阴分一虚，内热易生，气分一亏，内湿易聚，热从阴来，原非寒凉可解，湿从内生，亦非香燥可去。刻下虚多邪少，理宜峻补，无如胃钝懈纳，碍难滋腻，当先醒其胃，希冀胃气得展则真元自可充复，而阴液亦可滋长，先贤所谓人之气阴依胃为养故耳。

豆卷 绿豆衣 云茯苓 广皮 仙夏 广郁金 佩兰叶 佛手 川石斛 赤小豆 砂壳 稻苗叶

【按】湿为重浊之邪，性属黏腻，原非一汗可解，湿热相结，留恋气分，化疹化痦，邪亦未彻，此案现存三诊，从"如再辛凉重透，尤恐助耗其元"之句来看，以前当有初诊，并可测见首方以辛凉透邪，继之用清宣上焦气分之法，总以清热透气为治。然湿邪逗留气分较久，偏热偏湿，夹痰夹食，亦须随证而异。案云："前经热多湿少，主治不得不专用清凉，顷已湿胜于热，录方未便仍蹈前辙，药当芳香以苏气，淡味以宣湿，然湿中尚有余热，略佐清化其热。"此段文字，概括性叙述治疗湿温的基本法则，颇有实用价值。至于对该例患者，认为"热从阴来，原非寒凉可解；湿从内生，亦非香燥可去"，故在已获效验的基础上，"先醒其胃"。须知湿温之证，阳明必兼太阴，盖因脏腑相连，湿土同气，故以健脾苏胃，盖胃气得展，则真元可复而阴液可充，这种养胃为主的方法是金氏治疗温病后期经常采用的一种措施，旨在扶后天生生之气，促使病体康复。

案2 大衍余年，真阴始衰，凡人气以成形，赖气机输运得宣，肠胃无阻愆之患，何病之有！述症先由情志之碍，继受暑湿之感，暑为无形清邪，必先伤其气分，湿为有形浊邪，亦能阻于气分，气阻邪郁，渐从热化，热炽蒸蒸，蔓延欠解，外攘酿痦，内扰酝痰。上焦清肃失行，清阳蒙蔽为耳聋，下焦健运失宣，热迫旁流为便泻，痰热占据乎中，升降格拒为脘满纳废。病起两旬有余，阴液为邪所击，前经汗出过多，阳津为汗所伤，肝阳素所炽盛，阴火似欠潜藏，阴液阳津俱伤，肝木无以涵制，每交子丑之时，肝阳上乘清窍，致令巅热，内风淫于四末，遂使肢麻，阳明机关失司，遍体为之酸楚，窍络窒阻欠灵，舌音为之謇涩，顷诊左关脉象弦数，右寸关两部滑数，左右尺部俱欠神力，舌质满绛，中带黄色，咽喉窄隘欠舒，口渴而不喜饮，病属湿温，最属纠缠，治当清三焦之热邪，涤气分之痰浊，参入甘凉养胃以生津，介类潜阳以息风。

连翘　银花　橘红　益元散　仙半夏　西洋参　通草　石决明　麦冬　丝瓜络　茯神　竹二青

【按】湿温绵延，二旬有余，气阻邪郁，化热酿痦，清阳被蒙，致有耳失聪听，痰热踞中，遂使升降格拒。汗出过多，阴液不免受伤，肝木失涵，肝阳势必上亢，余如肢麻体酸、舌音謇涩皆为窍络窒阻之象。热蒸酿痦酝痰，而有脘满瞀闷，此气分已受其伤；舌质绛而中黄，口虽渴而不饮，此营分亦受其侵也。湿温际此，最为淹缠，因此前人有"剥茧抽蕉，层出不穷"之喻，金氏以"清三焦之热邪，涤气分之痰浊，参入甘凉养胃以生津，介类潜阳以息风"，合清热、涤痰、养阴、息风于一炉，而重心在于气分之宣泄，药似平淡无奇，然亦用心良苦。

（五）伏暑案

案1　伏邪久羁，风寒暴袭，加以饮食之滞，扰动湿浊之痰，风寒伤及流行之经络，食滞窒其升降之气机，邪郁气郁，化火化热，援引肝胆之风，扰动肺胃之痰，忽有昏乱欲狂，忽有抽掣欲动，表气开，汗出沾衣，里气阻，脘闷作噫，胸腹一带疹点透露，大小二便俱见窒滞，左脉搏指而带弦劲，右脉数大而兼弦滑。天气燠热，必有大雨，人气烦热，必有大汗，汗多防厥，厥来防脱，欲求神清气爽，务必目睫安睡。清肺胃有形之痰火，潜肝胆无形之风阳。

羚羊角　滁菊　桑叶　茯神木　石决明　钩钩　连翘心　山栀　芦根　真细珀　橘红络　竹茹

二诊：昨诊脉象，适值昏乱狂躁，脉不平静，颇有数大，今诊脉象，正在神清气爽，左手弦劲，右手滑大，昨夜达旦，寤不肯寐，汗虽出而未见滂沱，疹虽露而未获畅布，外感之风寒已从表汗而外解，内蓄之痰火仍阻气分而内郁，壅滞阳明之府，扰动少阳之经。阳明者胃也，胃不和则卧不安；少阳者胆也，胆不清则寐不宁。舌红口渴，是阳明之热见端，耳鸣手动，是少阳之风征兆。治法清阳明燔灼之热，参用潜少阳掀旋之风。

羚羊角　石决明　滁菊　鲜石斛　钩藤　桑叶　龙胆草　丹皮　山栀　茯神木　竹茹　翘心　芦根

三诊：昨日前半夜，先厥逆后昏乱，迨至后半夜，先安寐后更衣，顷诊脉象，左手仍是弦劲，右手依然数大，按之均无神力，刻视舌苔前半尚形薄腻，右半犹见糙燥，扪之颇不润泽，胃中之津液已受戕耗，肝中之风阳未能扑灭，所下大便水多粪少，所见气逆咳多痰少，面色有时妆红，手指有时蠕动，膈上之痰未删，腑中之垢未净，今夜当虑变端，未便遽许妥当，录方存津养液，参用息风涤痰。

羚羊角　桑叶　石决明　钩钩　白杏仁　滁菊　鲜石斛　丹皮　茯神木　胆星　竹茹　郁金　芦根

四诊：肤腠汗泄蒸蒸，热势渐渐和缓，在表之邪已衰，在里之火尚盛，火盛生痰，痰盛生风，风胜则津燥，火炎则液干，心神为火而不宁，肝魂为火而不藏，心悸胆怯多恐，指掣手抽少寐，左手脉搏指弦劲，右手脉柔软滑数，舌或糙或润，苔或白或灰，唇尚焦，口尚渴，一身之真阳为邪所耗，一身之真阴为火所烁，三焦之郁热尚未廓清，六腑之积滞犹未尽化，法用甘凉存津养液，参用介类潜阳息风，涤痰当不可少，化滞尤不可废。

霍山石斛　石决明　龙齿　羚羊角　牡蛎　滁菊　竹茹　佛兰参　冬桑叶　郁金　茯神木　胆星　瓜蒌仁

五诊：左脉弦劲未退，风阳尚有煽动，右脉滑大未尽，痰火犹有炽盛，舌根灰白带腻，舌尖淡绛而滋，寐中多梦，寝中少宁，身体乍有烦热，头面乍有汗泄，心空悸，脘嘈杂，阳津为火外迫，阴液为火内伤，肠腑之中还有垢滞，传道失其常度，更衣不复续下，仍用甘凉法存津养液，参用介类品潜阳息风，津液复，风阳息则痰火自化，垢滞自下。

西洋参　龙齿　桑叶　石决明　羚羊角　滁菊　陈胆星　瓜蒌仁　川贝　云神木　霍山石斛　梨子　竹茹

六诊：病有退无进，症有减无增，肝中之风阳虽息，胃家之痰火未去，阴阳遂为错乱，寝寐遂为梦扰，肠间还有宿垢，血液易燥，脘宇犹有亢阳，气津易结，口渴而思饮，舌黄而带燥，左脉胜于右脉，右脉缓于左脉，弦数之势未退，滑大之形犹见，病日虽多，元阳尚敛，厥脱之患，或可无虑，育阴存津一定成法，潜阳息风当不可少。

西洋参　石决明　丹皮　玄参　滁菊　知母　风化硝拌栝蒌仁　陈胆星桑叶　竹茹　霍山石斛

【按】该案前后六诊，系新感引动伏邪之证，加之食滞痰湿互结其中，阳明胃腑壅滞，少阳胆府不净，外感之风寒虽从表而解，内蓄之痰火却郁而阻气，疹点虽露，尚不足以透其邪，大便虽下，亦不足以去其滞。里热盛，生痰生风，火上炎，心神不宁。故而"昏乱欲狂，抽掣欲动""先厥逆，后昏乱"等阳动化风之状，纷至沓来，病势可谓剧矣。金氏抓住清阳明之热，息少阳之风，并以涤痰化滞、甘寒存津等综合措施，终于使这伏邪重症转危为安。方用羚羊钩藤汤加减进退，或合洋参、石斛以养阴，或佐龙牡、决明以潜阳，并用胆星、杏仁以祛痰，亦以蒌仁、风硝以通滞，前后六方，用药二十九味，虽云药随证转，但能掌握重点，主次分明，因而收到病退症减，渐见痊愈之效。辨证分析精细，用药轻灵圆活，其中经验，足可效法。

案2　素耐烦劳，真阴暗耗，夏令暑湿交争，秋际寒燠不齐，人在气交之中，不免感受斯邪，迨因外感触动，即《己任篇》中所谓晚发症也。顷诊左脉躁动而大，右部滑数而大，舌质根边腻白，中灰光绛起刺，唇齿皆燥，渴不嗜饮，一身经络抽痛，遍体骨节酸楚，热如燎原，入暮更剧，烦冤瞀闷，神昏谵语。其有形之痰浊冲犯于包络，使神有余，则笑不休；而无形之热邪煽动于肝胆，使魂失藏，则害不寐。急当咸寒入阴，介类潜阳，甘凉润燥，芳香宣浊，俾得浊邪运出于毛窍，或可能转凶为吉，如再迁延，则阴耗阳动，昏愦痉厥奚辞，岂不岌岌乎哉？

犀角尖　鲜生地　连翘心　西洋参　羚羊角　鲜石斛　玳瑁　佩兰辰茯神　石决明　竹茹　芦根

【按】伏暑晚发，气道深远，症见热如燎原，渴下喜饮，烦冤瞀闷，神昏谵语，或笑而不休，时瘛不成寐，风热鸱张，营阴日耗，病情之危，于此可见。金氏一贯主张"凉润为燥热一定之治法"，故以甘凉

温病学派

润燥，咸寒入阴，介类潜阳，并与芳香宣浊以开窍，药从清营汤化裁，提纲挈领，深中病机，用药之道，恪守治温大法。

案3 伏暑内蒸，秋风外来，暑伤阴而化热，风伤阳而为汗，始而寒热如疟，继而纯热欠解，舌质光绛，口燥不思索饮，脉象小数，右部浮滑带大。风性轻清，似可从表而解，暑邪深伏，业已蔓延气营，肺失宣肃则周行之气皆阻，故遍体络脉掣痛，胃欠通降则输运之机被室，故纳谷辗转不增，当用甘养胃液，参入清化热邪。

西洋参 麦冬 连翘 扁石斛 益元散 橘红 通草 钩藤 黑山栀 谷芽 青蒿子 荷叶

【按】伏暑由新感而引发，身热不为汗衰，以致留恋气营，肺气失宣，胃腑失降，气阴已伤，阴津亦耗，治以甘凉清热，甘寒养阴，以达两清气营之目的。观其立法，寓祛邪于滋养之中，是以扶正而不恋邪；寄阳药于阴药之内，是以养阴而不碍胃，用药轻灵可喜。

金有恒

陈士楷

一、生平简介

陈士楷（1868-1920），字良夫，自号静庵，世居浙江嘉善县魏塘镇。祖锡光、父仪吉均从事教育工作，亦知医理。陈氏少怀远志，读书颖悟，学以勤奋，每至半夜方休。清光绪十三年（1887）十九岁中秀才，后弃儒习医，从同邑名医吴树人先生游。树人先生勉以良医功同良相，仁人即是济世，授以祖师张希白、吴云峰等著作。陈氏亲自抄录，朝夕诵读。更能博览吴氏藏本，《内经》《难经》《伤寒论》《金匮要略》等经典深得奥旨；对刘、张、李、朱四家学说融会贯通，颇为推崇。在随诊之际，手录树人先生《延陵医案》数册，时时温习，探其精微。悬壶不久，已峥嵘露头角，声名日噪，求治者踵趾相接。远近慕名而来延请者，以嘉兴、平湖、金山、上海等地为多。其审证立方，每有独到之处，逢会诊，同道必推其执笔，陈氏才思敏捷，长篇累牍，一挥而就。述病因、阐病机，引经据典；立治法、选药方，贴切攸当，且文字通达，为病家所称道。复诊时，出示原方，密点双圈，几乎通篇皆是，传为美谈。

陈氏行医三十年，名盛当时。惜生前诊务繁忙，未暇著作，所遗《颖川医案》十二册，为门人孙凤翎、徐石年、陈昌年等随诊记录，后由其子陈可南整理而保存至今。其中部分医案收入秦伯未先生《清代名医医案精华》。中华人民共和国成立后，中医学院教材亦有采用先生医案。前浙江中医专科学校校长范耀雯先生曾为其亲笔品题"国医导师"

四字，评价甚高。

陈氏是一位学验俱丰、有较高造诣的一代名医。生前夙愿，满拟利用晚年把一生经验毕著于书，不幸患病，未竟其志而逝。但其学术思想和治疗经验，通过门人及后世医家，流传至今，仍有一定的影响。

二、学术观点与诊治经验

（一）对温病新感和伏邪的认识

陈氏认为温病有新感与伏气之分，二者的区别在于"即时发病"和"不即时发病"。他说："感而即发……是表分病也。""郁久而发，便成伏气也。"就是说感受温热病邪后，即时发病的称新感温病，不即时发病而郁久再发的称伏气温病。他又说："温热之为病也……邪从外受，必由肺及胃，邪从内发者，必自胃而传肺。"指出了新感温病的病机是由表入里，伏气温病的病机是由里达表。并认为新感与伏气温病在临床症状上的区别，"感而即发，则为头疼身热，是表分病也""热自外发也，始起寒微热甚"；而"伏气为病，大多由阳明而来"。指出了新感温病初起的症状是恶寒轻、发热重、头痛等；伏气温病初起即见阳明里热之症。陈氏认为伏气温病病势较新感温病复杂，他说："伏气之为病也，其传化本无一定。""伏气为病，譬如抽蕉剥茧，层出不穷。"由于伏气部位有深有浅，病程长短也不同，"伏气有在气、在营之分，在气者其道近，较易外达，在营者其道远，而伏邪又深，欲其外达，必须时日"。陈氏还认识到伏气温病常由新感引发，指出："其发病也，亦有新邪引动。"由于伏气温病病情较为复杂，所以他在临证中，非常重视伏气温病的诊治，认为"伏邪为病，以出表为轻，下行为顺""伏邪为病，须求表里两通""伏邪内发，以汗与下为去路""营分伏邪，必假道于气分而外出"……这些都是陈氏继承前人的学说，结合自己长期实践得出来的宝贵经验。一般来说，在温病初期阶段，出现表证，可以称新感，如果表解热退，病势稳定，且病程较短，恢复健康也快，这就属于单纯的

陈
士
楷

新感。相对的，如果继新感症状出现之后，变化迭出，病程也长，就相当于前人所谓"新感引动伏邪"。更有初起并没有表证，一发病即显露内热甚重，很快出现化燥伤阴现象的，就属于前人所谓的伏邪。伏邪病情较重，变化快，易化燥伤津，所以陈氏重视伏气温病是不无道理的。

（二）对温病总体的治疗

温病的治疗和杂病一样，必须遵循辨证施治的原则。自叶天士创立卫气营血学说，提出"在卫汗之可也，到气才可清气，入营犹可透热转气……入血就恐耗血动血，直须凉血散血"的治疗原则之后，后世医家大多以此作为温热病临床治疗的法则。陈氏根据叶天士及其他医家的经验，结合自己的临床实践，提出了"温邪为病，须防内陷，治之之法，不离乎汗、下、清三者而已"的治疗原则。而汗、下、清三法之目的，他认为"大旨不外宣通表里，疏达三焦，以引邪外出"。无论新感温病，还是伏气温病，或新感引动伏气，一是通过汗法，使邪从肌肤而外出，不致入里；二是使用下法，使邪从腑道下达，从里出外；三是使用清法，使温热之邪不致内炽。兹从其温病的治法上探讨如下。

陈氏所谓的汗法，一般来说就是解表法。他认为"温邪上受，首先犯肺"，肺主皮毛，卫气又敷布于人体的肌表，温邪入侵人体，必先犯及肺卫，故温病初起往往出现恶寒发热、头痛、咳嗽、口微渴、舌红苔薄、脉浮数等，亦即陈氏所说的"感而即发，则为头疼身热，表分病也""热自外发者，始起寒微热甚"。病位在卫在表，所以用汗法疏泄腠理，逐邪外出，亦即叶氏所谓"在卫汗之可也"。由于温邪属热，宜用辛凉解表，故陈氏在汗法中常用豆豉、薄荷、桑叶、杭菊等轻清宣透之品。有咳嗽加杏仁、牛蒡、贝母；口渴加鲜石斛、花粉；热象较甚加山栀、金银花、连翘等；夹湿加芦根、滑石、通草等。药取轻灵，亦合乎吴鞠通"治上焦如羽（非轻不举）"之意。

陈氏使用汗法的范围较广，不仅限于邪在卫分。由于新感温病初起应该疏表宣卫，伏邪初起虽宜清里热为主，但所谓清里热仅仅是一个概括性的治法，在临床实际应用上，伏气温病使用汗法的机会亦是很多的。一则伏气往往由新感引动而发病，即陈氏所说的"其发病也，亦有新邪引动"，二则伏邪本身的出路也应该是透解外泄。所以不但在卫分证常用解表之品，而且在气分、营分亦常用豆豉等以透邪达表，引邪外出，这是陈氏在用药上的一个特色。

陈氏所谓的清法，范围更广。因为温病是感受温热之邪，热象偏重是其主要特征。根据《内经》"治热以寒""热者清之"的治疗原则，温热病用清法是其正治。所以在卫、气、营、血及上、中、下三焦各个时期，几乎均可使用清法。陈氏在使用清法中对栀豉汤的运用颇为娴熟。该方出自《伤寒论》，栀子泻火除烦、泄热利湿，豆豉宣郁达表，二者合用之，透而不伤其阴，清而不滞其邪，能起到"宣通表里、疏达三焦"的作用。所以他对此方的运用，不仅用以清宣气分之郁热，而且经过配伍后，还能透泄营分之实热，使邪从气营而外出。

陈氏对清法的具体运用，大体又分三个时期。对于温病邪留气分，身热不退、苔黄、溲赤者，常用栀豉汤加味。表未尽者加薄荷、桑叶、牛蒡等；咳嗽加杏仁、象贝、桑皮等；痰盛加蒌皮、蛤壳、海石、胆星、礞石或滚痰丸等；津伤口渴加石斛、花粉；夹湿或见白㾦者加滑石、米仁、通草、竹叶、蔻仁等；里热盛者伍以石膏、知母等。盖邪在气分，必须宣达出表，栀豉汤着重清宣气分郁热，透达于表，亦即寓叶氏"到气才可清气"的意义。

温热之邪初入营分，症见壮热心烦、舌绛、斑疹隐隐等，陈氏常用栀豉汤加生地黄、犀角等。若气分证未罢者加连翘、金银花、竹叶；见红疹加紫草、赤芍、甘中黄等；津伤口渴加石斛、花粉、玄参、西洋参等。因为邪虽入营，仍可使热邪开达，转出气分而被清解，即叶氏所谓"入营犹可透热转气"，亦即陈氏常说的"营分之邪，必假道于气分而外出"。由于栀豉汤具有透热达表的作用，与生地黄同用，即寓黑膏汤之意，育阴而不滞邪，透邪而不伤津；与犀角等同用，即可达到清热凉营、透邪达表的作用，使热邪开达而转出气分清解之。在治疗温热病的医案中，运用栀豉汤清气透营屡见不鲜，确实收到了很好的疗效。

至于温热之邪进入营分、血分，症见舌质深绛、神烦不眠，甚或

陈士楷

谵语发狂、发斑吐衄等，陈氏常用清营汤或犀角地黄汤随症加减。药用犀角、生地黄、玄参、石膏、竹叶、连翘、银花、山栀等；见斑者加紫草、大青叶、丹皮、赤芍、甘中黄；热甚神昏者加石膏、钩藤、牛黄清心丸；痰热神昏者加菖蒲、郁金、至宝丹等津伤者加西洋参、石斛等。温邪由营入血则病进，由营转气则邪退。临床上营血之证每多兼见，不易截然分开，有时虽邪已入营血，而气分之症尚未罢，即使气分证已罢，治疗仍宜积极透营转气，这是前人的经验总结，亦是陈氏治温病恪守的准则，所以在使用清营汤和犀角地黄汤时，常参入气分之药。

可见陈氏使用清法主要用在邪入气、营、血三个阶段，但清法之中，始终贯穿着一个"透"字，清透结合的目的是引邪外出，使新感之邪不致入里而内陷，内伏之邪易于松达而出表，这是陈氏治疗温病的又一特色。

下法，就是通腑法。陈氏认为"温邪不从外达，必致成内结""伏邪内发，以汗与下为去路""伏邪为病，以出表为轻，下行为顺""阳明之邪，当假大肠为去路"。所以温病使用下法，能使内结之邪热通过泻下而外出，"若便之不行，即余热之内逗"，故"昔人是以有釜底抽薪之法"。陈氏常用的下法有苦寒泻火、凉膈散热、增液润燥三种。苦寒泻火主要适用身壮热而阳明腑实，大便秘结者，常用药物有生大黄、玄明粉、番泻叶等；凉膈散热主要用于风火上炎，中焦燥实等症，常用凉膈散加减；增液润燥主要用于津伤便秘者，常用增液汤加麻仁、玄明粉等。另外，陈氏还常用灌肠的方法通腑，如宋男春温案（见"医案选按"），用猪胆汁灌入肛门，不逾时大便自落，大有泄邪而又不伤正之好处。

由上述可知，陈氏对温病的认识，有新感温病、伏气温病和新感引动伏气等不同。其诊疗以卫气营血为辨证依据，以汗、下、清作为治疗的大法。温病邪在卫分病情一般较轻，治疗也较易，总以汗法为主；邪在气、营、血分，虽有新感不解由表入里和伏气内发之不同，其治疗大体相同，或宣透表里，或清气凉营，或通腑泄热，务使达到邪去正安之目的。

（三）对温病夹症的治疗

陈氏在治疗温热病时，非常注重对夹症的治疗。案中常提及"时邪之发，有夹症，有兼症，当去其兼夹之邪，庶伏气易于透达"，这是他治疗温病能屡起沉疴的重要原因之一。其中，对夹痰、夹肝气的治疗尤有独到经验。

其一是对温病夹痰的认识。《叶香岩外感温热篇》说："……夹风则加入薄荷、牛蒡之属，夹湿则加芦根、滑石之流，或透风于热外，或渗湿于热下。"说明温热之邪每多兼夹。这种"透风于热外""渗湿于热下"的治疗方法，旨在不与热相搏，使邪势孤立而易解除。陈氏于此得到启发，认识到在温热病中经常可以见到痰的兼夹，如案载："邪热久逗，体内津液与水饮，皆能熬炼而为痰。""湿为阴邪，蕴久则化热，湿热相合，酿为留痰。""昔人谓痰之为物，多属津液所化，火盛则生痰。""伏邪之为病也，熏蒸出表则为寒热，凝结于里则成痰饮。"盖温病夹痰的产生，除患者素有痰饮宿疾外，大部分都是温热病变过程中或因病邪留恋气分，三焦气化失司而致津液停蓄不化，酝酿成痰，或为邪热燔炽，热炼津液而成为痰浊。陈氏在临床实践中，深深体会到痰与热相合，若痰不祛除，病邪胶固，变幻莫测，尝谓"痰得热而愈黏，热得痰而愈炽""痰与热胶则黏腻而失达，热与痰合则郁遏而不宣""肺经留痰，得热则胶结而不豁；胃经伏热，得痰则遏抑而不宣""痰贮于肺，热蕴于胃，二者相合，充斥肆扰""痰热久滞，蒸迫心神，灵机堵塞，为蒙为瞀，或劫津伤液，扰动肝风，为闭为痉"等，说明温病夹痰的病机甚为复杂，病情亦较一般温病为重。

其二是对温病夹痰的治疗。基于上述认识，陈氏对温邪夹痰的治疗，主张急去留痰，认为"暑与热为无形之邪，必依附于有形之痰始能猖獗""去其有形之痰，无形之热势自孤""温邪夹痰之症，当去其有形之痰，庶无形之温热易于清散"。强调治疗务必使痰与热不相胶合，而惟一的办法是先祛其痰——急去留痰。其具体方法如下。

1. 宣上通下

陈氏认为"温热夹痰之症，须求表里两通，故宣上通下为不易之治法"。所谓宣上，就是指宣肺化痰，他常说："六气着人，首先犯肺。""肺为贮痰之所。""热郁于肺，灼津炼液为痰，痰阻气机，肺热则郁遏不宣。"故临床上见到痰热阻肺之证，必在清热药中加入宣肺化痰之品如，杏仁、蒌皮、桑皮、川贝等。所谓通下，主要是指通腑。因肺与大肠相表里，肺气不降则腑气亦不易下行，胃腑热结不通，则肺中邪热亦少外泄之机，尝谓："肺为贮痰之所，胃为蕴热之乡。"故在宣肺化痰的同时，如遇腑结，则加入麻仁、玄明粉、生大黄等。另外，陈氏所谓宣上通下还含有上下分消之意。对于邪热夹痰、夹湿，留于气分，致三焦失宣，症见寒热起伏、胸脘痞窒等"如疟之象"者，则宗叶氏上下分消之意以宣气机，清热化痰利湿，常用温胆汤、小陷胸汤等加减。

2. 降火逐痰

陈氏对于因痰热蒙蔽心窍的神昏谵语等，即所谓"痰热久滞，蒸迫心神，灵机堵塞，为朦为瞀之症，除常用菖蒲、郁金、至宝丹、牛黄抱龙丸外，还参入降火逐痰如胆星、川贝、竹沥、礞石等药。更值得提出的是对于身热不退、咯痰不豁、神态迷蒙、大便秘结、舌苔黄腻等症，善用滚痰丸急去留痰，常收到显著效果。考滚痰丸为王隐君方，系由大黄、黄芩、礞石（与硝石同煅）、沉香四味组成。方中礞石禀剽悍之性，与硝石同煅，能攻逐陈积伏匿之痰；大黄苦寒，荡涤实积，开下行之路；黄芩苦寒，清上焦之火，消除成痰之源；沉香调达气机，为诸药开导。合之共奏降火逐痰之效。所以陈氏认为此药对于温病夹痰之实证，特别是对痰火壅盛、痰热胶结不解常有力挽狂澜之功。

3. 养津化痰

陈氏对于温病夹痰，除了直接化痰、豁痰、逐痰之外，还采用养津以清化痰热。认为"痰之为物，系津液所化""痰本宜豁，然必赖津液充足，则吐咯较易""津伤故热炽，热炽故痰更黏"。常于祛痰中加入清热生津之品如石斛、沙参、花粉等，既有清热生津之妙，又利于痰的祛除，这也是他重视养阴思想在治疗温病夹痰中的体现。

凡此种种，对温病夹痰的诊治，辨虚实历历分明，投方药贴切多姿。痰热壅盛胶结不通之实者则滚痰丸不嫌其峻，热炽津伤之显者则沙参、麦冬不嫌其润。其对温病夹痰的治疗经验，于此可见一斑。

其三是对温病夹肝证的治疗。陈氏对温病夹肝证的治疗亦颇擅长。温热之病最易耗伤津液，津耗则木失涵养，肝风易动，如说："温邪不从外达，最易内陷而劫津，津伤则风阳翔动。"对此，则根据病之虚实，或于清热药中加入羚羊角、石决明、钩藤等平肝息风之品，或在清热药中加入龟甲、牡蛎、生地黄、麦冬等滋阴潜阳以息风，取三甲复脉汤之意。二者虽同为风阳翔动，但前者为热甚引动肝风，后者为阴虚风动，故用药迥异。对于温病夹有肝郁者，陈氏必随症加入郁金、青陈皮、白芍等以疏肝郁。因为，肝郁病人罹患温病，必然肝阴易伤，风阳易动，陈氏注重温病夹肝郁的治疗，与叶氏"务在先安未受邪之地"的用意是相同的。

综观上述，陈氏重视温病夹症的辨证论治，特别是对温病夹痰的治疗经验，在他从事医疗活动的江浙地带，亦即叶氏所说的"吾吴湿邪害人最广"地区，尤有重要意义，值得我们师法。

（四）对温病重视保津养液的治疗

陈氏治疗温病十分重视保津。在陈氏治疗温热病的医案中，经常可以看到"温病以津液为至宝，留得一分津液，方有一分生理""温邪须顾津液，留得一分津液，便有一分生机""津液未伤，热邪不致内结，轻清宣达，尚易为力""津伤则风阳翔动"这类案语。他这样不厌其烦地反复强调，足见其对养阴保津在温病治疗上占有重要地位的认识。陈氏强调"津与液皆属阴"，是人体赖以为生的重要物质，它不仅是血液生成的来源之一，而且又是脏腑正常生理活动功能的物质基础之一。

在温热病中，"温热为阳邪""阳盛伤阴"，所以"温热之邪最易耗气伤阴""温邪易伤津液是自然之理"。因此在陈氏医案中处处体现了重视温邪伤津的病机和治疗上重视保津的用药特色。现就温热病初、中、末三个阶段，来探讨他对温病保津的经验。

陈士楷

初期（相当于卫分阶段）使用汗法，须防过汗伤津：表证初起，使用解表发汗法以驱邪外出，这也是温病初起，邪在卫分的常用治法，亦即陈氏汗、下、清三法中的汗法。通过出汗固然可以使邪从肌肤而外出，但津液是汗的来源，有"休戚与共，同出一辙"之关系，发汗透邪，津液势必受到一定程度的损失。叶氏谓："救阴不在血，而在津与汗。"喻氏说："人生天真之气，即胃中津液是。"所以陈氏运用汗法，即使是津液未伤之时，亦绝不用麻、桂等辛温发汗之品，而用微辛轻清之品疏肌解表，遵循仲景发汗不能"如水流漓"的原则，指出应以"漐漐微汗为最佳"。他认为"不汗则邪无从外出，过汗则伤津，变生他病"。要做到使用汗法解表又不伤津，当以辛凉轻清之品宣肺解表最为适宜。这种解表祛邪而又不伤津液，祛邪顾正的治疗观点，对温病的治疗是非常正确的，所以在医案中，即使见到恶寒无汗之症，陈氏亦只用豆豉来疏解，且用药的剂量亦不过重，这样既防过汗伤津，又合吴鞠通"治上焦如羽（非轻不举）"的治则。对于伏气温病，虽由新邪引发，但往往"伏热既久，阴分暗损"。在使用辛凉宣透以解新邪的同时，考虑到一旦新感之邪即去，内伏之邪又炽而伤阴，故在解表之时亦有加入一二味保津之品，如石斛、花粉等，"先安未受邪之地"，以免燎原之势。

中期（相当于气、营、血分）清热须佐保津，苦寒甘寒并用：温病中期的特点是邪热炽盛，热盛则伤津耗液，正如陈氏说的："阳明热极，津液大受劫损。"在治疗上保津就显得更加必要和重要了。在使用汗、下、清三法时，当以清法为主，这时不免要使用苦寒之品直折里热。为了防止热虽清而津亦伤的局面，陈氏在用药上往往苦寒与甘寒之品并进。如张男风温案，邪热犯肺，津液被熬炼成痰，造成痰热交炽，热盛津伤，在大队清热泻火药中参入花粉、知母、桑皮等润肺生津之品。又如李男春温案，阳明热盛津伤，在清热泻火的同时，佐以洋参、石斛等甘寒凉润之品以益气存阴，皆取得良好的疗效。陈氏常说："清泄炽盛之里热，急救消亡之津液，为两全之计。"

陈氏认为疹痦和津液有着密切的关系。温病之酿痦出疹，必然消耗津液，故津液充足与否能影响疹痦能否顺利外达。他说："痦是里邪之出表，但须津液充足，庶易托邪外出，津液不足，邪不易外达。""临此症者，当察其气津之若何而施治。"所以对于邪热炽盛，津液不足，或津液耗损太甚而导致疹痦不透、不畅者，往往用大剂养阴保津如芦根、石斛、花粉之属，养津补液以托邪透达。

温病中期，有邪热结于阳明，以致腑气不通，邪热蕴结，最易化燥伤阴，造成土燥水竭的局面。陈氏常宗王士雄"阳明之邪，当假大肠为去路"之说，以攻下为急务，使用"釜底抽薪"之法以"急下存阴"，常用的药物有生大黄、玄明粉等。

鉴于津、血同类，故邪入营血，生津、保津更不可忽视。如孙妻温邪入营案（见"医案选按"），正是由于重视生津保津，使用大剂西洋参、玄参、石斛、生地黄、花粉之品，始得出险入夷，即是佐证。

末期（相当于恢复期）益气生津，当以胃为本：温热之邪最易伤阴劫津。如果说在温病中期，生津、保津可以有助于向愈，那么，在温病后期，津液的存亡对于疾病的康复则更有着重要的意义。温病后期，往往是"邪微而气阴两乏"，这就不是单纯生津、保津所能治疗的了。陈氏说："人生阴主形，液主润，形递瘦而舌时光，即阴液已乏之证。"这种神疲乏力、形瘦气短、口干舌光等气阴两亏之证多见余邪未尽，正虚不克攻邪，攻邪势必伤正，此时此地，当以益气生津为总纲。他说："肺胃之阴，津液是也。""人之气阴，依胃为养，胃气充旺，斯气阴有所从出，脏腑得其灌溉，则余剩之邪，自可潜移默化矣。"他又说："百病以胃为本，依胃为养。"故在热性病后期，重视调补脾胃气阴，不但可以起到益气化津的作用，而且还可使余邪潜移默化。这种注重调养胃阴以恢复生机的思想，是陈氏治疗经验中重视生津、保津的一大特色。常用的生津养胃阴药有石斛、西洋参、天花粉、玄参、麦冬、生地黄、谷芽等，这些药物除有生津的作用外，有些药物还有清热或凉营的作用，对于温热病的治疗有一举两得之妙。

在生津养胃阴药中，值得一提的是陈氏对石斛的应用较为广泛和普遍。在他的医案中，温病的早期已见使用，其用意已如上述。在湿温病中，虽有湿邪相夹，只要不是湿重于热的，亦可使用。考石斛味甘淡，性微寒，有益胃生津、养阴清热之功效。其鲜者清热作用较强，其干者生津作用较著，而尤以枫斗石斛养阴之力最佳。陈氏在温热病热盛为主时每用鲜石斛，津伤为主时每用干石斛，后期养胃阴则以枫斗石斛为主。陈氏善用石斛，有独到经验。但热病早期，特别是湿热方盛之际，用之过早，总有滞湿恋邪之嫌，学者宜斟酌之。

陈氏在温病伤津初、中、末三个阶段中，始终贯串养阴和温热病相始终的原则，主张以薄味调养胃阴为主，较少采用厚味填精的腻补方法。他运用解表、通下、清热以及平肝息风诸法常与养阴、生津相结合，含有滋阴解表、滋阴通下、滋阴清热、滋阴息风的意义，因此多能取得满意的疗效。

三、原文选释

（一）论温热病

【原文】

温邪上受，首先犯肺，次传于胃，故温热之为病，要不离乎肺胃二经。盖肺主皮毛，胃主肌肉，邪从外受者由肺及胃，邪从内发者必自胃而传肺。吴又可云：温邪有九传，有表里分传者，有先表后里，先里后表，传化无定。故昔人云，温邪初起，须究表里三焦。温邪为病，须防内陷，治之之法，不离乎汗下清三法。大旨不外宣通表里，疏达三焦，以引邪外出。温邪以外达为轻，下行为顺，津液未伤，热邪不致内结，轻清宣达，尚易为力。如阳明胃经素有伏热，兼之外束风邪，遂致表里同病，当以宣通表里。温邪内逼，熏蒸失达，则宜宣化清泄，以分达其邪，必得表里三焦一齐尽解。如屡经汗下清而热象不减，即属里邪之征。温邪不从外达，势必内结，而多变态，故王士雄有"阳明之邪当假大肠为出路"之说。温热之邪，最易内陷而劫津，迫至津伤邪陷，或为风阳翔动，或成内闭之征，也是自然之理。

【阐释】

本文对温病的传变和治法做了概要的论述。传变方面，综合了吴又可、叶天士、吴鞠通三家之说，并强调了温邪易耗津劫液的病理特点；治法方面，提出"不离乎汗下清三法"，以引邪外出。至于生津养液之法，亦寓其中，可称是提纲性的论述。

（二）论伏邪

【原文】

肺主皮毛，胃主肌肉，六气着人，首先犯肺，次传于胃。感而即发，是表分病也；郁久而发，便成伏气也。感而即发，则为头疼身热，寒微热甚。伏邪为病，大都由阳明而来，其发病也，亦有新邪引发，但伏邪有在气在营之分。在气者，其道近，较易外达；在营者，其道远，而伏气又深，故欲其外达，必需时日。伏气为病，须求表里两通，以汗与下为去路。熏蒸出表，以热从汗解者轻；邪从阳明而达，必见呕逆；邪从少阳而达，必见疟象。若蕴久不达，则熏蒸而传疹酿痦。邪留于气分者，多见白痦；邪留于营分者，多见红疹。营分伏邪，又必假道于气分而出表。疹痦为里邪外露之象，然伏气为病，譬如抽蕉剥茧，层出不穷，有屡经汗下清而热象不减者，有疹痦去一层又见一层者。疹痦透达之后，脉静而热退身凉，方为外解里和，伏邪尽达，庶无变迁矣。

【阐释】

本文论述了何为伏邪，以及伏邪的部位与治法。文中"伏气为病，譬如抽蕉剥茧，层出不穷，有屡经汗下清而热象不减者，有疹痦去一层又见一层者"，道出伏气温病病情演变的复杂性和顽固性。

（三）论温病夹痰

【原文】

温邪上受，首先犯肺，肺为娇脏而主皮毛，偶然感触，即发为身热咳呛。且肺为贮痰之器，胃为蕴热之乡，邪从外受必由肺以及胃，邪从内发者必自胃而传肺，故肺胃为温邪必犯之地。邪热久逗，体内津液与

陈士楷

水饮皆能熬炼而为痰，又湿虽阴邪，蕴久则化热，湿热两合，亦能酿为留痰。胸膈为清气流行之部，亦属积痰受盛之区，痰与热胶则黏腻而失达，热与痰合则郁遏而不宣。痰热久滞，蒸迫心神，灵机堵塞，为朦为瞀，或劫伤津液，扰动肝风，为闭为痉。痰贮于肺，热蕴于胃，二者相合，充斥肆扰，肺金之肃降顿乖，易传喘逆。吴又可谓温邪有兼夹，身热不从汗解，痰鸣气喘，甚则狂獗，即是温邪夹痰之征。尝谓无形之热邪，必依附于有形之痰，始能猖獗，当先去其有形之痰，庶无形之温热易于清散，故前人有急去留痰之说。治痰之法，须求表里两通，宣上通下，为不易之治法。润肺涤痰与清胃泄热相辅而治，热随痰去，庶无变迁。

【阐释】

本文指出了温病夹痰是常见的病理变化及其机理，强调"痰与热胶则黏腻而失达，热与痰合则郁遏而不宣""无形之热邪，必依附于有形之痰，始能猖獗"。基于此，认为治疗"当先去其有形之痰，庶无形之温热易于清散"，并提出具体的治法。

四、医案选按

（一）风温案

案1 张男

初诊：温热之为病也，要不离乎肺胃两经。盖肺主皮毛，胃主肌肉，邪从外受者，必由肺以及胃，邪从内发者，必自胃而传肺。据述形寒身热，循环而作，头或疼而胸或闷，咳痰欠豁，甚则带红，咽痛神烦，易见鼻衄，便下未能通畅，脉来弦细滑，右手滑数，苔糙薄黄。此阳明胃经素有伏热，兼之外束风邪，肺气失肃，遂致表里同病，发为温病。考温邪以外达为轻，下行为顺，若郁而失达，必有耗气劫津之变。今舌色红而稍有芒刺，气液已有劫损，苔糙色黄，伏热依然内盛。顾正势必滞邪，祛邪恐其损正，不得不予为留意也。昔吴又可治温病，以汗下清为大法，叶氏专重保津，王士雄有阳明之邪当假大肠为去路之说。拙拟参用诸法，投以宣肺清胃、保津泄热，分达其蕴结之邪，急救其已伤之液，务使正胜邪却，庶无液涸风动神蒙之虑。

淡豆豉　黑山栀　杏仁　杭菊花　象贝母　桑叶皮　连翘　银花　牛蒡子　天花粉　蒌皮　鲜石斛

二诊：前从风温痰热劫损津液议治，身热依然间作，咳痰欠豁，便下如酱，入夜略能安寐，神疲肢软，脉来弦细滑数，舌苔糙黄根厚，舌色仍红，刺仍未退，良由肺经留痰与胃经伏热，郁遏熏蒸。痰得热而愈黏，热得痰而愈炽，已损之津液未克速复，欲求松达痊可，势必尚须时日也。况津伤热逗，证情易多反复，必得加意静摄，庶几稳妥。目前证象，务期表热渐和，咳痰频吐，津液复而苔渐化，斯可日臻佳境。仍拟宣肺化痰，清胃泄热，参入保津之品，祛其邪以顾其正，能得徐生效力为佳。

豆豉　山栀　杭菊　桑叶皮　大连翘　金银花　象贝母　枳壳　杏仁　天花粉　瓜蒌皮　鲜石斛

三诊：身热渐和而咳痰亦豁，纳呆神惫，便通又涩，腹常鸣响，脉来弦滑，苔色糙黄，肺经痰热未能遽楚，治宜清宣化降，徐图效力。

桑叶皮　山栀　光杏仁　冬瓜子　全瓜蒌　川象贝　天花粉　炒枳壳　黛蛤散　鲜石斛　香谷芽

【按】叶天士谓："温邪上受，首先犯肺，逆传心包。"不仅明确了风温初起的病变所在，而且指出了温病的演变规律。本例肺胃同病，表里之症迭见，风热之邪束肺，清肃失职势所必然；胃之伏热内炽，津液劫损在所难免。若泥于先解表后清里，则表邪未尽而里热益炽，若徒投苦寒必冰伏其邪。陈氏集栀豉、桑菊、银翘之长，轻透其邪而不伤津，泄热解毒而不滞其邪，其中石斛、花粉贯串始终，乃寓津损热逗，当保其津之意。

案2　孙妻

初诊：身热不退，头痛肢酸，神志时清时昧，脘痞太息，鼻塞唇燥，脉弦细数，苔糙黄浮灰，舌尖色绛，此属温邪入营之候，不得宣

陈士楷

达，有津伤风动之虑，势欠稳妥，姑拟宣达清泄为治。

犀角　连翘　川贝母　广郁金　鲜菖蒲　豆豉　瓜蒌皮　鲜石斛　山栀　杏仁　清心丸

二诊：温邪不从外达，势必内结。昨进清泄之剂，神志依然时清时昧，鼻塞气粗，耳听欠聪，便下失达，脉细滑数，左手兼弦，苔黄浮灰，舌绛起刺。温邪内结，津液耗损而神明被蒙，证势仍欠稳妥，拟清心达邪之法，应手则吉。

犀角　淡豆豉　山栀　大连翘　玄参　广郁金　菖蒲　川贝　石决明　石斛　玄明粉　至宝丹

三诊：阳明之邪，本当假大肠为去路，昔人是以有釜底抽薪之法。进清心达邪方，神志稍慧，腑气通畅，脘闷口渴，苔灰舌刺，脉细滑数。燥矢虽去，伏热尚盛，津液受劫而神明被扰，险途依然未出，再以清心化热，参保津为治。

犀角　郁金　知母　石膏　山栀　玄参　连翘心　生地　川贝　石决明　鲜石斛　天花粉

四诊：温病以津液为至宝，留得一分津液，方有一分生理。连进清心泄热方，热象徐退，神识渐清，仍或泛恶，脉细滑数，苔黄起刺，舌本色绛，温邪未能尽退，津液受劫，再从清泄，参保津为治。

犀角　竹茹　玄参　鲜石斛　生石决　知母　瓜蒌皮　桑皮　广郁金　天花粉　地骨皮　灯心

五诊：温邪须顾津液，百病胃气为本。前进保津泄热之法，苔已退而舌色转红，刺尚未平，精神疲乏，脉来濡细带数，肺胃津液未克递复，后天生生之机尚未勃发，当易甘平养阴之法，徐图效力。

洋参　生石决　广郁金　鲜石斛　制女贞　玄参　泽泻　茯神　花粉　灯心　谷芽

六诊：肝为风木之脏，高巅之上，惟风可到。昨因哭泣，旋即头痛，体复灼热，神烦妄语，脉弦细数，舌红苔花。津液未复，余邪未清，复得肝郁化火，风阳旋扰，当从清热保津参入息风为治。

羚羊　石决明　知母　鲜石斛　连翘心　白蒺藜　天花粉　钩藤

广郁金　茯神　滁菊　竹叶　卷心

七诊：火郁则生风，理固然也。前进保津泄热息风之剂，头痛虽未止而幸能间断，口干善饮，精神疲乏，不时烘热，便秘不通，脉细滑数，舌红苔微。证由津液未复，胃热肝阳互相冲扰，当仍以前法为治。

羚羊角　肥知母　鲜石斛　玄参　瓜蒌皮　滁菊　石决明　枳壳　麻仁　广郁金　天花粉　鲜生地

八诊：伏热久逗，津液与水饮皆能炼而为痰，胸膈为清气流行之部，亦属积痰蕴盛之区。叠进保津泄热之剂，便下溏而色如酱，伏热之邪，当从下达，无如身热不净，至夜尤灼，神情烦躁，胸膈如窒，口干舌红，脉细滑数。肺胃之阴津未克速复，心肝之阳遂亢而无制，阴虚不复则余热难泄，再拟清热保津，标本两顾治之。

羚羊角　西洋参　鲜石斛　鲜生地　地骨皮　肥知母　天花粉　炒蒌皮　川贝母　石决明　制丹参　炒枳壳

九诊：津与液皆属阴，是阴中之阳也，所以充身泽毛，润养百脉者也。前方连服数剂，今诸疴徐退，惟肌肤觉燥，口干欲饮，头痛隐隐，大便少解，脉细数，苔干黄。时邪之后，津液大伤，余热已净，法宜培养后天，仿吴氏增液汤加味为治。

原金斛　鲜生地　京玄参　麦冬　炙鳖甲　肥知母　制女贞　桑皮　麻仁　阿胶珠　谷芽　滁菊

【按】本案初诊见舌绛，神志时清时昧，陈氏断为温邪入营，用栀豉汤和清营汤加减，并用牛黄清心丸宣达清泄；菖蒲、郁金、川贝涤浊利窍，无如病重药轻，力有不逮。二诊时改用至宝丹加强清热辟秽开窍的作用，并加入玄明粉咸通下，釜底抽薪，始得见效。但由于津液受劫，则热不易彻，故迨后数诊均以清热保津为治。后复因情志刺激，余热复炽，肝郁化火生风，故六、七诊急用羚羊、石决、蒺藜、钩藤、滁菊等平肝潜阳息风。最后二诊重用养阴生津之洋参、石斛、鳖甲、阿胶、麦冬、玄参、花粉等育阴清热以善其后。纵观全案，温邪深入心营，夹痰动风，病情颇为复杂，但陈氏辨证精细，治法进退有序，用药丝丝入扣，故病得痊愈。

（二）春温案

案1　宋男

叶香岩云，疹子为邪热外露之象，见后宜热退神清，方为外解里和，若斑疹出而热势不解，或其色不晶莹者，皆是邪虽出而气液虚也。孟英谓温邪须顾津液，留得一分津液便有一分生理。鞠通云，温病之不大便者不外乎津干、热结两端。此皆先贤之明训，而为后人所取法也。初起即壮热口渴，旋见疹点，神烦，舌刺，更衣不行，手指搐搦。本属春温伏邪，充斥气营，津受劫而神被扰，风阳从而暗动，已非浅候。急进气营两清之法，便下稍通，内伏之邪虽得清泄，然身热入夜尤灼，疹点日多，延又旬余，便复秘结，神志时有恍惚，耳欠聪而时鸣，口干纳少，舌本光绛，根苔干糙，顷诊脉来弦数，不甚有力。合参苔脉症因，拙见是春温伏邪尚未尽去，而气液已大受劫损，阳明失于清润，腑气因之秘结，心肝之阳，复化风而上扰清窍。目前证象，有正不能支之虑，勉拟救正为主，化邪为佐，仿吴氏增液汤加味，从标本两顾，以免流弊，未识诸同道以为然否？

细生地　麦冬心辰拌　辰茯神　大连翘　肥知母　麻仁　粉丹皮玄参心　西洋参　生石决明　天花粉　玄明粉

另用猪胆汁灌入肛门，以润肠通便。西洋参、枫斗石斛煎汤代茶，随时饮之。

【按】在温热病中，津液的耗损若何与疾病的逆顺、转归休戚相关，安有津液充足而邪不去焉？此案初起即壮热口渴，伏气温病可知；身热入夜尤灼、舌绛，则邪入心营显然；舌刺、更衣不行，阳明失其清润，腑气不通昭昭。陈氏不惑于此，不拘于驱邪为急，而是以大剂生脉、增液加味，力救两亏之气阴，辅以连翘、知母、丹皮清热凉营，石决明平肝息风，麻仁、玄明粉通腑泄热。即此可见陈氏重视权衡邪正之盛衰，当津液消亡，正不胜邪之际，纵然邪势鸱张，亦不惜倾全力以救已耗之阴。

案 2 王男

初诊：肺主皮毛，胃主肌肉，六气着人，首先犯肺，次传于胃。感而即发，则为头疼身热，是表分病也。若肺不即病，传袭于胃，郁久而发，便成伏气也。据述自觉感风，旋即不寒身热，头痛异常，曾经汗解，顷转壮热，此属新感袭邪，引动伏气。神烦寐少，甚则气粗若逆，左手震动，盖表邪既解，里分伏热乘机勃发，自里蒸表，正如抽蕉剥茧，层出不穷。气液受其劫损，风阳因而翔动，深虑热愈炽，正愈伤，而有内陷动风之变。且热盛生痰，冲扰肺金，而肺气又失肃降，故热时又增咳呛，复有气粗之状。诊得脉来滑数带弦，苔色薄糙而花，舌尖光绛。目前证象，治之之法，计惟轻清宣达，佐以保养气液，顾其正，化其邪，庶无热盛生风之虑，然必得热势递缓为顺。

豆豉　连翘　天花粉　光杏仁　陈胆星　石决明　铁石斛　枯芩　山栀　桑叶　川贝　钩藤

二诊：邪正二字，本相对峙，邪盛则正伤，邪却则正胜。所谓正者，气阴是也。气也者，所以完我之神者也；阴也者，所以造我之形者也。温热之邪，最易耗气伤阴，然更有气中之阴，阴中之气，尧封谓津与液皆属阴，实气中之阴也。初起不寒身热，顷转壮热，曾从汗解，屡发不已，迄今旬日，神倦嗜卧，寤时多而寐时少，气怯而粗，口干唇燥，喉间似有痰声，形瘦神乏，便下失达，苔花糙，舌尖色绛，脉象六部滑数，左手稍大。合参苔脉症因，气阴已形告乏，邪热依然留恋；肺气既失其展布，胃阴复失于涵濡，殊有正不胜邪之势。考《内经》论逐邪之法，一则曰衰其大半而止，再则曰无使过之，过则伤其正焉。孟英谓留得一分津液，便有一分生理。此证正虚邪逗，补正恐其碍邪，祛邪又虑损正。今与少伯翁两先生会商，议得先从救阴补液为急，并以釜底抽薪，冀其气阴来复，热从下达，斯精神日见振刷，余剩之邪，不去而自退，庶无风动神迷之变。未识有当否，录方候正。

吉林参须　生地　通草　生石决　连翘　枫斗石斛　天花粉　甘中黄　麦冬　钩藤　玄参　玄明粉

另西洋参煎汤代茶。

陈士楷

· 193 ·

【按】本案春温初诊为里热炽盛，肺有留痰，津液劫损，肝风翔动，故用桑叶、豆豉、山栀、连翘、枯芩清热透表；杏仁、川贝、胆星清肺经痰热；石斛、花粉清热生津；石决、钩藤清热平肝息风。二诊虽然邪热未退，然而神疲乏力、舌绛、嗜卧，种种见象，尚存之气液日见消磨，正不胜邪堪虑，故用吉林参须补其已虚之元气，又以增液汤加西洋参增强救阴补液之力。治法已从清热救阴转为扶正为主，可见陈氏用药，不墨守成规，能抓住病机变化，自持进退。

（三）春温发斑案

张男

初诊：昔人云，伏邪以出表为轻，下行为顺。据述身热不解，已经一候，脘痞口干，神烦寐少，大便五日未行，脉弦滑数，苔糙腻。拙见阳明伏热熏蒸，不得宣达，而通降因之失职，治宜宣解清泄，分达其邪，觇其进止。

香豆豉　焦山栀　光杏仁　辰滑石　炒枳实　赤苓　大连翘　瓜蒌仁　天花粉　鲜石斛　炒竹茹　番泻叶

二诊：进宣表通里方，身热已从汗解，便下亦通，原属松象，但苔仍糙腻，口干且苦，脘痞寐少，脉弦数，伏邪尚盛，逗于阳明，虑其热势之复炽也。姑以清解为治，再觇进止。

大豆卷　鲜石斛　广郁金　焦山栀　大连翘　辰滑石　光杏仁　竹茹　辰灯心　炒枳壳　天花粉　赤苓

三诊：伏气为病，正如抽蕉剥茧，去一层又见一层。身热得和而复炽，神烦不寐，脘膈作疼，渴喜热饮，脉滑数，苔糙腻，湿热伏邪，虽达未透，阳明之气不宣，当以宣达清化为治。

淡豆豉　连翘心　鲜石斛　辰滑石　鲜菖蒲　桑叶　焦山栀　广郁金　光杏仁　炒枳壳　炒枯芩　粉丹皮

四诊：身热曾从汗解，昨见白疹，当属气分之邪自里出表。今晨鼻衄过多，身热复炽，神烦不寐，又见紫斑、蓝斑，营分伏热，郁久化毒，昔人所谓阳毒发斑是也。脉弦滑数，苔糙黄而舌光起刺，法当清解毒邪，参保津为治，必得身热递和为佳。

犀角尖　鲜生地黄　鲜石斛　广郁金　大青叶　大连翘　天花粉
西赤芍　紫草茸　焦山栀　银花　霜桑叶

五诊：斑色紫蓝，都属阳明温毒。进犀角地黄汤加味，斑点较昨天更多，鼻衄牙宣，龈腐口干，身热和而不净，脉象滑数兼弦，苔薄糙，舌光起刺，温邪化毒，未尽外达，阴液受劫，势尚未稳，姑以前法加减主之。

犀角尖　生石膏　鲜石斛　鲜生地黄　嫩白薇　紫草　桑叶　甘中黄

六诊：温热余邪，留恋营分，两进清营泄热方，斑衄略见松象而时有体热，脉弦数，苔糙起刺，再以凉解为宜。

鲜生地黄　肥知母　玄参　地骨皮　生石膏　嫩白薇　鲜石斛　桑叶　制女贞　墨旱莲　天花粉　怀牛膝炭

【按】陈氏认为伏邪为病以外出为顺，内陷为逆，因此首用清透之剂以解外泄之热。斑症虽属里热外达之象，但若里热热势太甚，失之以清，邪有内陷之虑，故后用大剂清热解毒，直折里热，此亦遵叶氏"在卫汗之可也，到气才可清气，入营犹可透热转气……入血就恐耗血动血，直须凉血散血"之旨，随证而施，终使危笃之症化险入夷，克收全功。

（四）暑湿案

李妻　伏邪有浅深之殊，邪从阳明而达，必见呕逆；邪从少阳而达，必见疟象；若蕴久不达，则熏蒸而传疹痦。始发之时，须求表里俱通，庶少反复。据述始起寒热如疟，继则反转壮热神烦，或间凛寒，经七八日，颈有晶痦，更衣失通，躁扰口渴，苔黄泛恶，脉象濡数。古人云：暑先入心，暑必兼湿。又云：热不外达，必致里结。此证暑湿郁蒸，未能速达，致热结于阳明，气分宣降失司。想伏热以达表为轻，下行为顺，今表里三焦未尽通达，热从内讧，虑其津液受劫，致多传变。叶氏谓时邪须顾津液，又云疹子为邪热外露之象，见后宜热退神清，方

陈士楷

为外解里和。爰拟清宣伏邪，参以疏腑，望其热退便行，庶无反复，不致风动神昧为吉。

　　大豆卷　山栀　青蒿　郁金　枳实　竹茹　天花粉　石斛　赤苓玄明粉　黄芩　碧玉散

　　【按】叶氏云："长夏湿令，暑必兼湿，暑伤气分，湿亦伤气。"宗《素问·六元正纪大论》"热无犯热"的治则，当以清暑化湿为常用治法。本案系暑湿郁蒸气分，三焦通降失司，故治用豆卷、山栀、青蒿、碧玉散、黄芩、赤苓、竹茹清暑化湿；枳实、玄明粉通腑泄热；天花粉、石斛清热生津。俾使气分邪热得解，三焦气机宣降得通，使暑湿伏邪从表里上下分泄。

（五）湿温案

案1　陆男

　　始起寒微热甚，得汗不解，此属里热，经两旬余，热势如故。脘部痞满如窒，神烦口干，其内伏之邪未克透达可知，顷按脉来沉滑数，舌苔厚腻，便下先通而后秘。拙见是，湿温伏邪留于气分，有传疹之势，以其表里三焦均未通达，蕴邪遂有失达之虑。屡经汗下清而热象不减，即属里邪之征。古人云：伏气为病，譬如抽蕉剥茧，层出不穷。又云：湿温内发，最易传疹酿痞。胸脘为气分部位，邪未透达，气机被遏，则脘痞如窒。据述曾服表散之剂，痞闷反剧，盖湿邪不宜发汗，汗之则痞，古有明训。吴鞠通云：汗之则神昏耳聋，甚则目瞑不欲言。倘过汗则表虚里实，表里之气不相承应，必多传变。吴又可云，温邪有九传，有表里分传者，有先表后里，先里后表者，传化无定，治之者当深究其所以然。今温邪内逗，熏蒸失达，拙拟宣化清泄，以分达其湿热之邪，必得表里三焦一齐尽解，庶疹点易透，可无风动痉厥之变。

　　豆卷　杏仁　郁金　米仁　山栀　连翘心　枳壳　瓜蒌皮　赤苓芦根　滑石　竹叶

　　【按】吴鞠通谓："有汗不解，非风即湿。"本案系湿热之邪留恋气分不解，郁蒸肌表故身热；湿性淹滞重浊，故虽汗出而邪不易泄，脘部痞满如窒，为白痦透发之兆，乃湿热之邪有向外透泄之势而未得宣畅。所以治用清泄湿热，透邪外达，宣达上中二焦气机，以冀透热于外，渗湿于下，使湿热之邪从表里分消。

案 2　沈男

湿邪化热，证名湿温，其为病也，轻则传疟，重则传疹。治之之法，叶氏论之最详，一则曰湿温初起，须宣表里三焦；再则曰温邪不从外达，必致里结。吴又可治湿温为病，专主汗下清三法，大旨不外宣通表里，分达三焦，以引邪外出。王士雄又有阳明伏邪，须假大肠为去路之说。王清任复有温邪内发，先营后气之论，皆所以发明温证之原因，而为后人所取法也。据述初起形寒身热，后遂不寒而热，致七八日而热势不甚亦不解，汗微苔灰，稀见疹点，不得汗解，咯痰带黏，正属温热伏邪，分传表里。今疹不透而身热然，神倦嗜卧，幸得脉象左滑数，右手弦数，验舌根苔糙，上腭微灰，胸次仍见疹点，拙见是湿温之邪，尚未透达，郁遏于阳明，不得速化，表里之气，未得宣通，三焦仍然阻滞，伏邪虽有外出之象，究未能尽从外出。所幸津液未伤，热邪不致内结，轻清透达，尚易为力。不过湿温传疹，譬如抽蕉剥茧，层出不穷，此证邪伏营分，又必假道于气分而出表，更需时日，王氏所谓先营后气者是也。爰宗吴氏汗、清二法，投以宣通清泄之品，引邪外出，望其疹透苔薄，庶无迁变，至于下法则非所宜矣。未识是否，录方于后，以备采择。

大豆卷　黑山栀　紫草茸　广郁金　滑石　金石斛　连翘　桑叶 枳壳　甘中黄　芦根　竹叶

【按】本案已由秦伯未辑入《清代名医医案精华》中。湿热之邪逗于气营，故身热不解亦不甚，白痦疹虽见而不多，是邪欲达未达，故用桑叶、豆卷、山栀、连翘、竹叶清热透表；芦根、滑石清热利湿；郁金、枳壳疏理气机。陈氏认为疹子为邪热外露之象，必赖津液充足，庶易托邪外出，故又用石斛生津助紫草凉营透疹。全案立论精细，用药亦切中病机，惜缺少复诊医案，有美中不足之憾。

陈士楷

案 3 王男

湿温伏邪自里达表，轻则传疟，重则传疹，邪留于气者较浅，多见白㾦；邪留于营者较深，多见红疹。始起寒热往来如疟，神烦脘闷，续转壮热，胸腹渐见红白疹点，神志转昧，脉数无序，苔厚垢腻，是湿温伏邪充斥于气营之间，欲达未达之候。考叶氏谓疹子是邪热外露之象，见后宜热退神清，方为吉兆。若疹见而热不退，神不清者是邪不透达，津已内伤。王氏谓温邪之发，烦躁昏昧均属里热之失达，烦则津受劫而邪未尽，昧则邪失达而津已伤合诸以参之，湿温伏邪，充斥三焦，未尽外达，不得以疹点已见，妄为稳妥也。况苔垢脘闷，气分尚有痰湿，痰与热胶，气络均阻，故心烦神昧，生风致厥，亦意中事。证情殊为棘手，且拟清气透营，佐以宣络开痰主治，必得疹透神清，庶可转危为安。

大豆卷　山栀　连翘　竹叶　菖蒲　郁金　竺黄　川贝　牛蒡　丹皮　滑石　至宝丹

【按】湿热之邪郁阻气分，则脘闷苔厚垢腻，邪入气营则见红白疹点，郁久不解，酿蒸痰浊，蒙蔽心包，则身热不退，神志转昧。故法用清热凉营透表、涤痰开窍，若误以清心开窍，则反有凉遏湿邪之弊。热入营分之神昏与痰浊蒙窍神昏，症同因异，治有迥别，其辨证用药之精细，可见一斑。

案 4 周妻

初诊：湿热之为病也，其传化本无一定，轻则为疟，重则为疹，治之之法，不外乎汗下清三者而已。初起身热不扬，继增哕恶，频吐黄水，胸脘灼热，汗不解而便不行，兼有头眩，口干唇燥，杳不思纳，脉象缓滑，右手带数，苔糙腻，上罩黄色。拙见湿遏热伏，阳明之气失于宣降，遂致三焦困顿，里邪不能外达，为疟为疹，势犹未定。目前冶法，汗下清三法参酌而用之，分达其蕴结之邪，以觇传化。

豆豉　山栀　左金丸　薄荷　连翘　炒枳实　块滑石　瓜蒌皮　竹茹　生大黄　玄明粉　鲜石斛

二诊：昔人云，温邪为病，须究表里三焦。又云，阳明之邪，当假大肠为去路。前宗此意立方，进宣表通里之剂分达三焦之邪，服后身热递和，汗颇畅而便下亦通，脘闷呕恶，渐次舒适，原属表解里和，三焦通利之象，不可谓非松也。惟口仍作干，谷纳未旺，耳中时有鸣响，脉来濡滑数，舌苔薄黄，尖边色红。此乃湿热之邪虽得从表里而达，所余无几，然肺胃之津液已受其劫损，致虚阳易浮，化风上扰。目前治法，当清理余剩之湿热，以化其邪，参入养阴生津之品，以顾其正，能得津复热退，庶几渐入康庄。

沙参　鲜石斛　肥知母　山栀　广郁金　天花粉　京玄参　泽泻
生石决　钩藤　碧玉散　香谷芽

【按】湿温之证有湿重于热，热重于湿之别。本案身热不已，口干唇燥胸膈灼热，大便不行，为热阻胸膈又微兼腑实之证。故仿凉膈散，清上泄下，又用滑石、泽泻利湿；山栀、知母以清热；沙参、石斛、花粉、谷芽滋养已伤之胃阴；郁金、钩藤、石决平肝潜阳以息风。陈氏注重湿热伤阴，故治疗用药时时随症兼顾。

案5　杨男

初诊：湿邪化热，证名湿温。疹之与痦，异名同类。治之之法，不离乎汗下清三者参酌而用之。初起身热不解，间有形寒，经旬余日而始见汗痦，继以稀疏红疹，热势至晡尤盛，汗不透而脘尚闷，或吐黏痰，或兼嗳气，便下艰涩，纳呆寐少，前数日曾见鼻衄，且有遗泄。参得脉象弦滑带数，验苔糙黄，舌绛起刺，口时干而喜饮。合参苔脉症因，湿温之邪熏蒸欲达，湿从热化而内逗者尚居多数，未可以其已见疹痦，而视为轻可矣。邪势正在鸱张，计惟宣表通里，使内蕴之邪得从上下而分达，并佐以保津之品，俾已损之津液渐次来复，庶几正胜邪却，可无迁变，而尤冀疹透热和，不致风动为吉。

大豆卷　山栀　杏仁　连翘　象贝　蝉衣　枳壳　瓜蒌皮　广郁金
滑石　紫草　鲜石斛

二诊：伏邪有在气、在营之分，在气者其道近，较易外达；在营者其道远，而伏气又深，故欲其外达，必须时日。前进宣表通里，佐以保津之剂，汗已畅而身热较前略缓，便得畅解，其色焦黄，阳明经之宿

陈士楷

垢，得以下移出腑，就症论证，湿温伏邪有从上下分达之转机，不可谓非松象也。惟便下之后，稍有气逆，间或嗳气，疹痦时有出没，胃纳呆而易于呕吐，口干神乏，又见鼻衄，舌苔糙黄，舌色稍绛而有刺，脉来濡细带数。拙见湿温之邪，仍然留恋于气营之间，中上二焦之气机郁阻不通，肺胃之气液已受耗损，肃降之令乖失常度，当以轻清宣化，祛其蕴结之邪，从营分转出气分而外达，仍参以润养津液，保其正气，必得邪势日衰，气液渐复为吉。

大豆卷　光杏仁　山栀　连翘心　天花粉　鲜石斛　紫草　竹茹　通草　滑石　赤芍　银花

三诊：湿温传疹酿痦，本属里邪出表之象，宜见而不宜多见，然应赖津液充足，庶易托邪外出。前进润养津液，宣达蕴邪之剂，红疹已隐，白痦较前更密，当属营邪转气之象，亦即津液渐复之征，不可谓非佳境也。顷诊脉来细滑，身热渐和，便下通畅，稍有嗽逆，间有嗳气，验苔根部薄黄，舌色红绛。拙见湿温之邪，业已蒸腾出表，腑气通畅，釜底之薪已从下夺。所嫌者，舌色红绛，口干索饮，津液尚未来复，其中不无遗憾耳。古云，肺胃之阴，谓之津液，是阴中之阳，人之气阴，依胃为养，胃气充旺，斯气阴有所从出，脏腑得其灌溉，而余剩之邪，自可潜移默化矣。当再以润养为主，清化为佐，复其劫损之津液，祛其余剩之湿热，正气日复，始入康庄。

霍石斛　山栀　天花粉　大连翘　炙桑皮　沙参　川贝　滑石　橘白　枇杷叶　茯苓　西洋参

【按】湿温证，清热化湿为一定之治法，湿重于热者，重在"化"，热重于湿者，以"清"为主。本案身热旬余不解，脘闷口渴，鼻衄，苔黄，舌绛起刺，疹痧杂见，为湿之邪已从热化，留恋于气营之间，上中二焦之气机郁阻不通，肺胃之气液已受耗损。治法合轻清宣化、通里达下、淡渗利湿、透疹凉营、补液托邪等，使气营之邪从里达表。最后以薄味生津养胃，兼清余邪，以收全功。

（六）秋燥案

王男

六气之伤人也，惟燥与火为最烈。燥得秋气，火得夏气，二者最易劫损津液。治之之法，与风温、湿温大有区别，未可以汗下清三法拘为绳墨也。据述初起微恶风寒，继转身体灼热，经旬日而未见退凉，亦不壮热，并无汗泄，唇燥口干引饮，肌肤时有刺痛，溲赤短涩，纳食式微，苔花糙，舌尖起刺，脉象细滑而数，左手兼弦。凭症因以参苔脉，当属秋令燥气，郁结肺卫，津液受其劫损，显然可知。其耳鸣欠聪，兼有咳呛，头痛脘痞等，亦为燥气伤人之见证。古云，燥与火为同气，燥从火化，火盛则伤津动风。今燥热不退，肺胃之津液受其劫损，所幸内风未动，尚少变态，若迁延日久，恐非佳兆。拙拟清泄燥热，润养阴液主治，得热退津回，庶无风动之变。

铁皮石斛　天花粉　冬桑叶　连翘心　玄参心　焦山栀　杏仁　麦冬　生石决　通草　沙参　梨皮

【按】秋燥有温燥与凉燥之别，其特点是邪在肺卫即有津气干燥见症。本案症象系燥热侵肺，肺津受伤所致，故治疗以杏仁、桑叶宣肺透邪，连翘、山栀、玄参清热泻火，石斛、天花粉、麦冬、梨皮、沙参养阴生津润燥。其组方从桑杏汤与清燥救肺汤化裁而来，不用石膏者，因其燥热之邪虽伤肺而未见壮热、汗泄之症，故用石决易石膏，清肝潜阳息风，防其热甚动风而先用之，寓防微杜渐之意，这在陈氏医案中屡屡可见。

陈士楷

何廉臣

一、生平简介

何炳元（1860-1929），字廉臣，别署印岩，以字行。世居浙江绍兴，出身世医家庭，祖父何秀山为绍派伤寒名家。何氏承祖业，悬壶绍城卧龙山之宣化坊，晚年自号越中老朽，同仁称为"越州翘楚"，为"绍派伤寒"之中坚，卒后葬于谢墅郑家山之牛羊岗。行医50余年，于医学研究、医事活动贡献颇多，与裘吉生、曹炳章，并称浙江"医林三杰"而居其首。

何氏幼习举子业，乡试二荐不售，遂专力于医，先与沈兰垞、严继春、沈云臣讲习古医学说，师法仲景，约三年，渐通轩岐经旨、仲景方义，更旁及刘、李四家，于丹溪之学，有所心得。继从名医樊开周临证三年，初笃守古方，意在尊经，樊则谓传世与行世迥异，江浙滨海临江，地土原湿，先贤发明疗治湿燥温暑诸法，不可偏废。何氏乃复考明清各家学说，于叶天士、王士雄诸家专集，致力颇深，但初出问世，效者固多，尤有不效者。于1886年，遂放弃诊务，出游访道，集思广益，寓苏垣一年，居沪上三载，遇名医，辄相讨论。与丁福保、周雪樵、蔡小香等沪上名医来往密切。庚子年（1900）后，西洋医学在我国日渐传播，何氏又广购泰西医学著作译本，悉心研究，并令其子幼廉从东西医游，饱沃新知，折衷旧学，复经实地经验，感到西医学未必全可取，中医学未必尽可弃，主张以崇实黜华为原则，通过沟通新旧来改良医学。在上海游学三年，何氏积极从事各种社会医学活动。1907年，周雪樵在上海发起组织中国医学会，何氏与丁福保担任副会长。周雪樵提出振兴中医的一系列举措，其中包括系统整理古籍、编写教材、兴办教育等。何氏与周雪樵共事期间，深受影响。1908 年，何氏返回绍兴，便开始实践周雪樵和中国医学会的宏图计划。何氏受到汇通派主张及清廷变法的影响，衷中参西。何氏的活动与主张与傅嬾园等人不谋而合，汇聚成浙江的中西汇通派，与张锡纯、恽铁樵等，南北呼应，共为声援。何氏与名医赵晴初为忘年交，共同研讨浙绍时病之治法，常交谈至深夜而不觉倦。赵彼时已望重医林，日惟孜孜于学，性不喜与时俗交往，凡庸庸辈拜谒，即名重当时而胸无实学者，亦每拒而不见，惟何氏往访，不以长者自居，谈洽颇欢。赵谓治病不可以经、时方自限，方之切用，在洞察民情禀赋之刚柔、风土凉温之迥异而后随证酌选，方显灵活，何氏深颔之。

1908 年 6 月，何氏与裘吉生等创办的绍兴医药学研究社刊行《绍兴医药学报》，共出 80 余期。该社"拟中外并参，择优编译，以发明新学而保存国粹"，编译出版了许多医书。1916～1921 年，先后出版了《医药丛书》《国医百家》等医书，校订刊刻古医书 110 种，名曰《绍兴医药丛书》。在 1906～1910 年，何氏曾任绍兴医学会会长、绍郡医药学研究社社长及绍兴中西医协会监察委员会委员长。1915 年 3 月 9 日，何氏联络胡震、裘吉生、曹炳章等，将医学研究社和医药联合会合并成立神州医学会绍兴分会。何氏因学业精深，素孚众望，连续三次被选为评议长及外埠评议员。由于其主办医刊，为众所瞩目，所发表的著作，更是博得海内诸多名家的赞誉和钦佩。曹炳章、毛凤岗、严绍琪、俞修源、郑惠中皆出其门下。无锡名医周小农亦私淑其门墙。徐荣斋、史介生为其再传弟子。其子幼廉亦"笃学精诣，能传其业"，有著作传世。何氏中年以后，对先前衷中参西的某些做法，深感鲁莽从事，弊多利少。何氏晚年，当局推行强行取缔中医的反动政策，余岩之流，为消灭中医出谋划策，一时以西代中之谬论甚嚣尘上。何氏出于强烈的民族自尊心，又鉴于汇而不通、牵强附会、反多流弊之教训，乃不复侈言衷中参西、中西汇通，而转谓继承发扬岐黄祖道重于中西汇通。简言之，何

何廉臣

氏早年主张研古而不薄今，中年致力于衷中参西（此期据其自云著作颇多，但成就颇少），晚年则悉心于继承，很少再发牵强附会的参西说中之论，这一大体过程，亦是时世使然。

何氏认为："欲保存中国国粹，必先办中医学校，欲办中医学校，必先编医学讲义。"1915年8月，他在《绍兴医药学报》上公开发表《公编医学讲义之商榷》文章，倡议全国中医界组织起来，共同编写一整套系统的中医学标准教科书。关于编写教材方法，他主张仿西体制，提出按生理、卫生、病理、诊断、疗法、辨药、制方等七个方面，系统整理中医学。为了保存当时名医鲜活的宝贵经验，何氏又在《绍兴医药月报》上刊登启事，征集全国名医验案。可见，何廉臣是当时医界很有号召力的中医学术领头人。

1920年，绍兴湿温时疫流行，患者甚多，贫病者，无钱赎药，加之求签服药之风盛行，或坐以待毙，或误药而亡，冤死载道。何氏目击心伤，亟为奔走联络，与裘吉生、胡宝书、曹炳章等发动号召开展义诊施药并上书官厅，敦促重申禁令，制止求神药签的迷信活动。1921年，绍兴县警察所考试中医，何氏被选为主考。1929年，何氏不顾年迈病重，仍然十分关心当时中医界争取合法地位，组织北上请愿，为主要领导者之一。

何氏著述甚丰，其已刊之作，计30余种:《通俗伤寒论》（增订）最负盛名，其中有关温病疫病的专著有《湿温时疫治疗法》《重订广温热论》《喉痧证治会通》等，其力作《全国名医验案类编》中收录了大量温病疫病医案，尤为可贵。其对温病学派的传承与发挥，做出了卓越的贡献，厥功甚伟。

二、学术观点与诊治经验

（一）善创新，发展温病病因病机

1. 伏火阐析

何氏在《重订广温热论》一书中为伏气温病学说勾画出一个全新的轮廓与系统。在病因、病机、病证、辨证体系、诊断治疗等方面，对清末以前伏气学说的成就进行了全面的总结，并有创新，使伏气温病学说具有堪与新感温病学说相媲美的系统性、广泛性与实用性，是伏气温病集大成者，是温病学在清末的一项重大发展。

（1）明确伏火为伏气温病的共同原因：旧伏气学说根据《内经》"冬伤于寒，春必病温"的论述，认为伏气温病是由于冬伤于寒，其"不即病者，寒毒藏于肌肤，至春变为温病，至夏变为暑病"。实践证明这种理论是不正确的，一方面它不符合临床温热病流行与发病的实际情况，因为冬伤于寒者春未必病温，而冬不伤于寒者春也未必不病温。另一方面，它不能指导临床，因为在治疗春、夏所病之温热时，不需顾及其冬所伤之寒。

何氏在论述伏气温病的病因时避开旧论，直截了当地指出："凡伏气温热皆是伏火。"从病理上揭示了病邪的本质。我们知道，中医学的外感病因学说一方面是从季节气候立论，另一方面是从病理反应立论。前者从人与自然关系的角度来探讨疾病的成因，后者从正邪斗争的综合状态来推论病因的性质。何氏抓住病理反应——"伏火"这一特性来认识伏气的本质，切中肯綮。《重订广温热论》在主伏火说的同时，对旧的伏寒说没有断然扬弃，而是以"风寒暑湿，悉能化火，气血郁蒸，无不生火"的理论来融通。这样处理虽不如吴又可、杨栗山等"温病（温疫）非六气"的观点彻底，但如果考虑到伏气与六淫兼感的常见性，那么这种措置还是允当的。

由于阐明了伏火的病理本质，又从广义的郁化为火与六淫兼感的角

何
廉
臣

度融会了旧说，这就使伏气温病在病因上立足于一个广阔而现实的出发点，为伏火说的发展确立了正确的前提。

（2）倡"温热四时皆有"说扩充伏气温病范畴：旧伏气学说沿袭《内经》"凡病伤寒而成温者，先夏至日为病温，后夏至日为病暑"之旨，分列"春温""夏暑"二症。《温热暑疫全书》将"夏热"与"暑"对应为暑令的伏气与新感症。《温病条辨》另出"伏暑"一证。种种分类混乱不一，不但病因上局限于寒、暑二端，而且在季节上牵强于六气配属，限制了伏气学说的运用，也不能解释伏热外发的伏气症四时皆可发生的临床事实。

何氏认为："温热伏气病也……病之作往往因新感而发，所谓新感引动伏邪也。因风邪引动而发者，曰风温，或曰风火；因寒邪引动而发者，曰冷温，或曰客寒包火；因暑邪引动而发者，曰暑温，或曰暑热；因湿邪引动而发者，曰湿温，或曰湿遏热伏。若兼秽毒者，曰温毒……此以兼症别其病名也。其发于春者曰春温，或曰春时晚发，发于夏者曰夏温，或曰热病，发于秋者曰秋温，或曰秋时晚发，或曰伏暑，发于冬者曰冬温，或曰伏暑冬发。此以时令别其病名也。"上述论点建立在温热皆伏火的病因理论之上，所以顺理成章地将伏气温病推而及于四时。因为"风寒暑湿，悉能化火，气血郁蒸，无不生火"，所以无论何时皆可有伏火为病的伏气温病发生。惟其随六气之兼感不同则有风温、冷温、暑温、湿温之异，而按四季立名则有春温、夏温、秋温、冬温之分称而已。

"温热四时皆有"说突破了旧伏气学说的狭隘框框，说明了临床以内热炽盛由里出表为特征的伏气温病四时皆可出现的实际情况，使伏气温病具有与新感温病相同的广泛性，大大扩展了伏气温病的范畴，也使伏气温病的分类更为系统、灵活与实用。

（3）阐明新感温病与伏气温病的本质区别：《重订广温热论》论述伏气与新感的不同，着重从病机区分，认为"新感温热邪从上受，必先由气分陷入血分，里证皆表证侵入于内也；伏气温热邪从里发，必先由血分转入气分，表证皆里证浮越于外也"。这一观点主要从气分血分、表证里证的先后传变来阐明新感与伏气的区别。引申上述理论，可以表述为"伏气温病的重心是表现为里证，其表证由里证浮越于外所致"。我们知道，大多数感染性疾病都有它固有的表现规律，或仅现卫分证，或始终在气，或主要表现在营血。以现代医学的疾病为例，如水痘主要表现在卫、气，麻疹初起即可卫营相兼，伤寒（肠伤寒）主要表现在气分，而流行性出血热主要表现在营血等。这种区别主要决定于病原的不同，正如吴又可所说是："各随其气而为诸病。"所谓"必先由气分陷入血分，里证皆表证侵入于内"的新感温病，即表证、气分证为其表现重心的一类温病。解表法或清气法可以中断其病程，而里证、血分证皆表证、气分证延误失治的结果。反之，"必先由血分转入气分，表证皆里证浮越于外"的伏气温病，即里证、血分证为其表现重心的另一类温病，清里法、凉血法可以中断其病程。而病程中可能出现的表证乃其非本质的标象，解表法非但不能改变其病程，而"先表后里、先气后血"之诫反足以贻误病机。这就是新感、伏气两类温病的根本区别所在，这种区别正是全部伏气温病的实践基础，也是《重订广温热论》一书的立论基石。

（4）创伏气温病辨证论治完整体系：如何辨治伏气温病？何氏提出了一个较为完整的体系，可以概括为"一因、二纲、四目"。一因即伏火这一共同病因；二纲即燥火、湿火两大纲领；四目即兼、夹、复、遗四个子目。盖"温热皆伏火"，《重订广温热论》"论温热五种辨法"一节即首先辨明伏火这一主因，但"同一伏火而湿火与燥火判然不同"。为此，详述"湿火之症治"与"燥火之症治"以为大纲，但燥、湿之辨尚不能尽伏气温病治法之全貌，须进而纬之以兼、夹、复、遗四目。尽管临床所见的伏气温病变化万千，其要却不外乎外感之邪与内夹之邪不同，以及致复之因、所遗之症各异而已。《重订广温热论》在这些方面都做了详尽的探讨。其论伏邪与兼邪的关系谓："治法以伏邪为重，他邪为轻，故略治他邪而新病即解。"论伏邪与夹邪的关系，则主张"以夹邪为先，伏邪为后，盖清其夹邪而伏邪始能透发，透发方能传变，传变乃可解利"。论复症则赅其食复、劳复、自复、怒复、四损、四不足

何廉臣

· 207 ·

之变。论遗症则详列二十二症之异治。如此则纲举目张，使伏气温病的辨治重点突出，兼赅无遗，形成了一个完整的体系。

（5）倡伏气"握机于病象之先"的诊疗思想："医者必识得伏气，方不致见病治病，能握机于病象之先"，这是《重订广温热论》一个发聋振聩的主张。这一观点的提出，有其深刻的时代背景。自叶天士创卫气营血辨证以来，为温热医家奉为规范。但这种看法，一则过分强调透表而忽视清里，二则仅从横断面来概括各种疾病的共性，对个别温热病的表现特征认识不具体。这些缺陷易使医者仅执卫、气、营、血为简单的模式套用于各种温热病，而不去深究不同疾病的不同传变规律，使"辨证论治"变为被动地"见病治病""随证设治"。何氏认为伏气学说是避免"见病治病"的盲目性，达到主动"握机于病象之先"的根本途径，主张以邪气的所伏、所溃、所发、所传来贯穿认识疾病的全过程，使医者能预识病机，先机治病。他说："医者必先明九传之理，而后能治伏邪。"其意图即在于此。这种积极主动的诊疗思想，反映了其温病学说不满足于叶、吴学派的旧论，欲继续前进发展的愿望与趋势。

如伏暑一证，叶氏在《临证指南医案》暑门中虽有所论及，如范案、池案、张案等，但过于简略，难窥全豹。何氏则对叶氏的经验进行总结，并加以阐发。叶氏认为伏暑"皆夏秋间暑湿热气内郁，新凉引动内伏之邪"，何氏则进一步指出"由夏令吸收之暑气与湿气蕴伏膜原，至秋后而发"。病发于处暑以后者尚浅而易治；发于霜降后、冬至前者为"晚发"，最深而难治，且其病缠绵难愈，临床所见到的往往比《临证指南医案》所论及的更为严重，只能用"轻清灵通之品，缓缓拨醒其气机，疏通其血络"。同时提供了一套完整的理法方药，具有较高的实用价值。至于伏暑的解期，何氏更有独到的经验，他说："每五日为一候，非若伤寒温邪之七日为期也。如第九日有凉汗，则第十日热解，第十四日有凉汗，则第十五日解，如无凉汗，又须一候矣。以热解之先一日，必有凉汗，此余所历验不爽者也。"

2. 温毒发挥

（1）毒属有形，其类有二：何氏有感于《广瘟疫论》将温热病"或

温
病
学
派

称疫病，或称时疫，或单称疫"，恐名杂害义，于是将书中凡称为时行疫病者，悉改之曰温热，或曰伏邪。在论"温热四时皆有"一篇中，若兼秽毒者，则曰温毒。其症有二：一为风温时毒，一为湿温时毒。其所致病计有痄腮、发颐、发斑、喉疹、天花等。此类病变，皆由温毒从外而入，发病具有明显的红肿热痛外象体征。故何氏有言："人在气交之中，一身生气，终日与秽气相争战，实则与微生物相争战……"可见秽毒所指即是相应的病原物质。

何氏引魏柳州、嘉约翰之言，谓"壮火为万病之贼""炎症为百病之源"，说明伏火就是壮火，有湿火、燥火之别。而湿火、燥火病变之重者，亦常称为"毒火"。尤其值得一提的是，何氏认为秽毒致病，外发斑、疹，其症易见，而内发于肠胃咽膈之间，肌肤间不得见者曰内斑。内斑、外斑皆温毒所为，湿火、燥火病变重而凶险者属毒患。

要言之，凡温热病外见红肿热痛症，及外虽无所见而其热高、变速、火炎症凶者，皆由温毒病因所致。温毒属有形之邪，相当于现代医学的病原微生物。根据临床证候兼湿与否，分为温毒、湿毒两大类。

（2）毒侵机体，首入血脉："温热从血络而发""温热发疹……系孙络中血热之病""系经络血热之毒""皆里热血毒也"，何氏认为温毒侵入人体，必先进入血络，假于血液，导致血热、血毒、血闭、血溢、血瘀等病理变化，然后循经流行或外发于肌表，或内注于脏腑而出现各种病证。

血热发斑，症见面红赤、汗出津津、口燥大渴、热盛胸闷、斑纯红深红等；毒邪逼血，症见忽然吐衄、上下出血、烦热燥渴等，此乃温热病之常态。毒邪凝血，以舌甚灰黑、神识不清、脉似沉缓等为见症。毒火煎血，务须防其伤阴亡阳。从上述可知，毒邪致病，首入血脉，壮火蒸腾，血随之热，毒火煎熬则血中之阴液有欲枯之危。毒邪逼迫血液，则上下出血；毒邪凝血，内闭而不得宣泄，则多成败血险证。

（3）毒血肆溢，见证多凶：毒邪凝血致瘀名曰瘀毒；毒邪锢气门关格则成溺毒；肠腑不降燥结化毒则曰粪毒。此皆毒血锢气蔽血，脏腑功能不调，水谷、津液不得宣化，遂与温毒相夹而成猖獗之势。

何廉臣

·209·

毒邪败血，肆溢脏腑，种种恶候随之出现。毒火烁肺则鼻扇衄血，咽痛声哑，咳喘咯血；淫于大肠则燥实痞满，或暴泻如注，或脓血杂下；血毒攻心则神志昏迷，烦躁谵妄；肝经血热则胁痛呕恶，动风痉厥，乘犯胆腑则肌肤金黄等。

毒血肆溢，锢血蔽气，损伤脏腑形质，扰乱气机升降出入，瘀血、痰浊、水湿、糟粕等不能运化、输泻，遂与毒血互成胶结之势，内毒外毒夹杂，则病变更形复杂，从而陷入恶性循环。然血中之火毒为本，其余内化之邪为标，不可不察。

（二）明辨证，四诊入微经验独特

1. 辨湿温之轻重

何氏论治湿温，总以湿热之偏重、偏轻为纲，辨证犹重舌苔之变化，治疗多取轻清辛淡以泄热导湿，若确有里夹实邪，则以祛夹邪为先。

（1）湿重于热：其病多发于太阴肺脾，其舌苔必白腻，或白滑而厚，或白苔带灰兼黏腻浮滑，或白带黑点而黏腻，或兼黑纹而黏腻，甚或舌苔满布，厚如积粉，板贴不松。脉息模糊不清，或沉细似伏，断续不匀。神多沉困嗜睡，症必凛凛恶寒，甚而足冷，头目胀痛昏重，如裹如蒙；身痛不能屈伸，身痛不能转侧，肢节肌肉疼而且烦，腿足痛而且酸；胸膈痞闷，渴不引饮，或竟不渴；午后寒热，状若阴虚；小便短涩黄热，大便溏而不爽，甚或水泻。治法以清开肺气为主。肺主一身之气，肺气化则脾湿自化，即有兼邪，亦与之俱化。宜用藿朴夏苓汤，体轻而味辛淡者治之，启上闸，开支河，导湿下行，以为出路，湿去气通，布津于外，自然汗解。若兼神烦而昏者，此由湿热郁蒸过极，内蒙清窍，前辛淡法去蔻仁、厚朴，加细辛二三分，白芥子钱许，辛润行水开闭；再加芦根一二两，滑石四五钱，轻清甘淡，泄热导湿，蒙闭即开，屡验不爽。若兼大便不利者，此由湿阻气滞，或兼痰涎，前辛淡法去藿朴、豆豉，重用瓜蒌仁、薤白、小枳实等味，或重用紫菀、苏子（捣）、郁李仁等品。

（2）热重于湿：其病多发于阳明胃肠，热结在里，由中蒸上，此时气分邪热，郁遏灼津，尚未郁结血分。其舌苔必黄腻，舌之边尖红紫欠津，或底白罩白而混浊不清，或纯黄少白，或黄色燥刺，或苔白底绛，或黄中带黑且浮滑黏腻，或白苔渐黄而灰黑。伏邪重者，苔亦厚而且满，板贴不松，脉息数滞不调，症必神烦口渴，渴不引饮，甚则耳聋干呕，面色红黄黑混，口气秽浊。余则前论诸症，或现或不现，但必胸腹热满，按之灼手，甚或按之作痛。宜用枳实栀豉合小陷胸汤，加连翘、茵陈之清芬，青子芩（姜水炒）、木通之苦辛，内通外达，表里两彻，使伏邪从汗利而双解。渐欲化燥，渴甚脉大，气粗而逆者，重加石膏、知母，清肺气而滋化源；惟芦根、灯心宜多用（煎汤代水），轻清甘淡，邪热化湿，下行从膀胱而解，外达从白㾦解，或斑疹齐发而解。

此外，何氏论治湿温，除了强调首先要辨明湿与温之孰轻孰重外，还要求要辨明是否夹有痰、水、食、气、瘀等邪，若有，则一般要以治夹邪为先。何氏说："盖清其夹邪，而伏邪始得透发，透发方能传变，传变乃可解利也。"

2. 特色辨证

何氏临床诊病有一整套可法可师的经验，他根据古人散在各书的辨证方法，通过实践中的加工整理，形成系统，便于掌握。

（1）关于"虚""实"的辨证：分析气虚当补的证候是面色痿白，言语轻微，四肢无力，动则气高而喘，或痞满痰多，或饮食难化作酸，或头晕自汗，大便泄泻，或咳嗽气促，舌苔白嫩或淡红而润；血虚当补的证候是面白唇淡，头晕目眩，睡眠不安，五心烦热作渴，津液枯竭，健忘怔忡，肠燥便坚，口干舌燥，或口舌生疮，舌嫩红而干，或绛底浮白，或舌绛而燥。接着再分出"阴虚""阳虚"等证候。"实"的辨证，也是同样细致。他分析出大实应急下、已实当下、初实应微下，并分列痰火壅肺、湿火夹食蕴结胃肠、毒火内灼三焦、温热证蓄水夹结粪及蓄血化火的证候。其他应解表、和解、清凉、温补的证候，也都辨析详明，有条不紊。

（2）察舌辨苔：首先举出"看舌十法"，察舌质的老嫩、干润、荣

何廉臣

· 211 ·

枯、胀瘪、软硬、歪碎、舒缩、战痿、凸凹、深淡。其次"辨苔十法"，辨舌苔的有无、厚薄、松腻、偏全、糙黏、纹点、瓣晕、真假、常变、苔色。"察色八法"，于吴坤安察舌辨症歌有阐发，最后指出"验舌决死症法"二十条，更是对舌诊的经验结晶。

（3）痿躄有虚实："原因有六：一气虚痿，二血虚痿，三阴虚痿，四湿痰痿，五血瘀痿，六食积痿。设不细审致痿之因，未有不偾事者矣"，这虽然是李用粹《证治汇补》的旧说，但当时李书所传不广，通过何氏转述，促使我们注意到痿证也有瘀血和食积导致的。

（4）燥证与火证虚实不同："火为实证，热盛阳亢，身热多汗，法宜苦寒夺其实而泻其热；燥为虚证，阴亏失润，肌肤干燥，法宜甘寒养其阴而润其燥"，这一观点渊源于喻嘉言、吴鞠通、石芾南三家，但主要是叶天士法，何氏心印香岩，诚不虚谬。

（三）巧思索，完善温病治法方药

1. 治温毒之要，凉解攻下

毒火之治，何氏谓："实热者，宣发壅滞以逐毒外出；虚热者，清补气血以逐毒外出。上焦则透而逐之，中焦则疏而逐之，下焦则攻而逐之，总以速祛其毒火有出路而已。"逐毒之法不外苦寒清解，通里攻下。如对温毒发斑的证治，主张红斑宜以凉血透热，轻剂如五味消毒饮加紫草、连翘，重剂用加味犀羚白虎汤；紫斑主凉血解毒，用犀角大青汤，小剂清瘟败毒饮等；黑斑主凉血攻毒，宜拔萃犀角地黄汤、十全苦寒补救汤；伏斑内斑主宣气凉血，解毒透斑，急投清瘟败毒饮加紫草、升麻，或用解毒活血汤。毒属有形之邪，有温毒、湿毒二类，侵入人体，必先假于血分，毒血肆溢，扰乱脏腑，溺、瘀、粪、水等毒亦伴随而生。治毒之要，重用苦寒解毒、攻下逐毒。

2. 肃肺清胃是治疗湿温的要则

治湿温者，一般多知化湿清热，而较少研究肃肺清胃的原理。所谓化湿清热究竟具体从何入手？初学者颇难掌握。何氏在复杂的病理现象中抓住主要矛盾，提出"肃肺清胃"的治疗原则，可谓提纲挈领。

因为肺主宣降，主"通调水道"，肺经受邪，水液代谢往往因之发生障碍。吴鞠通《温病条辨》用三仁汤治湿温初起、湿重于热者，即是通过轻开肺气的治疗手段以达到清利湿热的目的。对此，何氏进一层阐述："肺主一身之气，肺气化则脾湿自化，即有兼邪与之俱化。"（《重订广温热论》）由此可见，所谓"肃肺"乃指调整肺的整个宣降功能而言。至于他何以首选藿朴夏苓汤，想必当时的湿温患者表证较明显之故。对于湿温证热重湿轻的患者，何氏认为其病变中心在"胃"。脾主湿而胃主燥，故胃经受邪多从热化。治法以苦寒清热为主，一般多用王氏连朴饮加减。而何氏则用枳实栀豉合小陷胸汤加连翘、茵陈、黄芩、木通等（《重订广温热论》）。二者比较，何氏的处方比连朴饮多黄芩、连翘、茵陈、木通、瓜蒌而无菖蒲。根据现代药理实验，黄芩、连翘、茵陈有抗菌、抗病毒作用，木通和瓜蒌也有抗菌作用，故此方清热、抗菌之功更优。治疗湿温证，王氏之连朴饮固不可废，而何氏之枳实栀豉合小陷胸汤加减更应重视。

3. 归纳叶天士治疗湿证规律

叶天士在《外感温热篇》中指出："吾吴湿邪害人最广……在阳旺之躯，胃湿恒多；在阴盛之体，脾湿亦不少。"《临证指南医案》中的"湿门"更有许多治疗湿证的范例。但这些宝贵的经验是分散的、零碎的，何氏则通过深入研究，分析归纳了叶氏治疗湿证的规律。何氏指出"湿热治肺，寒湿治脾"为叶氏独得之薪传。叶氏除气分之湿，用蔻仁、滑石、杏仁、厚朴、姜半夏、瓜蒌皮为主，有热加竹叶、连翘、芦根之类；湿伤脾阳，腹膨尿涩，用五苓散加椒目。一从肺治，用辛淡清化法；一从脾治，用辛淡温通法。此两法为化气利湿之正法。

何氏对叶氏治疗湿证用药总则概括为"总以苦辛温治寒湿，苦辛寒治湿热，概以淡渗佐之，甘酸腻浊，在所不用"。可谓探骊得珠，知其要者。

4. 治疗温热病八法

何氏在《重订广温热论》中认为，虽然辛凉解表、苦寒清里、甘寒救液是温热本证初中末三大基本治法，但在临床上病情往往多有兼夹，

何廉臣

即感邪有兼风、兼寒、兼湿、兼毒之异；入里有夹食、夹痰、夹瘀、夹虫之别。因此，何氏与其师樊开周先生在长期的临床实践中，共同探索总结出"验方妙用"篇，即治温八法，虽主要为温热病而设，但也不废辛温、温燥、补阳等法。八法紧扣临床实际，全面而有主次，深刻而别开生面，充满辩证思维，对治疗外感热病颇有指导和启迪作用。因此，蒲辅周先生曾将其推为中医辨证治疗急性传染病的基本大法。

（1）发表法：凡能发汗、发痦、发疹、发斑、发丹、发痧、发瘄、发痘等方，皆谓之发表法。温热病，首贵透解其伏邪，而伏邪初发，必有着落，着落在皮肉肌腠时，非发表则邪无出路。其大要不专在乎发汗，而在乎开其郁闭，宣其气血。郁闭在表，辛凉芳淡以发之；郁闭在半表半里，苦辛和解以发之。阳亢者，饮水以济其液；阴虚者，生津以润其燥；气虚者，宣其气机；血凝者，通其络瘀。必察其表无一毫阻滞，始为发表法之完善。

（2）攻里法：攻里法者，解其在里之结邪也。结邪为病，所关甚大，病之为痞为满，为喘为肿，为闷为闭，为痛为胀，直无一不涉于结。《伤寒论》中，小结胸在心下，按之则痛；大结胸心下痛，按之石硬；热结在里，热结膀胱，热入血室，其血必结，及食结胸、水结胸、血结胸、寒实结胸、热实结胸者，不一而足。故里病总以解结为治，结一解而病无不去。岂但大便闭结，大肠胶闭，协热下利，热结旁流，四者之邪结在里而必须攻以解结哉！温热结邪，总属伏火，自宜苦寒泻火为正治，但必须辨其为毒火宜急下，如紫草承气汤等；风火宜疏下，如局方凉膈散等；燥火宜润下，如千金生地黄汤、《温疫论》养荣承气汤等；痰火宜降下，如承气陷胸汤等；食积化火宜清下，如枳实导滞汤等；瘀血化火宜通下，如桃仁承气汤、下瘀血汤等；水火互结宜导下，如大陷胸汤、控涎丹等；若气虚失下者，宜润下兼补气，如《金匮翼》黄芪汤等；血虚失下者，宜润下兼益血，如《金鉴》玉烛散等；气血两亏而又不得不下者，宜陶氏黄龙汤等。

（3）和解法：凡属表里双解、温凉并用、苦辛分消、补泻兼施、平其复遗、调其气血等方，皆谓之和解法。和法者，双方并用，分解其兼症夹症之复方，及调理复症遗症之小方、缓方也。温热伏邪，初起自内出外，每多因新感风寒暑湿而发。惟温病之发，因风寒者居多；热病之发，兼暑湿者为甚。兼风兼暑，伏邪反因而易溃；兼寒兼湿，伏邪每滞而难达。故一宜表里双解，一宜温凉并用。其病每多夹并而传变，如夹食、夹痰、夹水、夹瘀之类，与伏邪互并，结于胸胁脘腹膜络中，致伏邪因之郁结不得透发，不透发安能外解？凡用双解法不效，即当察其所夹为何物，而于双解法中，加入消食、消痰、消水、消瘀等药，效始能捷，病始能去，故治宜苦辛分消。更有气血两虚，阴阳两亏，如吴又可所谓四损、四不足者，复受温热伏邪，往往有正气内溃而邪愈深入者，亦有阴气先伤而阳气独发者，《内经》所云："温病虚甚死。"即此类也。故治宜补泻兼施。且有病人不讲卫生，病家不知看护，每见劳复、食复、自复、怒复者，亦有余邪未净，或由失于调理，或由故犯禁忌而见遗证迭出者，故治宜平其复遗，调其气血，为温热病中期末期之善后要法。凡此和解之法，实寓有汗下、温清、消化、补益之意。

（4）开透法：凡能芳香开窍、辛凉透络、强壮心肌、兴奋神经等方，皆谓之开透法。一则去实透邪，一则补虚提陷。此为治温热伏邪、内陷神昏、蒙脱厥脱等危证之要法，急救非此不可。此等危证，虽由于心肺包络及肝肾冲督等之结邪，而无不有关于脑与脑系。因为热邪所蒸，湿痰所迷，瘀热所蔽，血毒所攻，则心灵有时而昏，甚至昏狂、昏癫、昏蒙、昏闭、昏痉、昏厥，而全不省人事。厥而不返，亦必内闭而外脱。治宜先其所因，解其所结，补其所虚，提其所陷，以复心主之神明。具体分开窍透络法：即叶天士所谓清络热必兼芳香、开里窍以清神识是也。总以犀、羚、西黄、龙脑、蟾酥、玳瑁、西瓜、硝等为最有效用，而麝香尤为开窍通络、壮脑提神之主药。故凡治邪热内陷，里络壅闭，堵其神气出入之窍而神识昏迷者，首推瓜霜紫雪、犀珀至宝丹（何廉臣验方）及安宫牛黄丸、新订牛黄清心丸（王士雄方）、局方紫雪丹等。然昏沉虽系热深，却有夹痰浊、夹湿秽、夹胃实、夹血结、夹毒攻、夹冲逆之分，则宜辨证治之。强心神法：为温热病已经汗下清透后，内伤气血精神，而其人由倦而渐昏，由昏而渐沉，乃大虚将脱之危

何廉臣

· 215 ·

症，急宜强壮心肌，兴奋神经，不得不于开透法中筹一特开生面之峻补提陷法，庶几九死者尚可一生。其法有四：一为强壮心脑，如参归鹿茸汤冲入葡萄酒一瓢、补中益气汤加鹿茸血片三分等。二为急救阴阳，如陶氏回阳救急汤、冯氏全真一气汤等。三为复脉振神，如复脉汤冲入参桂养容酒一瓢、《千金》生脉散煎汤冲入鹿茸酒一瓢等。四为开闭固脱，若内闭外拓者，予叶氏加减复脉汤加减，调入牛黄清心丸，甚则陶氏回阳急救汤调入叶氏神犀丹；外闭内脱者，多由温热病兼风兼寒之候，不先祛风散寒以解表，早用苦寒直降，致表不解而邪陷入内，治当仍以轻扬解表而外不闭，如邵氏热郁汤、五叶芦根汤之类；以撤热存阴而内不脱，如竹叶石膏汤之类。

（5）清凉法：温热郁于气分为伏热，郁于血分为伏火，通称伏邪。热与火均宜用清凉法。温热病当清凉者十之六七，故清凉法不可不细加讲。凡用清凉法，必先辨其为伏热、为伏火。热属气分，为虚而无形，如盛夏酷暑炎蒸，虽挥汗淋漓，一遇凉风即解，故人身之热，气清即退。至其清热之法，首用辛凉，继用轻清者，所以肃气分之浮热，终用甘寒者，所以滋气分之燥热。火属血分，为实而有物，其所附丽者，非痰即滞，非滞即瘀，非瘀即虫，但清其火，不去其物，何以奏效，必视其所附丽者为何物，而于清火诸方，加入消痰、化滞、去瘀、杀虫等药，效始能捷。如燔柴炙炭，势若燎原，虽沃以水，犹有沸腾之恐慌，必撤去其柴炭，而火始熄。故凡清火之法，虽以苦寒直降为大宗，而历代医方，往往有清火兼消痰法、清火兼导滞法、清火兼通瘀法、清火兼杀虫法者，皆所以清化火之所附丽之故。若无所附丽之火，但为血郁所化者，自以清其络热，宣其气机为第一要义。而时有苦寒复甘寒法者，甘苦化阴，以胃肠之津液，使苦寒不致化燥；苦寒复酸寒法者，酸苦泻肝，擅通孙络之积血，使络热转入气分而解；苦寒复咸寒法者，咸苦达下，一则清镇冲气之上逆，一则泻壮火而坚真阴。总之，凡温热病，宜于辛凉开达者，早用苦寒直降则为误遏，冰伏其邪而内陷；宜于苦寒直降者，但用轻清甘寒，又只能清热，不能退火。虽然火散则为热，热积则为火。热与火只在散集之间，故清热散火，可分而亦可合，但其先后缓解之间，所用方法，界限必须分清。

（6）温燥法：温热为伏火证，本不当用温燥，然初起客寒包火，致伏邪不能外达，不得不暂用温燥法，如刘氏羌苏饮、《局方》芎苏散之类；亦有湿遏伏火，抑郁太甚，致伏邪不能外出，不得不暂用辛燥法者，如藿香正气散、九味羌活汤之类，一经寒散热越，湿开热透，即当转用他法以速清其伏邪。此即在表兼寒兼湿立温燥法之本意。更有初起夹水气症，在表则纯用辛凉发散则表必不解，而转见沉困；有里证不可遽用苦寒，若早用苦寒则里热内陷，必转加昏蒙，此水气郁遏伏邪，阳气受困，宜于发表清里药中加温燥之品以祛水气，如藿香、厚朴、半夏、苍术、草果、豆蔻、广皮、赤苓等品，皆可对症酌用。迨水气去，郁闭开，然后议攻议凉，则无不效。又有夹冷食伤胃，往往有脉沉肢冷者，若胸膈痞闷，舌苔白厚，益为食填膈上之明证，即当用温化燥削，如加味平胃散、沉香百消曲、绛矾丸之类；甚则用吐法以宣之，如椒梅汤、生萝卜汁等，使膈开而阳气宣达，然后伏邪外溃。但有以此等兼夹症，每用温燥药见功者，遂相讼清热泻火之非，归咎于冰伏凉遏之弊，不知温热乃其本气，兼夹乃其间气，故不可拘执兼症夹症之用温燥法见功，遂并其温热本症之当用清凉而一概抹杀。若并无兼症夹症，而邪深入里，失于攻下，致热深厥深，反欲拥被向火，凛凛恶寒，身冷肢厥，而二三处独见火症，如目大小赤，舌苔黄黑燥，小便黄赤涩痛，大便稀黄极臭，或下利鲜血，此皆热深阳郁之象，当以温燥通郁为主，佐以辛凉透热，如新定达原饮、加减藿朴夏苓汤之类，使里气通而郁阳发，反大热而烦渴，即转机而用清用下，以收全功。又如湿温湿热，方伏于膜原，未经传变之时，胸膈必多痰滞，有见其躁烦而过用知、膏、芩、连者，有因其作渴而遽用生地黄、麦冬者，有病者自认火症而恣淡冷水、西瓜、梨、荸太早者，皆能抑郁阳气，壅闭伏火，火遏于中、下二焦，停痰滞于上焦，每见恶寒胸痞，甚则烦渴昏谵，宜先以宣导痰滞为主，如加味二陈汤、藿朴二陈汤、吴氏导痰汤、三子导痰汤之类，痰滞通则伏火之症发现，随其传变以施凉解攻利之剂乃有效也。以上温补温化之法，特救药误、食误，非治温热正病。若夫病后调理，凡属湿温湿热，

何廉臣

当以扶阳为主法，温健胃阳，如香砂理中汤、六君子汤之类；温升脾阳，如补中益气汤、参胡三白汤之类。然亦有病后化燥，有当用甘凉濡润者，或有用酸甘化阴者，全在临证者活法机变也。

（7）消化法：消者，去其壅也；化者，导其滞也。凡人气血所以壅滞者，必有所因，先其所因，而坚是制之，此即消化之法也。并谓用宜得当，不可诛伐无过，温热伏邪，临证时每多夹食、夹痰、夹水、夹瘀、夹虫之故，必须消化之，乃得其平。

（8）补益法：温热为伏火症，本不当用补益法。然《内经》云，精气夺则虚，虚者补之，冬不藏精，春必病温，温病虚甚死，当实其阴以补其不足。况温热诸症，每有屡经汗下清解而不退者，必待补益而始痊。此由本体素虚，或因素有内伤，或为病药所残，自当消息其气血阴阳，以施补益之法。温热虽伤阴分血液者居多，然亦有凉药太过而伤阳气者，则补血补阴，补气补阳，又当酌其轻重，不可偏废。凡屡经汗下清和而烦热更甚者，当补阴血以济阳，所谓"寒之不寒，责其无水"者是也；若屡经汗下清和，热退而昏倦，痢利不止者，当补阳气以培元，所谓"驱邪必先扶正，正足邪自去也"。

三、方剂选录

（一）羌防行痹汤

治肢体及全身麻木疼痛不适。

羌活一钱　防风一钱　威灵仙三钱　当归三钱　续断二钱　秦艽二钱
乳香五分　没药五分　红花五分

以桑枝、青松针各一两煎汤代水。

（二）犀珀至宝丹

治邪热内陷血分，瘀阻心房。

犀角　羚羊角　琥珀　麝香　蟾酥　桃仁　丹皮　血竭　辰砂　广

郁金　石菖蒲　穿山甲　杜赤豆　桂枝尖　连翘心

（三）疏风止嗽汤

治重伤风发热咳嗽。

荆芥穗钱半　苏薄荷一钱　光杏仁二钱　广皮红八分　百部钱半　清
炙草六分　紫菀二钱　白前钱半

四、医案选按

（一）湿温时疫证案

杨世照，四月患湿温时疫证。

初诊：始恶寒，后但壮热不寒。四肢倦懒，筋骨酸痛，头痛而重，膈间痞满，小便短赤而热，大便水泄如注。脉右濡滞，左反弦急。舌苔白滑厚腻。此乃湿秽阻滞气分，治当辛淡开泄以化湿清热，普济解疫汤加减。

广藿香　淡豆豉　苏薄荷　白豆蔻拌滑石

二诊：斑疹隐隐，心烦懊恼，面若烟熏，忽笑忽怒。脉滑数，舌苔黄腻带灰。湿热之邪留恋气分不解，当芳透苦泄，升降逐疫汤加减。

蝉衣　姜蚕　广姜黄　生锦纹　青蒿脑　紫草　泽兰　鲜菖蒲　西茵陈　贯仲

先用活水芦根、北细辛煎汤代水　紫金锭冲。

三诊：斑疹已透，而证变神昏谵语，小便短赤如血，大便闭结不通，舌苔焦黑而燥。邪已耗液伤营，当咸苦达下，犀羚承气汤加减。

犀角尖　羚角片　鲜生地黄　粉丹皮　人中黄　生锦纹　玄明粉
泽兰叶　小枳实　紫雪丹

四诊：狂痉虽瘥，大便虽通，而证变沉昏如厥。邪热内陷血分，瘀塞心房。当清营泄热，通血透窍，自制犀珀至宝丹。

犀角　羚羊角　琥珀　麝香　蟾酥　桃仁　丹皮　血竭　辰砂　广

何廉臣

·219·

郁金　石菖蒲　穿山甲　杜赤豆　桂枝尖　连翘心

五诊：蒙闭已开，而气弱神惫，舌色嫩红，兼起细纹而裂，脉细弱微数。气液二虚，元神大亏。当清补气血，参麦茯神汤加减。

西洋参　原麦冬　辰茯神　鲜石斛　石莲　宣木瓜　生甘草　生谷芽

【按】此湿温之邪初则阻滞气分，继则气液大伤，生风动血，外窜内陷，变证迭出。何氏坚持辨证论治的原则，在气分，宣通气分以化湿；传营入血后，即摆脱湿温的常规疗法，以清营泄热、滋液息风为大法；终以养阴益气而收功。二诊于大队辛凉透泄中反佐细辛以增强透邪之功，轻灵可法。三诊清营兼用攻下以挽液耗营伤之危局，胆识绝人。尤其值得注意的是在四诊出现沉昏如厥时，参用活血化瘀法，以治疗循环系统和神经系统功能的障碍，给人们以启示。

（二）时症案

案1　湿温夹食

张某，年二十八岁，湿温夹食，胸脘烦满，寒轻热重，二便不利，治宜苦辛通降。

瓜蒌仁四钱　枳实一钱五分　净郁李仁三钱　焦山栀三钱　淡豆豉二钱　小青皮一钱　泻叶八分　陆氏润肠丸四钱　益元散煎，四钱包　紫金片冲，四分

案2　湿温化火

张某，年四十四岁，湿温化火，内热自汗，口苦而燥，溺黄赤，便不畅，治宜清化分消。

新会皮一钱五分　瓜蒌皮三钱　焦山栀三钱　知母三钱　黄芩一钱五分青连翘三钱　青宁丸二钱　飞滑石包煎，六钱　鲜淡竹叶四十片　嫩桑枝二尺

案3　湿热夹食

傅某，年三十二岁，湿热夹食，胸腹痞满，口腻，胃钝，溺赤，治宜辛淡清化。

枳壳一钱五分　焦山栀三钱　广皮红一钱　西茵陈三钱　川厚朴一钱
广玉金三钱　小青皮一钱　飞滑石包，六钱　鸡内金二张　紫金片冲，四分

案4　湿热兼风

陈某，年三十四岁，湿热兼风，头胀，烦热，口淡而腻，肢懈，胃
钝，溺短赤热，治宜芳淡疏解。

藿香三钱　苏薄荷一钱　冬桑叶一钱五分　佩兰叶二钱　新会皮一钱
五分　生苡仁四钱　滁菊花一钱　白蔻末四分　飞滑石包煎，四钱　嫩桑
枝二尺

案5　湿火

洪某，年二十五岁，湿火，便艰溺赤，腹旁有块，治宜辛淡清降。

广玉金一钱五分　赤苓三钱　冬瓜子四钱　延胡索一钱五分　蜜制小
青皮一钱　丝瓜络一钱五分　川楝子一钱五分　枳实导滞丸三钱　飞滑石
包煎，四钱

案6　暑湿

魏某，年三十二岁，暑湿症，寒热身痛，口淡，胃钝，肢懈，溺短
热，治宜苦辛和解。

藿香三钱　柴胡八分　草果仁四分　知母三钱　青蒿二钱　黄芩一钱
五分　焦山栀三钱　薄荷一钱五分　小青皮一钱五分　淡豆豉三钱

案7　牡疟

韩某，年十三岁，牡疟，间日发疟，寒重热轻，二便不利，治宜和
解偏温。

柴胡一钱五分　淡干姜八分　姜半夏一钱五分　黄芩八分　天花粉二钱
生牡蛎四钱　桂枝八分　益元散三钱包煎　淡豆豉三钱　葱白三个

案8　热霍乱

李某，年二十三岁，热霍乱，吐泻腹痛，小便短热，治宜苦辛
芳淡。

藿香三钱　茯苓二钱　新会皮一钱五分　泽泻二钱　香连丸一钱　飞
滑石包煎，四钱　贯仲三钱　甘松六分　佩兰叶二钱　春砂壳八分

何廉臣

案 9　暑湿入膜络

茹某，暑湿入膜络，下午热重，背生疮，右足筋挛，治以辛凉通解。

金银花三钱　青连翘三钱　白芷一钱　焦山栀三钱　青蒿二钱　紫地丁三钱　丝瓜络三钱　宽筋草三钱　嫩桑枝二尺

案 10　暑瘵

邵某，暑瘵，咳血咯痰，脘满胃钝，溺短赤热，治宜清金保肺。

冬桑叶三钱　甜杏仁二钱　瓜蒌皮三钱　天门冬一钱五分　广玉金三钱　焦山栀三钱　紫菀三钱　白前二钱　杜兜铃一钱五分　海蛤壳生打，八钱

案 11　伏暑兼寒

包某，伏暑兼寒，咳嗽，寒热，胃钝，溺赤热，治宜芳淡兼疏。

杏仁三钱　广皮红一钱五分　薄荷一钱五分　瓜蒌皮三钱　焦山栀三钱　淡豆豉三钱　青蒿二钱　青连翘三钱　葱白三枚　嫩桑枝二尺

案 12　伏暑夹痰

祝某，伏暑夹痰，寒热头痛，胃钝，肢懈，咳嗽痰多，治宜清暑化痰。

枳壳一钱五分　焦山栀三钱　青连翘三钱　瓜蒌仁四钱　广皮红一钱五分　广郁金三钱　前胡二钱　苏子二钱　黄芩一钱五分　嫩桑枝二尺

案 13　伏暑夹食

王某，伏暑夹食，下午热盛，脘闷胃钝，溺赤热，治宜清化兼消。

枳壳一钱五分　青蒿二钱　佛手片一钱五分　鸡内金一钱五分　焦山栀三钱　青连翘三钱　黄芩一钱五分　木香槟榔丸三钱　飞滑石包煎，四钱　嫩桑枝二尺

案 14　伏暑内陷

李某，伏暑内陷，内热胸闷胃钝，夜间神昏，防厥，治宜清透。

焦山栀三钱　青连翘三钱　广郁金三钱　细木通一钱　玳瑁一钱五分　佛手柑一钱五分　瓜蒌皮三钱　鸡内金一钱五分　青蒿脑二钱　益元散包煎，四钱　鲜淡竹叶三十片

【按】以上医案十四则，不难看出何氏治疗温病，其处方用药继承了叶天士、吴鞠通、薛生白等温病大家的特色，以轻灵取胜，尤其对湿热、湿温治疗，注重"肃肺清胃"和"气化则湿化"的要则，可师可法。

何廉臣

姚梦兰

一、生平简介

姚梦兰，名仁，字仁斋，号梦兰，清道光七年（1827）生于仁和县（今杭州）八字桥钱家兜，清光绪二十三年（1897）逝世。《浙江人物简志》记载，姚梦兰为晚清浙江四大名医之一。

《余杭县卫生志》记载："少为诸生（即秀才），以儒攻医，中年病瘵几死，得瓶窑回龙庵老僧授予气功，夜则相对静坐，年余病愈，又授以技击，竟成伟丈夫。"据《永泰姚氏族谱续编》记载，姚梦兰去世时，十里方圆乡民前来挥泪送别。姚梦兰授徒众多，其中莫尚古、姚耕山、马幼眉最负盛名，被誉为"姚门三鼎甲"。姚梦兰之后，传承不断，今已传至第七代，享誉医林百余年。姚梦兰及其传人对时症杂病颇多创见，用药轻灵清淡，自成一系，后世称之为"姚梦兰中医内科"，现已被列入浙江省传统医药类非物质文化遗产。

中国百年百名中医临床家丛书之《中医临床家叶熙春》《中医临床家史沛棠》均记载，他们的师祖姚梦兰"为叶天士门生华岫云的第五代传人"。华岫云整理叶天士医案所编之《临证指南医案》风靡江南，被姚氏及历代弟子奉为必修之课。也是姚梦兰一系的根基。其著作《时感门类》中病证的分类、自抄医案的分门别类与《临证指南医案》同出一辙，也可见由叶天士一派一脉相承。《浙江历代名医录》《浙江历代医林人物》记载："余杭姚仁，号梦兰，擅长调理，一时推为叶派名医，杭湖两郡学医者多执贽子门下。"

姚梦兰医案中的处方，药名以字数三二三或二三二呈镶嵌排列，称之"香炉烛台型"。这种处方格式为数代弟子遵循，业内一看就知道方出姚氏门下。相传姚梦兰有年傍晚为一位病情危重的患者出诊，开出猛药。回家后夜梦纯阳祖师屈着四指，伸开六指，长揖而退，于是惊醒。思索之后认为纯阳祖师之意是"大毒治病十去其六，不可过剂"的意思；长揖而退，是病家向先生致谢。夜深人静得此奇梦，姚氏惦挂之下重新赶至病家，这时患者病情已见转机。姚梦兰马上要病人不必服完汤剂，次日剂量也减去一半。几天后患者就得以痊愈。姚梦兰惦记病人，有所思而有所梦，由此借托神示，告诫后人用药必须慎思明辨，特创香炉烛台型处方格式以志纪念。从此，这种处方格式便成了姚门医家的处方特征世代相传。

姚梦兰涉足医林五十余年，可惜遗墨散佚，留存甚少，但是其子姚耕山保留了其父部分有价值的古籍及姚梦兰临床医案记录。现存未刊姚梦兰所著《时感门类》，姚梦兰自抄医案 1 册，姚耕山抄录姚梦兰《逐日医案》《名家医案》数册，姚耕山手抄姚梦兰《舌苔脉诀》《丸散膏丹制作技艺》各 1 册。

二、学术观点和诊治经验

姚梦兰诊治经验丰富，治疗温病尤多，对于温病学说的研究认识也最为丰富，其主要学术观点反映在《时感门类》《永泰姚梦兰医案》等著作中。现就其在温病方面的学术思想与诊治经验介绍如下。

（一）温病病因，更创新识

姚梦兰在所著之《时感门类》中明确指出，四时均有外感，而病因不同。尝谓"凡春夏秋冬四时，一切时邪外感之病，皆多时感"。姚氏继承叶天士外感的温病理论，对于江南地区外感时邪，主要认为是温邪为主。但是和其他温病学医家的观点有所区别的是，姚氏立足于春夏秋冬四时气候的特点，认为四时所感外邪和四季有着密切联系，温邪根据

姚梦兰

四时的变化主要可以分为春温、夏热、秋燥、冬温四大类型。而四大类温邪病因之下又包括各类具体的病因。即所谓"春温症连风温、温热、温毒、温疟多包括在内。夏热症连夏天暑热、湿温、暑温、火症多包括在内也。秋燥症连秋温晚发多包括在内。冬温者，冬应寒而反温，人感之邪，为冬温，即风火病也，一切疫火、寒包火等症多包括在内也"。下面分别论述姚梦兰对于四时外感病的观点。

姚氏认为春温包括风温、温热、温毒、温疟等疾病。《伤寒补亡论》中认为春温包括了："冬伤于寒，至春发者，谓之温病；冬不伤寒，而春自感风寒温气而病者，亦谓之温；及春有非节之气中人为疫。"而姚氏所指之春温即是春自感温气而病者，及春有非节之气中人者，并未言及冬伤于寒，至春而发。叶天士《三时伏气外感篇》言及："春温、夏热、秋凉、冬寒，四时之序也。"是以春之感温为多矣，春温就是包含诸类以温邪为主的病，合风则为风温，化热则为温热，挟毒则为温毒，为疟则为温疟。春应风气，风为百病之长，最能挟温邪，而成风温病，《三时伏气外感篇》也提到"风温者，春月受风，其气已温"；春之阳气大发，温热之气已动，"春季温暖，风温极多温变热最速"；温得风助，风热时毒多有肆虐，如大头瘟是"风温将发，更感时毒"，便多发于春，温热时毒，春自风郁温于内，最易壅结成毒，《医学入门》中言"春温发斑，谓之温毒发斑"，如烂喉痧等。

姚梦兰认为夏热包括暑热、湿温、暑温、火症等疾病。"夏为热病，然夏至以前，时令未为大热，《经》以先夏至病温，后夏至病暑"，故夏热之病，多以热邪、暑邪为主的疾病，二者相合为暑热，长夏湿令，必兼湿，为湿温，暑为病邪，热势不甚，温为热之渐，病为暑温，火症为热之极，夏季热邪极则为火。

姚梦兰认为秋燥包括秋温晚发等疾病。叶天士言秋凉为秋之常气，然而凉不易致病，何况浙江初秋尚有夏末之余热，仲秋仍不甚凉，至深秋近冬方是寒凉，而燥气亦为秋之主气，无论北方南方，秋季皆收敛肃杀，有燥金之降，太过则伤人致病。而姚氏之言秋燥，则指秋气收敛肃杀，即有燥，也有凉的一面，秋之时病，合于夏之余热则为温燥，合于秋凉则为凉燥，至于秋温晚发乃"伏天所受之暑者，其邪盛，患于当时，其邪微，发于秋后。是时凉风飒飒，侵袭肌肤，新邪欲入，伏气欲出，以致寒热如疟"也即伏暑之病也。

姚梦兰认为冬温即是风火病，包括疫火、寒包火等疾病。冬气应为寒而反有温气，人感此邪，病为冬温，昔贤谓冬应寒而反温，非其时而有其气，人感之而即病者，名曰冬温是也。其劳力辛苦之人，动作汗出，温气乘袭，多在于表；其冬不藏精之人，肾经不足，温气乘袭，多在于里。冬之温，不正之乖气也，先感温气，即被寒风所侵者为众，所以多有风火病，故曰冬温即为风火病，出现寒包火，更是感温邪而即受冬之严寒而郁。温邪于冬令多为不正之气，疫火为病不在少数，何况寒包火之病机，温最易郁伏于内，最易壅结成毒，或能久而化火，是则成疫火，挟风者，更成风火相乘之势。

（二）祛邪为先，伏邪必湿

姚梦兰在外感病的治疗上主张祛邪为先，传统医学认为，疾病发生发展是正气与邪气斗争的过程。姚氏及其门人按照温病学说温热病系温邪为病的观点，以去邪为治疗核心，信奉"邪去则正安""去得一分邪即是复得一分正"的原则，提出"温邪为病，须防内陷"。其在《时感门类》中指出："凡风寒先受于足经，用以辛温发汗；风温先受于手经，宜用辛凉解表，上下部异，寒温不同，治法大异。"治疗外感时邪不离汗、下、清三法，主要是宣通表里，疏达三焦，以引邪外出。通过汗法，使邪从肌肤而外出，不致入里；使用下法，使邪从腑道下达，从里出外；使用清法，使温热邪气透达肌表，不致内炽。清法运用在卫、气、营、血各时期，其"用药轻灵，味淡出奇功"，尝用"重病有轻取之法"为姚氏特征之一。盖因病若犯上焦，姚氏强调"不得株连无故之地"，祛邪为先则他地无恙，祛邪得法则邪随药力而出，不必牵连无故之地，故当辨证准确，用轻清之品，深得"治上焦如羽"之要。而在病犯上焦之时便祛邪外出也是最理想之状态，故姚氏在《时感门类》最为强调上焦初起的治法。

而姚梦兰也同样特别重视初起即为伏邪者，不同于历代医家认为伏邪乃"冬伤于寒，春必温病"的致病机理，姚氏在其临证医案中指出"六淫之邪，四时皆有，惟湿为伏邪，其他均否为伏邪"。即认为六淫之中唯有湿邪是真正的伏邪，可以隐匿而后发，这和湿邪重浊凝滞、黏腻缠绵的特性不谋而合。同时姚氏认为湿邪隐伏，常常兼变其他病邪，如湿热、寒湿等等，然而江南地处东南，湿热之气最盛，故最多成湿热而后发。故姚氏对待伏邪，其治类于湿温，往往以芳香化浊、清凉淡渗为法，为其他论著所未见。

而伏暑等症，因暑必挟湿，或有夏季暑去湿留者，或有湿重暑轻，或本有内湿稍感于暑，被湿留遏者，至于秋冬受凉风侵袭，引动伏遏之湿邪，自古以来有伏饮伏湿，受外邪之引动，则发为病，此为伏暑，故伏暑必发为湿温，还兼外感之邪。湿为伏暑必然之因，故姚氏认为伏暑之治有类于湿温。

综上所述，姚梦兰对于外感尤其是温病中祛邪为先极为重视，不论新感伏邪，都当明辨邪之性，所犯之位，以驱邪外出，防于内陷。

（三）以胃为本，扶正祛邪

脾胃为后天之本，气血之源，人之赖以为生者。姚梦兰十分重视脾胃在生理病理中的重要意义。对《内经》关于"有胃则生，无胃则死""得强则生，失强则死"以及"人以胃气为本"的理论有深刻的体会。姚氏治温病能得心应手，调护胃气是其重要经验之一。其门人亦常以胃气之虚实损复作为热病预判机转的关键，认为病中胃气受损，病虽轻仍有病进之虞；若胃气得复，病虽重亦有转愈之机。凡病虽去而胃气未复，则不可大意。胃气未复，正气无本，病情时时有反复之变，须"顾其胃先苏其困，令得谷食以助元气"，扶持正气以杜病根。

如温邪深入阳明，用清上泄下法后，继以"清养胃阴，以撤余邪"。邪在心营厥少，治后"胃气来复，稍思饮食"，系"元神散而复敛"，是"大势由逆转顺"的佳象，可以"养阴（胃阴）扶正以清余邪"。治湿温尤重理脾胃，因湿热腻浊之邪，最为脾阳胃阴所恶。湿热之证，脾胃受碍最为明显，主张先健运脾胃，调其升降，湿温病的病变重心在于脾胃，宣开肺气也是治疗湿温病的重要一环，故当湿热蕴郁气分，治用"清热化湿透泄"之后，宜"再以和中健胃，宣化余邪"；湿热化燥入营，经清营透热剂后，亦当"再清余邪，佐以养阴"收功。故凡湿热症，"湿热得化而正虚未复"，常以"调理脾胃善后"。而正与邪相争全依赖水谷津液，而脾胃乃水谷之海，气血之大源，是一身气血之本，故胃气足则正气足，正气足方可攻邪。因此姚氏特别注意对胃气的保护。治疗在理、法、方、药运用上，大多仿效叶天士辈，用药注重生津养液，以轻灵圆活见长，减少重药损伤脾胃的可能。

综上所述，姚梦兰临床重视后天脾胃为本，时时以顾护胃气为原则，这在其治疗温病中得到充分体现。

（四）明辨寒温，尤擅温病

伤寒和温病是外感疾病的两大流派。在发展过程中，外感属寒还是属温的争论在两大流派的发展过程中持续存在，并且推动两大流派理论的发展和完善。清代以来，事实上医家对于伤寒温病的认识趋于平衡，不再偏颇。如温病四大家的吴鞠通认为："天地与人之阴阳，一有所偏，即为病也。偏之浅者病浅，偏之深者病深；偏于火者病温、病热，偏于水者病清、病寒，此水火两大法门之辨，医者不可不知。烛其为水之病也，而温之热之；烛其为火之病也，而凉之寒之，各救其偏，以抵于平和而已。非如鉴之空，一尘不染，如衡之平，毫无倚着，不能暗合道妙，岂可各立门户，专主于寒热温凉一家之论而已哉！瑭因辨寒病之原于水，温病之原于火也，而并及之。"即认为伤寒温病是并行存在的两大类外感疾病。

姚梦兰作为江南地区温病四大家之后传，受到温病四大家观点的影响，对于伤寒和温病之辨同样有着自己的认识。姚氏对外感时邪的认识虽然重在温病，但又不仅限于温病，同样包括对伤寒的辨析。其对温病与伤寒的辨析，在理论上与叶天士、吴鞠通等医家类似，均认为伤寒与温病并行存在的，同样作为外感病的病因，而非是温病为伤寒化热所致。充分体现了"因辨寒病之原于水，温病之原于火也，而并及之"的学术思想。

而对于温病与伤寒具体症候的分析，姚氏在其著作《时感门类》一段论述中指出，主要从症状和脉象两方面出发。《时感门类》有言："凡发热不恶寒而渴者，为温邪，右脉浮大于左手。发热恶寒头疼骨痛舌白不渴，脉必浮紧，左脉大于右手为寒邪。"即认为，从症状上，温病多见发热不恶寒而渴之症候，寒邪则多有发热、恶寒、头疼、骨痛、舌白、不渴等症状。同时从脉象来看，温邪犯人则脉多偏浮大，且右脉大于左手；寒邪犯人则脉多偏浮紧，左脉大于右手。这与前者反映了温邪上受，首先犯肺的病机，后者则与寒邪伤阳的特点不谋而合。应当说姚梦兰对温病伤寒的辨析是相当精准的，同时反映了清代以来医家对伤寒温病等外感病的思考。

然而需要指出的是，姚氏虽然认为寒邪和温邪同样作为外感疾病的病因，但并不意味着在临床上伤寒和温病的出现频率是一样的。事实上，江南地区地处东南，多雨多热，湿热蒸腾，故民病外感最多者，一为温，二为湿，其次才是寒邪。因此姚梦兰医案中出现最多的仍然是治疗温病之经验，尤其是湿温一类。

（五）治从运气，天人相应

姚梦兰及其传人根据《内经》"夫道者，上知天文，下知地理，中知人事，可以长久""必先岁气，毋伐天和"和"不知年之所加，气之盛衰，虚实之所起，不可以为工"的思想，洞察人与自然密不可分的关系，充分认识五运六气对人体的影响。姚梦兰认为《内经》对五运六气的论述系统、详备，主要内容集中在《素问》"天元纪"等七大论及"刺法""本病"等篇章中，文字约占全部《素问》的四分之一，理义深奥，很难理解，值得认真学习。并指出其对疾病的发生、诊断和治疗有着重要的指导作用，这贯穿在其论著和医案中。如他十分重视地域气候的关系。我国地处亚洲，幅员辽阔。北方气候寒冷，风凛干燥，北人肌肤致密，身体壮实，感冒必用麻、桂、羌、防，一般伤风亦宜辛温发散；南方地处沿海，气候温暖潮湿，南人腠理疏松，多汗易泄，伤风感冒只宜辛凉轻解，如银翘、桑菊之属。伤寒温病之争，焦点即在于此。又地理、气候加害于人，其病也有常有变，如有北人患风热感冒，治用辛温而化燥伤津，演成败证；南人病风寒外感，误用辛凉而戕伐中土，反增胃病者。还有因人体禀质不同，同一病患所表现的病状各异，又非因人制宜不能为功。又如春温案中述："细按旧岁燥土退位，本运湿乃来，复又处早监之方，春气空中发动，湿亦随之，故今岁春温暗中又挟湿温之意。"又因行医之所素在江南，外感风寒之中，多挟湿邪，故选用之药多可兼散湿邪，是因地制宜也。天地人相参，因能致和也。

姚氏在整体观念指导下，重视天人合一，五运六气之说，由此可见一斑。

三、原文选释

（一）论上焦太阴风热治法方药

【原文】

论上焦太阴风热，法当辛凉宣透，如风温以及温热初起等症。

牛蒡子二钱，便溏者炒研，不便溏者生研　杏仁二钱　羚角钱半　生桑皮三钱　前胡钱半　豆卷三钱　秦艽二钱　蝉衣一钱　盐水炒橘红钱半　瓜蒌皮钱半

（《时感门类》）

【阐释】

上焦太阴风热，法当辛凉宣透，是温病诸家共识也，姚氏所用之药确属辛凉宣透上焦之品，然细察其遣方用药，与后世医家用药亦多不同。方中牛蒡子、蝉衣、生桑皮，乃辛凉透表宣肺之常药，风热犯于太阴手经多用之，然肺亦主肃降，故稍用微苦之杏仁、前胡使肺气得畅，又肺为清虚之府，风郁热灼，最易化痰，故用瓜蒌皮、橘红等最善清化肺中痰热，豆卷解表而能化湿，亦此中良药；秦艽为风中润剂，为肺所

姚梦兰

喜，辛散苦泄，又能祛风热于经络之间。又有羚角、蝉衣能入肝行经络之风，故能宣透慎防郁闭而逆传心包。羚角一味于五法之中凡感于风火温邪之症，皆可用之，现今多以羚角为热扰心包之药，以为入营而神昏乱者再用羚角，《雷公炮制药性解》中言："味苦、咸，性寒，无毒，入肝经。主伤寒热在肌肤，温风注毒伏在骨间，邪气不详，惊梦狂越，心神不宁，小儿卒热惊搐，产妇败血冲心，清心解毒，明目益气。烧灰又主食噎不通。其角多节，挂痕深入者为真。丹溪曰：羚羊属木，宜入厥阴。木得其平，而风火诸证无能乘矣。"叶天士亦在《温热论》中指出，羚羊为透热转气之品，而知其性善透达，后人却忽略其不但可以透出营分之热，而且主在肌肤骨血之间邪气，无论在何阶段，风火之证，最宜用之。故姚梦兰所立之法，用功俱在上焦太阴，其在自抄医案中也说到"时令风湿，首先犯肺……药宜达表宣肺，清解上焦，不得株连无故之地"，用力于上焦太阴，故当契合肺之性情，顾虑风热在其中之变化，未成者先防之，已成者则化之，令其不得留传于内而必外出而解。

因方中牛蒡子能润滑肠道，寒药本需虑其是否伤脾胃，因而气虚便溏者慎用，姚梦兰注出炒用可使苦寒滑肠性减，便溏者方可用之，而便不溏可受之者，当生研用之，可见姚氏用药之谨慎仔细，时时注重顾护脾胃，审度形势而祛邪外出。

（二）论上焦少阳风火治法方药

【原文】

上焦少阳风火，法当辛凉轻清。

薄荷一钱　钩钩五钱　天虫二钱　牛蒡子二钱　马勃一钱　苍耳子三钱　羚羊钱半　广郁金一钱　荆芥穗钱半　夏枯草钱半

（《时感门类》）

【阐释】

"少阳标阳本火，标本不异，故从本经云少阳为甲木，主风火之为病"出自陈修园《注解伤寒论》，故知少阳之中，风火为病多矣，太阴风热进而流连上焦少阳，成风火病者不少，风火之势尤炽，太阴受之即入少阳，亦非罕见。此少阳非伤寒血弱气尽之少阳也，乃风火于少阳炽盛者也。盖因少阳标阳本火，火势自然甚于太阴，多成"火乘风势，风驾火威，风火相煽，留恋阳络"之势，故姚梦兰不但以羚角一味透火散风于经络内外，钩钩（即钩藤）、天虫（即白僵蚕）亦轻清入肝胆，清肝祛风出于经络。方中合入薄荷，辛凉之势亦重于太阴法中蝉衣、桑皮等辛凉之品。仍恐散风之势不足，而入辛而微温之荆芥穗，则散风之力强而并无燥伤阴血之虞，马勃虽言气平，散热清金之要药也，牛蒡子能入肺胃，而少阳便在太阴之表与阳明之胃之间，故太阴、少阳、少阳阳明三方之中皆选用牛蒡子。风火俱为阳邪，少阳亦为阳位，火性更为炎上，邪易流连于头面，甚则成外游风、紧喉风之症，故所诸药皆能上于头面，姚氏指出太阴以宣透为要，少阳风火务用轻清之品，择苍耳子祛风通窍便为此意。此风火专于少阳炽盛之病，不若太阴肺中能贮痰之虑，却当防风火相抟之势，故透风于热外为要务。若虑少阳在太阴阳明之间亦能结而化痰，亦于辛凉之中，稍佐苦咸，如方中夏枯草、天虫、牛蒡子等，便取其散结祛痰之功，而不用橘红、瓜蒌、豆卷、秦艽等味，其理则如陈士铎评夏枯草："头目之火可祛，胸膈之痞可降。世人弃而不收，谁知为药笼中必需之物乎？夫肺气为邪所壅，则清肃之令不行，而痰即结于胸膈之间而不得散。"全方皆用轻清之品，唯郁金稍重，而郁金于诸活血行气药中，能入心肺肝胆，最能上达，最善解郁热，清降火热，实则上下皆能行者，诸升药中，稍佐降火之药，两相方能使少阳火邪尽去，又因其行散之性并无引邪内闭之虑，且能助散结祛痰。

（三）论上焦阴虚外感治法方药

【原文】

上焦阴虚外感，法当滋阴透发取汗，如脉浮数，唇焦舌燥且黄，而渐焦黑烦渴，欲饮茶汤。

犀角五分　鲜生地四钱　天花粉二钱　淡豆豉三钱　牛蒡子三钱　鲜石斛五钱　钩钩六钱

姚梦兰

【阐释】

上焦阴虚外感，姚氏采用滋阴透发取汗法。方中钩钩、牛蒡子、淡豆豉三味透邪已经足矣，过汗即恐伤阴。姚氏所言滋阴法中，又有滋阴、生津二类也，鲜生地苦重于甘，清热养阴生津同行，鲜石斛甘而微寒，两者皆益胃生津，滋肾清热。天花粉入肺胃，主清热泻火、生津止渴，阴津足则堪受发汗，能透邪外出，而不化燥热。其实本方取法于俞根初《通俗伤寒论》之加减葳蕤汤。

（四）论上焦温邪犯少阳阳明治法方药

【原文】

上焦温邪犯少阳阳明，法当辛平解肌，如发热呕恶无汗，脉浮数或弦或长等象。

柴胡五分　生桑皮三钱　杏仁二钱　前胡钱半　钩钩四钱　葛根钱半
荆芥二钱　牛蒡子三钱　秦艽钱半　羚角钱半

（《时感门类》）

【阐释】

方中除牛蒡子、钩钩（即钩藤）、羚羊角三味外透上焦温热之邪所共取之药外，少阳阳明解肌最宜葛根，葛根非但能解肌退热，又能通经活络，少阳之外邪郁阻，经气不利，最宜用之，甘辛性凉，清热生津止渴，最宜阳明津液耗损。又言葛根善治呕恶。秦艽亦为风中之润药，同样能疏通经气，善能清热补津，实为少阳阳明良药也。少阳阳明里外有邪，气机不利，柴胡亦辛平微寒疏散枢机，然清透热邪之力不亚于诸性凉之药，因其疏散之力深，邪能从少阳而出。

温邪入于少阳阳明，热势较深，何况少阳不利则升降亦失常，而至于呕恶，故辛平、辛凉之升散药中，稍佐苦味下气之药，苦能泄胆胃中之邪火，俾气机得降、胃气得通，是以择生桑皮、杏仁、前胡三味宣降上焦之气机。盖桑皮甘凉微苦，最能泄肺热而和脾胃。需知温邪在少阳阳明，肺已受邪，少阳亦含表邪郁闭之意，虽邪已深入，肺中之邪不泄安能自退？前胡辛苦微寒，降气化痰之中又兼散风清热，杏仁亦苦而降

温病学派

上逆之气，又兼宣发壅闭，为降中兼宣之品，三药合用降中寓宣，宣中寓降，可保气机畅达矣。

四、方剂选录

（一）青佩散

【组成】前胡三钱　川贝母二钱半　冬瓜皮三钱　冬瓜子三钱　杏仁三钱　盐水炒橘红三钱　豆卷四钱　清炙桑皮三钱　青蒿梗四钱　佩兰四钱　白茯苓三钱

【功效】清热化湿，解表化痰。

【主治】气分湿热，寒热咳嗽。症候：恶寒发热，咳嗽，舌黄苔厚腻，脉弦数，寸关滑搏。

（二）透痦汤

【组成】犀角一钱　淡竹叶三钱　玳瑁二钱　鲜石斛四钱　通草一钱羚角片二钱　杏仁三钱　茯苓皮四钱　牛蒡子二钱　樱核二钱　生米仁五钱　活水芦根五钱

【功效】宣透痦疹，清利湿热。

【主治】湿温重症，白痦不透。症候：神少倦怠，胸闷，烦热，自汗，口渴，身见白痦隐隐，舌红，脉濡数。

（三）启肺育阴汤

【组成】杏仁三钱　连翘三钱　陈皮钱半　瓜蒌皮三钱　戈制半夏五分　胆南星八分　朱茯神三钱　川贝二钱　海蛤壳三钱　鲜芦根八寸　鲜石斛三钱　鲜竹茹一把　羚角片四分　栀子二钱

【功效】宣肺豁痰，存津利窍。

【主治】风温病痰热郁肺闭窍，兼有阴津不足。症候：咳嗽，喉中有痰，身热，口渴，胁痛，神识不清，舌红苔黄腻，脉滑数。

（四）启窍汤

【组成】犀角尖五分　鲜石菖蒲根一钱　盐水炒橘红钱半　陈胆星六分　天竺黄三钱　钩藤四钱　郁金钱半　紫雪丹三分　鲜竹沥二匙　姜汁两点，冲服

【功效】涤痰化浊，芳香开窍。

【主治】温病痰火内闭。症候：神昏痉厥，牙关紧闭，或谵语不清，或舌不出齿，甚或二便不通。舌红苔黄腻，脉滑数。

五、医案选按

（一）春温挟湿温逆传心包案

初诊：某，四十三，审症合脉，悉属春温为患，温乃热之渐，上受犯肺，逆传心包，以致神昏谵语，细按旧岁燥上退位，本运湿乃来，复又处早监之方，春气空中发动，湿亦随之，故今岁春温暗中又挟湿温之意。书谓伤寒便溏为邪已尽，温邪便溏为邪未尽。今可虑者现在阳邪未尽，阴液又伤，恐未能稳许愈期也，勉拟吴氏法以候商。

马勃钱半　苓皮三钱　羚角二钱　淡竹叶三钱　豆卷三钱　杏仁三钱　鲜石斛五钱　生米仁五钱　通草钱半　佩兰钱半　川贝二钱　盐水炒橘红钱半　牛黄清心丸二丸，用煎剂化服

再诊：前用芳香宣窍，淡渗化湿，此即吴氏以牛黄丸不能分利，继以茯苓皮汤，原系中焦湿温法也。再按薛生白治中焦湿温有芳香三草，横解之议，因思芳香滋清可使胃无所苦，壅遏得宣，渣滓得净，则清阳升而天地自然交泰矣，勉拟另商高裁。

生地五钱　钩钩四钱　麦冬三钱，辰拌　盐水炒橘红钱半　元参三钱　淡竹叶三钱　绛通草钱半　车前子二钱　鲜石斛五钱　马勃钱半　连翘心三钱　鲜菖蒲根一钱　辰茯神四钱　牛黄丸一丸，煎剂分冲

三诊：前用滋清芳香横解，已见神识稍安，诸恙稍减，今当益以培

阴养液。惜古瘦人之病虑涸其阴，今虽获效，尤宜加意留神为妙。惜来热病最怕反复与病后之复，切勿骤进谷食助热，温补胶丸恐似炉烟虽熄犹有细火存焉，引以干叶燥草，其火复燃，势所必至，谷食以及温补正相似而相类也，切宜记之，慎勿忘之。

留心麦冬四钱　元参三钱　丽参条钱半　连翘心三钱　活生地六钱　盐水炒桔红钱半　燕根钱半　车前子三钱　鲜石斛五钱　天冬三钱　辰砂拌茯神四钱　淡竹叶三钱　牛黄丸一丸，分冲

【按】此案春温兼有湿温，此春温非指伏邪之春温，乃温邪上受犯肺，姚梦兰在《时感门类》开篇写到"春温症连风温、温热、温毒、温疟多包括在内"，可见其认为春温乃指春季所感温病。上受犯肺，逆传心包则神昏谵语，姚氏还仔细分析去年的燥退位，今年的本运湿来，而地处东南正是春气早至之地，所以现在春温、湿运在天地之间，空气之已经氤氲而动，今年所感春温之中也挟有湿邪，现便溏为邪未尽，阳邪未尽，阴液又伤，故为险候，并未全有把握。上受逆传心包而兼夹湿邪，先以牛黄清心丸清心凉营，透络开窍，醒其神志，汤剂中羚角亦用之两钱，再加马勃、淡竹叶、豆卷等味助热之外透，挟有湿温之势，米仁、通草清利湿热，佩兰芳香涤化湿浊。温邪犯肺、温中挟湿当须防痰热于胸中，故投川贝、橘红、杏仁，阴液已伤，急以鲜石斛补其阴津，观其选用之品，便在上焦受温邪起手之法上加减。二诊，因春温还夹湿温，不可仅以牛黄清心丸清心凉营，还须以芳香、清利之品净化中焦。前二诊折其热势、外透温邪、分利化湿，以退邪为要，三诊虽灰中有火，神识稍安，而病家年已到中年，素来形瘦，最虑其阴液耗涸，又恐灰中有火，谷食不可骤进过饱而助热，何可用滋腻胶丸投之？故入清热养阴之品，仍以连翘、淡竹叶、车前子上下分消温邪、湿邪，仍须以牛黄清心丸、辰茯神清热解毒、保护心神。

（二）风温上受犯肺案

钱家角钱何毛，左，三十一，风温上受，肺胃清肃失降，邪热蒸灼，空窍流行失司，遂显形寒壮热，发成头面嫩通，口已渴，神已烦，

不寐而便坚，胁疼而咳微。舌黄带腻，乃是伏湿未撤，脉浮兼数，此系郁热所致。法当清三焦之热，祛中州之邪，俾其邪去热退，庶可转机之兆。

鲜石斛　杏仁　淡枯芩　连翘　炒研牛蒡子　黑栀　炒天虫　防风　广郁金　丹皮　人中黄　川连　旱竹芯　荆芥（注：案中各药剂量原缺）

【按】此案属风温。风温亦温邪一类，首先易犯上焦，即叶天士所谓"温邪上受，首先犯肺，逆传心包"之义是也。然查舌脉，据症状，又有湿邪郁热为祟，江南湿热蒸腾之地，风温携湿原非意外。姚氏首先以连翘、杏仁、牛蒡子、防风、荆芥、竹叶芯等辛凉解表，透风温于外；又以黄芩、黄连、人中黄、栀子等清湿热于内，即所谓"清三焦之热，祛中州之邪"；又防风温消耗阴液，故用鲜石斛佐之。随证施法，据法用药，法度森严。

（三）暑温热在上焦挟湿案

某，三十七，夏热症潮热烦渴自汗小便不利，有不宜白虎者，只化上焦之热而汗自宁，逐气分之湿而热自止。

滑石二钱　生米仁三钱　川朴一钱　车前子二钱　通草一钱　淡黄芩一钱　佩兰钱半　白豆蔻四分，研冲　枳壳八分　杏仁二钱

宜香味涤秽者，如香薷、藿香、荆芥、薄荷之类是也，清热利湿，可以互用者，如苓皮、冬瓜皮、西瓜翠衣、活水芦根、大腹、萆薢、淡竹叶之类是也。

【按】此案虽云夏热症，实暑温病是也。然夏热每多兼湿，又况于江南潮湿之地，热邪蒸动，湿邪随之，而白虎汤于清凉之中更兼有甘补之粳米、甘草类，故姚氏以为不宜白虎，而以三仁汤加减，取意逐气分之湿而热自止也。而用清热兼淡渗之法用滑石、生米仁、车前子、通草去其湿，下焦之热已随湿而去，又以川朴、豆蔻等芳香温化，佩兰香味涤秽醒脾，配以杏仁、枳壳辛开苦降，中焦气机宣畅，则湿气可去，热气自孤，单以黄芩类苦寒燥湿，清上焦肺胃之孤热，则可治之矣。

案后所论"宜香味涤秽者，如香薷、藿香、荆芥、薄荷之类是也，清热利湿，可以互用者，如苓皮、冬瓜皮、西瓜翠衣、活水芦根、大腹、萆薢、淡竹叶之类是也"，乃言夏热感湿，热得湿而胶黏，湿得热而易阻滞三焦，中、上二焦当以香味涤秽，芳香化湿之中又能解表散湿，中下二焦之湿则清热利湿可从小便而走。香味涤秽者，皆轻清草叶一类，香薷、藿香、荆芥虽性偏温，性非甚燥，湿热蒙蔽之时，须稍用其辛温芳香之气，外逐浊邪、内化湿滞，佐入清凉剂中，效方为良。清热利湿者，皆淡渗微苦之类，多以皮、根之类，根能引水下行，皮者，能走中焦、肌肤之间之湿。

（四）暑湿弥漫三焦挟酒伤痰饮案

某，二十七，向有酒伤痰饮之宿症，现受暑湿热三气，弥漫三焦，昏蒙神气，脉细肢厥，病实非轻，勉拟须候酌夺。

香薷七分　陈蒿梗三钱　马勃一钱　茯苓皮三钱　佩兰二钱　绛通草钱半　豆卷四钱　广郁金一钱　橘红一钱　降香五分　玳瑁钱半　杏仁二钱鲜蒲根一钱

【按】酒属谷气之精，久嗜之则每生湿热，而酿成痰饮。此案又外感暑湿热三气，内在之湿热与之相合，愈发黏滞难去。湿得热助，表里相合，最易弥漫三焦，以至湿浊蒙蔽心神，气血郁遏不能外达而脉细肢厥，病属非轻，姚氏以马勃、豆卷等轻宣上焦之味，香薷、佩兰等芳香化浊、外散暑湿之品，与陈蒿梗苦寒清利湿热，伍茯苓皮、通草之淡渗之味，共除三焦之湿热。因病已有扰神之象，故用降香、郁金、鲜蒲根（鲜菖蒲根）等辛香之品开湿浊蒙蔽之窍，行郁闭之气血，合玳瑁咸寒清热重镇安神以防昏厥。

（五）伏邪秋发蕴于三焦化火案

某，四十二，伏邪秋发，邪蕴三焦，郁而化火，汗出不畅，溲短，协热下利，胸腹隐隐红疹白㾦，神识不清。夏令曾患便红，阴分先虚，病属湿温，势甚非轻，拟用宣解分利，佐以清神。

淡豆豉　杏仁　瓜蒌皮　通草　炒栀子　连翘　炒枯芩　朴丝　猪赤二苓　川贝　青蒿梗　生熟薏苡仁　鲜芦根（注：案中各药剂量原缺）

【按】《内经》云："冬伤于寒，春必病温"。此盖伏邪之所由来。然伏邪不惟发于春，四季皆可发作。盖伏邪者，患家不触冒温邪之气，由内伏之邪遇时而病作，初起即有内候，故曰伏邪。此案为夏季先伤湿温便血，阴分已伤，然湿温未尽，而成伏邪，拖延至秋乃发为郁火，内蕴三焦，势在非轻。姚氏以清利三焦之法，方用三仁汤加减，重加猪苓、茯苓、芦根等去其湿热，是治病求本之道也。

（六）冬温类中神昏案

鸭兰圩龚何耀，左，四十一。冬温类中，猝然神昏瘛疭内闭，势非轻渺，勉拟芳香通窍，以豁痰热。

犀角尖片四分　杏仁三钱　鲜石斛三钱　川贝二钱，去心　陈胆星八分，分冲　蝉衣一钱　旋覆花钱半，包　郁金钱半　盐水炒橘红钱半　钩钩四钱，次下　天竺黄三钱　元参钱半　至宝丹一丸，冲　竹沥二匙，分冲姜汁二点

【按】凡外感一切重证，初恶寒，次化热，热郁关窍，宜用至宝、牛黄、紫雪丹之类，若见春夏秋冬，阴邪内伏，名曰寒阻关窍，宜用苏合丸之类，必须临证详审，不可妄用。又云痰少热多，用牛黄丸；湿多热多痰少紫雪丹；痰多热生用至宝丹，外热内寒，不渴脉不数，是谓阴甚，用苏合香丸，不可并用。须寒热斟酌，随证不误。凡病先在气而后在血，先必调气，而后理血，此一定法也。故气药先投而复血药，若气药不效，而再投血药，尔非迟也。

（七）湿温重症郁遏不达案

某，十九，时邪湿温重症，郁遏不得通化，两脉少神，病非轻渺，勉拟再候高明。

茯苓皮四钱　豆卷六钱　冬桑皮三钱　粘子三钱　杏仁三钱　樱桃核

钱半　马勃钱半　羚角钱半　炒香豉钱半　橘红钱半　冬瓜子三钱　鲜石斛三钱　通草一钱　淡竹叶二钱

【按】此案属湿温重症。湿温郁遏，虽未至热势极盛已攻入心包。盖心神当须通明，湿遏则不通，热扰则不明，故而湿温之症每多扰及心神。又湿性黏滞，难以速去，往往拖延而成不治。患者脉已少神，然为青年，素体尚可，故姚氏勉为一试。用羚角透热外达并防其惊厥，再用茯苓皮、陈皮、淡竹叶、通草、冬瓜子等淡渗去其湿，又以樱桃核、牛蒡子、马勃、香豉、桑皮之透发，冀其透热转气，邪从外达，更以杏仁、橘红，共而通化湿温。樱桃核等味，乃透疹发痦之要药，故若能透白痦外出，则邪有出路、病有转机。但脉已少神，正气未必不为邪所耗，阴津难免不为热所灼，故用一味鲜石斛，清热生津、养阴益气，不腻不燥，无黏腻助湿之虞。药虽精简，颇有启发。

（八）元虚外感斑疹难透案

初诊：某，五十七，元虚兼挟感，脉数而虚，斑疹难以透达，现已神昏痉厥内闭，情形虑其势属难疗，勉拟再候高明酌夺。

高丽参一钱，同煎鲜石斛五钱　瓜蒌仁三钱　玳瑁二钱　辰砂拌麦冬四钱　活生地六钱　犀角尖八分　桃仁二钱，燀　绛通草一钱　钩钩五钱　淡竹叶三钱　淡豆豉四钱　牛黄丸一丸，分冲　鲜蒲根钱半　竹油一匙，冲

再诊：前方二剂，舌本稍活，显见育阴有功，再以前法出入，但病重药轻，未能稳许愈期也。

前方去犀角　钩钩　绛通草　竹油　淡豆豉

加天竺黄钱半　血珀五分，冲　丹皮八分　天冬三钱　紫草五分　连翘三钱　盐水炒橘红钱半　鲜竹茹四钱

三诊：脉症渐愈，尚有痰热余势，以致子夜神识既清，时或微有谵妄，故饮食油腻极宜谨慎。

北沙参三钱　豆卷三钱　血珀三分，冲　冬瓜子三钱　茯神四钱　川贝二钱　中生地四钱　莲肉廿粒，去心　扁斛三钱　天冬三钱　盐水炒橘红钱半　竹卷心廿根　燕根二钱　杏仁二钱　天竺黄八钱　甜梨皮三钱

灯芯草三钱

【按】此案属斑疹。叶天士云："点大而在皮肤之上者为斑，或云头隐隐，或琐碎小粒者为疹。"而临床斑疹两者实多并见。斑疹均以透发为要务，而此案患者初诊即已神昏痉厥内闭，故姚氏先以牛黄丸急速救其昏厥为要，又患者元虚而兼外感，故法当滋阴补气、透热外达并行。前后三诊，用药丝丝入扣，次第有序，非高手不能为之。

（九）白㾦欲传营案

初诊：某，三十二，白㾦不得透达，邪势渐欲传营，已有神昏谵妄之象，两脉况兼沉滞，速急宣透为要，否则而有内闭之危矣，勉拟再候高明准酌。

樱桃核二钱　苓皮三钱　淡豆豉钱半　豆卷六钱　川通草钱半　橘红钱半　鲜石斛五钱　钩钩一两　川草薢二钱　淡竹叶三钱　马勃钱半　蝉衣钱半　紫雪丹三分，冲入

再诊：脉症稍松白㾦微露，再以前法解松伏邪为要。

茯苓皮三钱　草薢二钱　炒米仁四钱　通草一钱　炒研牛蒡子二钱　银胡钱半　冬瓜皮三钱　柴胡五分　瞿麦三钱　豆卷五钱　豨莶草钱半　十泻（即泽泻）三钱　广橘红钱半　羚角钱半　淡豆豉四钱

廿二日复诊：洪坚之脉大减，诸症颇松，白㾦稠见，再以原法出入，数日后不起风波，可望向愈。

茯苓皮　腹绒　炙桑皮　通草　马兜铃　玳瑁　冬瓜皮　钩钩　车前子　橘红　川贝母　早竹茹　大豆卷　马勃　活水芦根（注：案中各药剂量原缺）

【按】湿温之证，每每多见白㾦。白㾦法当宣透，此案脉现沉滞，为白㾦不能外透之候，白㾦不能外透而内陷，则病必见凶，故姚氏先急急用紫雪丹清心开窍，钩藤、蝉蜕凉肝镇惊防其内陷，并用茯苓皮、草薢、炒米仁、冬瓜皮等淡渗利水去其湿热之本，以樱桃核、淡豆豉、淡竹叶、大豆卷、马勃等急急外透其㾦，鲜石斛护住气阴，以防淡渗伤阴，可谓正治。嗣后二诊亦据证用药，箭无虚发，宜其取效也。

（十）大头时行年高体虚案

某，大头时行，患在高年，脉来细而不甚数，形寒战栗，势在非轻，恐有变中之虑，姑拟再候高明。

米炒麦冬钱半　银花二钱　蜜炙玉竹钱半　马勃一钱　板蓝根钱半　杏仁钱半　苍耳子二钱　钩钩四钱　羚角片一钱　蚤休钱半　蜜炙丹参二钱　生扁豆三钱　紫花地丁钱半　蝉衣八分　蜜炙桑皮三钱

【按】大头时行，即所谓大头瘟也，本多属上焦肺胃蕴热，热毒上窜壅滞于头面咽喉，此案不惟有热，更因患者年高而兼有虚证，脉来细而不甚数，可见胃阴已伤，形寒战栗。虽邪正交争于卫气二分，正气却无力外逐，故姚氏不用大寒之品攻逐其热，而以微寒滋润之药如麦冬、玉竹、丹参、扁豆等清中兼补，更用马勃、金银花、蝉蜕、苍耳子、桑皮等疏风之药，意在火郁发之，配合钩藤、羚角、蚤休、紫花地丁、板蓝根等清热解毒、消肿散结。病势非轻兼年高体虚，谨防变端为要。

（十一）麻疹食复案

瘄后骤食甜腻酿痰助热，堵塞肺胃，咳痰不爽，身热便溏，脉数，拟肃肺清痰法。

银胡一钱　杏泥三钱，略拌去油　前胡钱半　陈蒿梗二钱　钗斛三钱　煅瓦楞子二钱　豆卷三钱　连皮苓三钱　枯苓钱半　瓜蒌皮三钱　川贝三钱　黑栀皮钱半

【按】麻疹一证，多由风热外束，肺胃蕴热所致。热症初愈，最忌食甜腻甘厚之品，以防食复，即《内经》所谓"热病已愈，时有所遗"是也。此案麻疹虽瘥，犹有蕴热未清，患家又食甜腻之品助热酿痰，故转成痰热蕴于肺胃之证也。法当宣降肺气，清热化痰。姚氏用银柴胡、前胡、豆卷、杏泥等宣利肺气，盖肺气得以宣降则咳嗽不作；又用瓦楞子、瓜蒌皮、川贝等清热化痰以去肺胃热痰，茯苓、栀子等清热利湿以佐之，则痰热自消，可望痊愈矣。

姚梦兰

胡安邦

一、生平简介

胡安邦，字修之，浙江四明人。著有《湿温大论》《国医生理学》《实用药性字典》《医学门径》《本草门径》《丸散膏丹自制法》等。

胡氏对温病，特别是湿温尤有研究，于1935年著《湿温大论》。其书反映了胡氏对湿温的深入研究。该书征引《内经》《难经》《脉经》《伤寒总病论》《伤寒类证活人书》及叶天士、吴瑭、薛生白、王士雄、章虚谷诸家之说，结合其临证经验，对湿温证的病因、病机、证候、治法做了详尽的阐述，提出了治疗湿温的十二类要药，拟制了治疗湿温的传世名方辛苦香淡汤，对湿温用药的禁戒有详细论述。秦伯未评价称："语多中肯，法合应用；其辛苦香淡汤一方，取辛开苦降芳香淡渗之义，尤具匠心。"

二、学术观点与诊治经验

（一）考究湿温源流

湿温，名出《难经·五十八难》："伤寒有五，有中风，有伤寒，有湿温……"《难经》对湿温之证，仅述脉象："湿温之脉，阳濡而弱，阴小而急。"

至北宋，庞安时《伤寒总病论》参考诸家学说，结合临床经验，在讲述温热病时对湿温有所涉及。宋代朱肱对外感热病分类命名，施以不同方药，在鉴别诊断和治疗方面颇有见地，对湿温多有述及。但是，对湿温有深入研究，对其发病、治法、用药有确切认识的，还是明清以后。

胡氏对此有总结性论述：湿温名见《难经》，而不详其证候。大论（仲景书）之痉湿暍，及阳明病之瘀热发黄，亦非今人之所谓湿温也。述湿温之证候者，始于庞安时《伤寒总病论》及朱肱《活人书》。其言曰：病人尝伤于湿，因而中暑，湿热相搏，则发湿温。病苦两胫逆冷，腹满及胸，多汗，头目痛，苦妄言，其脉阳濡而弱，阴小而急。治在太阴，不可发汗，汗出必不能言，耳聋，不知痛所在，身青面色变，名曰重暍。如此死者，医杀之耳，白虎加苍术汤主之。洎乎金元以降，南方医家渐多，习见温邪夹湿之病，论者渐众，而所述之治法，又多沿用伤寒成例。明清而降，叶天士、吴鞠通、章虚谷、王士雄、俞根初辈，各有补苴，湿温病之治疗法乃克臻进步矣……芳香化浊，苦寒燥湿，为治湿温之不二法门。此法创自吴鞠通，而其学理则渊源于仲景及天士，是为中医学治疗湿温之一大进步。故吾人研究湿温，以史的目光评论古今医家之得失，则温湿证至清代始有显明之认识及主张，叶天士、吴鞠通厥功甚伟，未可一概抹杀也。

对湿温发病，通常有三种观点：温病复感于湿，素体湿重之人中暑，以及长夏初秋湿中生热。胡氏则从季节、症状两方面进行辨识，他在《湿温大论》中指出：以湿温之病，惟春夏秋三时有之，而冬令则无此病。考湿温之主要证候，其始也身热恶寒，后但热不寒，汗出胸痞，口渴不引饮，舌苔之或白或黄，或绛或腻，脉象之或濡或弦，或数或缓，殊难以一定之舌色脉象印定眼目也。凡见以上之主要证候者，不论何时何地，皆可断为湿温病无疑。至于头痛身重、四肢倦怠、午后热甚、身发白痦、两足胫冷、耳聋溺赤，都为本病习见之重要症状，亦不可不知者也。

（二）细析湿温病证

湿温病，湿与热结，病多缠绵。胡氏称湿温为时病中之最缠绵者，其病情变化多端，无一定之证型。《湿温大论》是这样描述的：大抵初起病时，饮食少思，四肢酸软，微有恶寒，身热，有汗或无汗，热来之时，每在午后。一二日后，恶寒罢，汗出胸痞。六七日后，热度增高，亦有天天如此，热势不稍高低者。

湿温为病，病轻者胸闷泛恶，神怠艰寐，面色淡黄，大便或闭或泄泻，小溲短赤，恶见阳光，滴水不饮，即饮亦不多，口中黏腻；重者精神委顿，神昏谵语，肌肉瘦削，头胀耳聋，亦有精神反形兴奋发狂者。

湿温的热势有轻有重，但病情的轻重并不与热度成正比。胡氏强调，不得以高为凶，以低为轻。盖高是温盛，低仍湿重也。此时若症势轻而调治得法，热得退则已，否则非但不能速解，其热度在旬日后依然继续，且或加高。

湿温还有特殊的病变——白㾦。《湿温大论》专设"白㾦之研究"一节，认为白㾦有自然的病证表现，也有因误治酿生。前者为湿温特有之证候，多在患病一二周后，热度不退，湿邪弥漫，胸部发见粒颗微小水疱，如水晶式而莹亮之白㾦；后者是由于不辨寒热，不识燥湿，妄投误治，见身热而用石斛，以致湿邪不透，汗出不彻，似鼋曲一般，几经酝酿郁蒸而发。人们可以据此了解属于证之自然还是属误治引起，避免误治。

避免误治在于正确判断，对于白㾦的判断，胡氏还强调从神志、色泽来分辨。神志之辨：由于内伏之邪，从外而泄，故发出宜神情清爽，为外解里和之兆；如发出而神志昏迷，谵语不息，此属病邪深盛，正气内亏，则属正不胜邪之危候。色泽之辨：白㾦以色润晶莹有神者为吉，枯白乏泽、空壳稀散者为气竭而凶。

（三）重视分期论治

对于湿温的治疗，胡氏重视分期论治。初期辛凉解表，因湿温病初起，即有身重、脉濡数、苔滑腻之症状，其治法自当辛凉解表，佐入清化之品，如薄荷、藿梗、半夏、滑石之类。苟能预测知为本证之前驱症，则径用新订辛苦香淡汤加辛凉解表之品，获效尤捷。中期芳香化浊、苦寒燥湿、淡渗辛开，订有辛苦香淡汤一方。末期养阴生津，同时注意变证之救治。至于治疗中特别需要注意的，胡氏设相应专篇予以强调。

如下法，胡氏推崇秦伯未、傅雍言等见解。秦伯未之见，治疗本证常主用清化，若病证湿重亦用清化，势必延长时日，且多变幻。对于舌苔黄腻而质红者，间施下法，愈尤迅速。但能用此法者，十中不过一二，皆无深切研究及泥于清化所致也。盖一经清下，使肠胃通畅，邪有出路，然后再用清化，其愈期自速。傅雍言之见，湿热证极多舌尖红而苔白，或边尖红而苔腻，决非单恃燥湿清热所能愈，尤以伏气为甚则不得不赖于攻下，宜参入大黄、枳实，或凉膈散亦佳。此盖热伏于内，湿裹于外，下焦得通，病机自松。故往往有下之而苔反厚，再下而苔再厚者，解其郁伏之结邪，即所以分离其胶滞之势也。能明此理，不但湿热证易愈，更无缠绵变幻之象。若但持清化之方，或偏重渗湿之药，则津液暗伤，热结大剧矣，临诊时极宜留意。

又如论小柴胡汤，其所治之证候，往来寒热、胸胁苦满、心烦喜呕、默默不欲饮食之少阳病，其症与湿温相仿佛，以至于许多人动辄用小柴胡汤，多致偾事。胡氏指出，小柴胡汤所治之主要症状为往来寒热及胸胁苦满，而湿温之身热无时或休，惟午后较甚，与小柴胡汤之往来寒热，不啻霄壤，不可同日而语。小柴胡汤所治在于胸胁苦满，而湿温之胸闷汗出则断不可用，其因小柴胡所治之胸闷，必无汗出见症，湿温则汗出而解。所以，胡氏说用柴胡以治本证者，由于医生不识证也。

对于湿温误治，胡氏罗列数条，一是初则麻桂以发表，继则柴胡、石膏以治湿温，此泥伤寒而食古不化也；二是一开手即石斛增液，不问病情，不论药力，无施不可。治法虽错，而议论多袅袅动听，致后学者无从入手。胡氏强调，对于湿温治疗，最所忌者是辛温发表、妄用温热药及早用滋阴药。《湿温大论》设禁戒、戒辛温发表、戒妄用滋阴药、

胡安邦

戒妄用温热药专题，重点进行讨论。

戒辛温发表。胡氏认为，湿温初起，往往形热恶寒、头痛身重、脉数、苔白滑或黄腻，以桂枝、麻黄辛温发表，则偾事矣。因湿温病初见太阳证时，已伏身重、脉濡数、苔滑腻之湿温证候，则其治法自当辛凉解表。不识湿温病证，孟浪用麻桂辛温发表，其结果断然不良；如恶寒罢，而发热不退，胸闷自汗，届时再用麻黄、桂枝、柴胡等辛温药发表，则其经过预后之危险，不堪设想，可见神昏谵语，筋惕肉瞤，耳聋舌衄，口噤不能言，身青面色变，种种恶候。"如此死者，实医杀之耳"。

戒妄用滋阴药。湿温病证，或因热盛，而见热重、阴伤之症，不识其本质是湿与热兼，重用清热，专事养阴，则致湿邪稽留，病程缠绵。即如胡氏所说：今之时医，治湿温每以石斛、鲜地、玄参、麦冬等滋阴药，恣意妄用，以为养其阴则热自退也……夫石斛功能生津，生津则助湿，药愈腻则胸痞愈甚，而湿温证之经过，以是而变幻莫测矣，岂非藉寇兵而赍盗粮哉。其病势重者，每至神识昏朦，胸闷胀而难以呼吸，甚至于晕厥而死。其死也，人只知其热之甚，陷之深，而不知由于湿之重，药之腻也。彼之所以用养阴药于本证者，以身热不退，午后尤甚，测为阴虚，而又以其自汗发热，臆为骨蒸故耳。然而斯时之胸脘依然痞闷不舒也，舌虽绛，而仍润及苔尚腻也，果何所据而用养阴药以生津而助湿耶。胡氏强调，要掌握好养阴药的应用原则：二便畅行，胸脘宽舒，舌光无津，或绛燥不润，方是湿化燥火阴虚津伤之证，自当甘寒凉润，亟顾胃液，则石斛、鲜生地黄、天花粉、白薇又皆为要药。

戒妄用温热药。湿温病会有恶寒、饮食少思、胸痞诸症，湿偏重者，其症更显，以致识证不真者，认为湿邪伤阳，已属阳虚，妄投温热。胡氏强调指出，附子、干姜辈温燥药，施于寒湿之证，允称得当，然大不宜于湿温也。以其燥血劫液，可致高热神昏，烦躁谵语，可致手足瘛疭，齿衄耳聋。"夫附子、干姜之不当用，为其与本证之大热不相宜也！""药尤贵乎用于当用之证也，苟用附子、干姜辈温燥药以治本证，非但不合此证此法，实是下井投石，可谓荒谬绝伦者也"。

（四）类归治疗用药

胡氏将湿温治疗用药分为七类，对所用药物依功用进行类归。

第一类辛凉解表药，共九种。豆卷、薄荷、苏梗、芥穗、牛蒡子、桑叶、蝉蜕、桔梗、豆豉，用于治疗湿温初起表邪病证。若湿重内热轻，恶寒甚而无汗之表证时，则当用香薷、羌活、苍术皮之类。

第二类芳香利气药，共十种。藿香、厚朴、半夏、佩兰、枳实、陈皮、薏苡仁、杏仁、蔻仁、甘露消毒丹。此类药芳香化浊，利气化湿，是治疗湿温不可或缺之要药。如湿温几经调治而至末期，舌尖如镜，或糙焦无津，胸闷不尽退除，余邪未告肃清，而胃液已经见乏之时，则苦寒药动辄见咎，用本类药合养阴药，可收去邪存正攻补之功效于一时。

第三类苦寒燥湿药，共六种。黄连、黄芩、山栀、黄柏、连翘、苦参。苦寒燥湿药用于湿温渴甚，舌苔垢腻，或白滑或黄滑之时。如至舌光如镜，或绛或焦红而糙，及无津液之时，虽有胸闷之湿候，毕竟津液告伤，决不可妄用，虑其有劫液化火之弊。

第四类轻清甘寒药，共六种。金银花、竹叶、竹茹、荷叶、芦根、茅根。胡氏认为，轻清甘寒药为清热之重要副药，湿温初中末三期，始终可以任用，前三味有解血液之毒，清气分之热，除烦止恶之用；后三味合辛凉解表药以疏透清热，其效尤显。

第五类下夺逐邪药，共五种。大黄、芒硝、玄明粉、凉膈散、枳实导滞丸。胡氏认为，湿温初起便闭者，或数日不通者，或腹满便溏而湿热胶滞者，皆当下夺宣达，实为开门祛贼之法。既经宣达，则病证自少变幻，并可缩短病程。同时强调，能否用下法须以舌象为依据：若舌绛而舌苔黄，若苔黄垢腻，宜下；至于苔黄起刺，苔焦黑，舌短，舌硬，舌卷，舌裂等，宜急下。一经下夺，肠胃松动，即当宗成法进治。

第六类淡渗湿热，共十二种。滑石、猪苓、通草、赤苓、泽泻、车前、茯苓、大腹皮、六一散、益元散、萆薢、茵陈蒿。淡渗湿热，能分利湿热，佐化湿药之不及，通利小便，为治疗湿温之重要副药，如湿水蕴滞而小溲欠利者，则尤需重用。

胡安邦

第七类养阴生津药，共十二种。石斛、生地黄、银柴胡、白薇、西洋参、北沙参、花粉、鲜首乌、青蒿、玉竹、地骨皮、麦冬。养阴生津药是清凉阴虚发热之必要药，也是湿温病至末期，将瘥而未尽瘥，或邪去正伤之调养善后之补品。用药指征：舌必淡黄，而尖或绛赤而焦糙，或舌光而中剥黄苔，或熏黄乏津，或萎黑如滑，其实是光若镜，凡见是者，皆阴阳液匮乏见征，在所当用。

药分七类，据证用药，症可轻减，日渐向安。但病难预料，证有变故，或有例外者，胡氏同时分列出大寒解毒药八种、温阳补气药十一种、消食化滞药十种、辛烈燥湿药六种、攻下瘀血药五种等，以应变证之需。

三、原文选释

【原文】

湿温之病，惟春夏秋三时有之，而冬令则无此病。考湿温之主要证候，其始也身热恶寒，后但热不寒，汗出胸痞，口渴不引饮，舌苔之或白或黄，或绛或腻，脉象之或濡或弦，或数或缓，殊难以一定之舌色脉象印定眼目也。凡见以上之主要证候者，不论何时何地，皆可断为湿温病无疑。至于头痛身重、四肢倦怠、午后热甚、身发白痦、两足胫冷、耳聋溺赤，都为本病习见之重要证候，亦不可不知者也。

【阐释】

吴鞠通《温病条辨》尝谓："头痛恶寒，身重疼痛，舌白不渴，脉弦细而濡，面色淡黄，胸闷不饥，午后身热，状若阴虚，病难速已，名曰湿温。"胡安邦继承了鞠通的论点，对湿温的发病季节、主要症状作了概括性的论述，堪称提纲挈领，要言不烦，对临床有重要指导作用。

【原文】

白痦为湿温特有之证候，其发现期，大抵在患本症一二周后，热度不退，湿邪弥漫，胸部发见粒颗微小水疱，如水晶式而莹亮之白痦，此属自然者。庸医不辨寒热，不识燥湿，更不知湿温证，妄投误治，甚至一见身热即用石斛，以致湿邪不透，汗出不彻，似卷曲一般，几经酝酿郁蒸而发白㾦，此属人造者。自然发生白㾦，可毋庸惊喜，仍据脉舌证状以处置本证，水到渠成，病瘥而白㾦自回矣。若以见白㾦为湿透之证候，而概投表汗透提，则每至津枯液竭，变生凶证。此时白㾦随汗而布现身胸，累累然白色而枯，空乏浆液，大如小绿豆者，较之人造之白㾦，尤多险恶也。亦有本体阴亏，而患本症日久，津液受耗而致者。要之俱非轻淡。若㾦色枯白如骨者，尤凶。故治助湿之白㾦，即当戒投甘寒养阴，而予自订辛苦香淡汤，则亡羊补牢，未为晚也。若一味孤行，则一误再误，愚昧如之何矣。至于治阴亏津枯之白㾦，当予甘寒以滋气液。叶天士所谓：此湿热伤肺，邪难出而液枯也，必得甘寒以补之者是也。要之，白㾦之发见，由于内伏之邪，从外而泄，故发出宜神情清爽，为外解里和之兆。如发出而神志昏迷，谵语不息，此属病邪深盛，正气内亏，即是正不胜邪之危候。故白㾦以色润晶莹有神者为吉；枯白乏泽，空壳稀散者为气竭而凶。总以形色之枯润及舌色证候之见征，而卜其气液之竭与否也。

【阐释】

本论讲述白㾦发病机理，辨识自然之理与误治之理，述症状表现及治疗方法。自然之理，是湿温一二周后，热度不退，湿邪弥漫而致；误治致生的，是因庸医不辨寒热，不识燥湿，更不知湿温证，妄投误治，以致湿邪不透，汗出不彻，似卷曲一般，几经酝酿，郁蒸而发。白㾦的自然表现为胸部发见粒颗微小水疱，如水晶式而莹亮；因误治则随汗而身胸累累然白色而枯，空乏浆液，大如小绿豆者，证多险恶。治疗误治生成之白㾦，主张用自订之辛苦香淡汤，即所谓"治阴亏津枯之白㾦，当予甘寒以滋气液"。胡氏对白㾦的论述，传承了叶天士的经验又有重要发挥。

【原文】

病湿温者，寒暖固宜注意，而饮食尤须谨慎，宜饮食清淡。热甚时，不食亦无妨，以食之反助热也。热淡欲进食者，则当以炒米汤、饭焦、粥汤、藕粉等代食，白开水、佛手露、麦芽茶等代饮。生冷鱼肉、

胡安邦

鸡蛋牛乳、五辛恶臭之物，切宜禁忌。凡热病将息，皆宜如此，非独湿温。《内经》所谓多食则遗，食肉则复是也。

【阐释】

湿温有湿与温兼的特点，有特殊的治疗禁忌，《湿温大论》设禁戒、戒辛温发表、戒妄用滋阴药、戒妄用温热药专题，重点进行讨论。此论专述湿温病的饮食禁忌。

四、方剂选录

辛苦香淡汤

半夏二钱　厚朴钱半　枳实钱半　黄连五分　黄芩二钱　藿香三钱
佩兰三钱　滑石四钱　薏仁四钱

【方解】 胡氏自仲景云，湿家自汗出，胸中窒，腹痛者，栀子厚朴汤主之。此方乃治湿温之正宗，以栀子之苦寒清热燥湿，厚朴之性辛开痞，气香以化浊邪，实为本证主要药，更佐气香味苦之枳实以散痞利湿，其效尤著。夫治湿温之必须芳香化浊，苦寒燥湿也，为不可改易之定法，而仲景已发其端，此方其雏形耳。愚不取栀子者，以本汤有黄芩、黄连也。

又云，胸满，腹中雷鸣者，宜半夏泻心汤。此方以黄芩、黄连之苦寒燥湿，半夏、干姜之辛散开痞（参、草、姜、枣四味药系仲景立方之基础，实脾扶中之品也。试加柴胡、半夏、黄芩即以小柴胡名汤；加旋覆、代赭石、半夏即以旋覆代赭石名汤；加橘皮、竹茹，即以橘皮竹茹名汤。从可知也，愚另有说）是辛开苦降法也。黄连性苦寒，能解毒厚肠胃，则肠中自无生疮之患，更无肠出血、肠穿空之变证矣。合黄芩尤见燥湿之功也。成氏曰：否而不泰为痞，苦先入心，泻心者必以苦，故以黄连为君，黄芩为臣，以降阳而升阴也。辛走气，散痞者必以辛，故以半夏、干姜为佐，以分阴而行阳也。特干姜为辛燥药，非本证之所宜，愚故易以厚朴之辛能散，苦能降，治胸痞盖有专功焉。综而观之，

温病学派

是半夏、厚朴、黄芩、黄连、枳实乃辛开苦降、燥湿散痞之品也。治湿温之必须芳香药，已无容多赘，惟湿温为江浙之地方病，藿香、佩兰亦为江浙之特产药，以江浙特产药治江浙特殊病，此藿香、佩兰所以为湿温证之特效药钦，然而治湿不利小便者，非其治也，所以又佐滑石、薏仁之甘寒淡渗以分利湿热，而总其成也。

五、医案选按

（一）周家嘴路胡三弟案

胡三弟，年八岁。于去岁仲秋，因衣食不慎，感受时邪，身热恶寒，头痛咳嗽，口渴喜饮，腹痛便闭，舌苔黄厚而腻，脉滑数。当时愚断为食滞感冒，内热已炽，为立辛凉解表、消导清化之剂。

薄荷叶（后下）八分，牛蒡子二钱五分，桔梗二钱五分，银花二钱五分，枳实二钱，神曲三钱，山楂三钱，象贝三钱，荆芥二钱，谷麦芽各三钱，芦根一两。

翌日未见来邀，直至一候后，又招愚。比至，察其舌赤绛而干，脉滑数有力，神昏谵语，胸闷不舒，白痦隐布，身热烦躁，时时汗出，口干不欲饮。据其家人云，自服愚方后，头痛腹痛俱止，而寒热未退。乃延儿科专家姚云江诊治数次，而寒热依然。又改延朱子云，初投银翘豆豉辈，继进神犀丹亦无效，而病情日变，热势更甚，以致于是。愚曰：证属湿温，而今化火矣。恙势虽凶，可保无虑，但非短期内所可告愈耳。进犀角地黄汤加味。

犀角四分，生地黄四钱，丹皮三钱，赤芍三钱，藿香一钱五分，子芩三钱，厚朴八分，竹沥夏二钱，米仁四钱，银花三钱，滑石三钱。

三诊：药后神昏谵语止，胸闷见宽，自汗亦少，热度略退，脉舌稍和。辛苦香淡汤去川连，加生地黄、竹叶、银花主之。以黄连之苦寒易于化火，故去之。

鲜生地黄四钱，黄芩一钱五分，半夏二钱，川朴八分，藿香二钱，

胡安邦

佩兰一钱五分，滑石四钱，枳实二钱，米仁四钱，竹叶一钱五分，银花一钱五分。

四诊：症势已入佳境，病证大瘥，热亦大退，二便畅行，惟口渴喜饮，舌绛已转黄而光。此湿温之余邪未尽，而胃阴已告匮矣。原方去生地黄、滑石、川朴，加石斛三钱，白薇三钱，出入调理四日，遂占勿药。

【按】时在秋令，燥邪为害，燥热之症赫然，兼有湿邪，故见恶寒、咳嗽、腹痛、苔厚腻、脉滑，治投辛凉。无如病家见寒热未退，即转他医，而病情日变，热势更甚，出现舌赤绛而干，脉滑数有力，神昏谵语，胸闷不舒，白痦隐布，身热烦躁，时时汗出，口干不欲饮。病入营血，投犀角地黄汤加味。药后神昏谵语止，胸闷见宽，自汗亦少，热度略退，脉舌稍和，即按湿温正治之法，用辛苦香淡汤，去川连意在免苦寒化火，加生地黄、竹叶、银花重在养阴；四诊时念及余邪未尽，而胃阴已匮，原方去生地黄、滑石、川朴，加石斛、白薇，其重阴救津之心昭然。

（二）周家库周二公子案

周二公子，年十八岁，尚未娶室。于本年二月十一日患外感夹湿证，愚投平胃散、荆、防、紫苏辈，病大瘥，惟乏力耳。彼去岁曾患吐血症，经余伯陶治愈，因慕余氏善调理，乃往求治，投石斛、白薇、杏、贝辈滋阴养肺之品，并谓身当发红疹白痦。药后二日，果如所言，胸部透出细粒白痦，而症势益重，自汗涔涔，寒热复起，胸闷泛恶，喉部作痛。迨至二十一日改就朱子云，投人中黄、苦甘草等清火喉科套方，而又增不寐足寒，晕厥不能起矣。于二十二日急足招愚，诊其脉滑舌黄，胸部疼痛，水食不进，余如前述，乃进辛苦香淡汤加杏仁、蔻仁、泽泻、贝母等。

二十三日，足寒自汗大瘥，喉痛胸闷减轻，寒热罢，泛恶止，夜得安睡，精神大振，惟有时恶寒，身重肢酸，脉沉滑舌薄黄而腻，投辛苦香淡汤加竹茹、竹叶、赤苓、泽泻等。药后鼾睡一宵，小溲畅行，胸闷大除，泄泻一次，食欲大振。乃宗原意出入，病日以起。至二十七日，病瘥起床，二便畅行，食欲大振。其母是日有事他出，由其兄妹看护，年少无知，恣病者所需，致一日间进粥十碗，桃片糕十五块，而病者尚津津有余味也，既而腹胀胸闷复起，腑行不畅，是食复也。予辛苦香淡汤去芩、连，加腹皮、神曲、麦芽以消导化滞。后未见邀，不知其结果为何如也。

【按】本案涉及白㾦与食复两个湿温治疗过程中出现的问题。外感夹湿，投平胃散、荆、防、紫苏辈，病见瘥，在滋阴养肺调治中，因寒凉过度，以致湿邪不透，汗出不彻，发为红疹白㾦。提示治疗中慎用寒凉，重视白㾦。湿温经辛苦香淡汤加味治疗，小溲畅行，胸闷大除，能吃能睡，其时胃气未复，当注意护胃。只因食欲大振，不加控制，一日间进粥十碗，桃片糕十五块，以致腹胀胸闷复起，腑行不畅。治法在于清化中加用消导化滞药物。

（三）胡家桥庆吉里陈云彩案

陈云彩，年十八岁。不慎感冒，旬日内历治无效，乃于六月十九日，邀修之诊焉。察其身热大甚，时欲裸体，偶合眼则谵语妄言，口渴狂饮，大便五日未行，小溲不畅，头晕咳嗽，自汗不休，胸闷窒欲死，呼吸困难，脉滑数至疾，舌黄滑。修之治湿温证多矣，然未见胸闷窒欲死，而口渴狂饮至水不离口，并欲裸其体者也。通常患湿温者决不口渴狂饮，而口渴狂饮者必非湿温证，本案实为修之行医以来第一次所见湿温证奇特之症状。若本案而予白虎汤加苍术，则修之以为不谬，以其类乎阳明病也，然决不若辛苦香淡汤之尤为稳当的对也。当时修之投辛苦香淡汤加大黄四钱，翌日泄泻三次，而胸闷身热口渴依然。仍予原方，当日又泄泻三次，而症状脉色依旧，若是者四日，病势不稍退也。一本原方进治，至五日后，身热略退，狂饮谵语大除，脉亦减至六至。乃以辛苦香淡汤原方进治，而邪势日退。至六月二十九日，霍然起床，竟告瘥愈。于此尤可见辛苦香淡汤实为治湿温症之惟一特效方也。

【按】本案实为热重于湿的湿温证，故症见身热大甚，时欲裸体，

胡安邦

谵语妄言，口渴狂饮，大便五日未行，小溲不畅等。治法虽称辛苦香淡汤尤为稳当的对，但用药时虞及腑实，加用大黄，通腑而热退。即胡氏所说的，湿温初起便秘者，或数日不通者，或腹满便溏而湿热胶滞者，皆当下夺宣达，实为开门祛贼之法。既经宣达，则病证自少变幻，并可缩短病程。

曹炳章

一、生平简介

曹炳章（1878-1956），字赤电，浙江鄞县人，近代著名中医药学家。14 岁时随其父显卿公至绍兴，并进中药铺当学徒。18 岁学徒满师，拜当地名医方晓安为师，历时七载，被方师"授以《内》《难》《金匮》并历代医籍"。之后又拜"绍派伤寒"大家何廉臣为师，何师"尽传其七十年博大精深之学业"。1903 年，曹氏受绍兴同义施医局聘请，担任义诊。同时还被"春成"与"致大"药栈聘为经理，兼以行医。与何廉臣氏于 1906 年创办"绍兴医学会"，创刊《绍兴医药月报》，为促进中医药的知识传播和事业发展，做出积极贡献。医与药之关系，曹氏认为乃唇齿相关，如云："药物不改良，医学无从进步。欲求改良之道，必须从医药共同研究始。""医与药必须共同一气，将一切沿习积弊，一一设法改良。"其于行医之余兼主持春成国药店，并于 1913 年创设"和剂药局"，刊行《药学卫生报》。同时鉴别真伪之品，考正传讹之药，改革不良炮制，订正丸散膏丹，创新研制成药，促进了中药的改革振兴。

1929 年，消灭中医的六个决议被通过，掀起废止中医的轩然大波，中医学界一片哗然，界内人士纷纷愤起请愿。是年于上海举行全国医药团体代表大会，曹氏代表绍兴中医药界赴沪出席，并奔走呼号，与全国志士仁人一同奋力抗争，终使取缔中医药的命令被收回，废止中医之风波亦就此平息。之后，曹氏先后担任神州医药学会绍兴分会会长，中央国医馆名誉理事，浙江国医分馆董事，新加坡、泰国等国的中医师公会名誉理事，以及绍兴市第一届政治协商会议代表。1956 年 2 月，还受浙江省卫生厅之聘，任《浙江中医杂志》名誉总编辑一职，惜因年高体病，未赴任即于是年 3 月离世。

曹氏一生藏书甚多，1914 年时所藏中医药书籍已达 5800 余种，然因"致大"药栈突遇火灾，其所藏之书籍，除《鸦片戒除法》出版外，余皆化为灰烬，多年之心血付诸一炬。不过，曹氏并未灰心，其再接再厉，至晚年时藏书又达 3800 余种，成为当时著名的医药藏书家。除藏书外，曹氏著述亦颇丰。有研究统计，其撰述、编辑和补注批校的医药书籍有 71 种。其中，医论证治类 17 种，方药类 32 种，补注批校类 9 种，编辑类 3 种，诊断类 1 种，医史类 2 种，医案医话类 2 种，其他类 5 种。

《中国医学大成》被誉为"医学之渊府"，其中温病类著作亦洋洋大观，乃曹氏医事活动中成绩最为卓著者。经过 3 年殚精竭虑、呕心沥血的工作，曹氏于 1936 年选编成《中国医学大成》。全书共收集医籍 365 种，分为 13 类，每类都以著作人时代为先后次序排列。另辑《中国医学大成总目提要》一册。全书共 2088 卷，达 4000 余万字，真可谓鸿篇巨制。该书一经出版，即受到当时医药界的一致好评。上海名中医谢利恒说："吾道精华，咸萃于是……既发扬于已往，自秘光大于将来；改革之初途，更获收成于日后。"四川周禹锡为该书概括了八大价值：保存国粹、有系统可循、打破私秘通病、私开禁方、统一国医学术、奠定习医之参考书、造就国医高深人才、便利图书馆之采贮。名家时逸人如是评价："此书之丰富，比四库全书医家类增三倍之多，较古今图书集成医部全录，无割裂不全之弊，与二书相抗衡，而精当过之……诚医书源薮之善本也。"

曹氏天性颖悟，品行端正，自幼便喜好读书，记忆过人。于绍兴中药铺当学徒时非常勤奋，常挑灯读书至深夜，即使在劳动时，亦能见缝插针，背诵汤头歌诀之类。跟师方晓安与何廉臣时，刻苦自励，朝夕钻研医经，深究医理，根底深厚，从而尽窥岐黄之奥义。曹氏还经常请教于王馥源、邵兰荪诸前辈，并与当时各地名医如恽铁樵、秦伯未、叶熙春、刘惠民、魏长春等均有学术交流，由此医术日长，学术益精，声誉渐隆。此外，曹氏之兴趣颇广，不仅精研中医学，而且对西医之理论及天文地理、理化生物等亦都有所涉猎。其主张博览群书，提倡吸收新鲜事物，因此走在时代的前列。

曹氏医术精湛，医德高尚，悬壶之后，热心服务群众，疑难危症，经治多效。其精于内妇儿科，擅治喉症，临证50余载，经验颇丰。曾言："古人随证以立方，非立方以待病。""只有板方，没有板病。""临床应变，在乎灵机活泼，心悟神会而已。医之治病，虽有成法规矩，成法之中，尤寓变化之巧。规矩之法有尽，而用法变化无穷也。"认为临证用方之功夫，全在加减变通。曹氏还主张博采众长，鼓励同道中人相互交流，将各自所治之奇症录为医案，以备后人借鉴。如云："医者无论内外大小科，一年之中，岂无一二奇症。若怀之胸臆，则近于秘道不传；若登之梨枣，又碍少难成帙。何不于三五知己中，每于岁底，各出所治奇症，观何证，用何药，如何疗，如何愈，以为医案，亦是不朽之举。庶后人有迹可循，而无认证不真之憾矣。"

曹氏虽负有盛名，但常存以医济民、厚德薄利之心，从不摆身架或先富后贫，其对待病人均一视同仁。当时医生出诊大都以轿代步，然遇贫苦病家延请，其大多徒步随行，有时诊费都不收。尝谓："医虽小道，攸关人命，苟有利于人群，虽牺牲一己之精神，何足惜哉。"曹氏之医者仁心，于其著述之字里行间亦多有显露。如撰写《秋瘟证治要略》一书之缘由，其中云："调查其死亡者，或因初起不即就医，或因误投药物，二者各得其半。炳章目击心伤，不厌烦琐，爰将治验各法……分章别类，胪列于下。"书中对秋瘟现症之鉴别论述颇详，也是期望"得见疫证之真相，以收治疗之效果，庶不致误入歧途，夭枉人命，亦作者区区之苦心"。由此足见其心系病者之深。

二、学术观点与诊治经验

（一）暑病

暑之为病，变幻颇多，缠绵难愈。若非对其因机诊治烂熟于胸，断无影形桴鼓之效。曹氏历览先贤之书，结合多年临证实践，对暑病的认识颇为深刻。不论病因病机，还是诊断治疗，均有自己的见解。如曹氏在《暑病证治要略》中说："暑为夏令之日气，人类感受，每易致病，并无动静之别，阴阳之分。"虽寥寥几字，却不仅指出暑之性质，而且还点明暑病"无动静之别，阴阳之分"，以订正前贤之误。兹将其主要观点和诊治经验介绍如下。

1. 主要观点

（1）暑应夏令，性当为热：关于暑之性质问题，曹氏认为暑为夏令之日气，暑即是热，并引经据典进行说明，其多从《内经》及王士雄氏之言。如《素问·天元纪大论》云："在天为热，在地为火，其性为暑。"《素问·离合真邪论》曰："天寒地冻，天暑地热。"《素问·刺志论》载："气盛身寒，得之伤寒；气虚身热，得之伤暑。"引王士雄言："夏至后有小暑大暑，冬至后有小寒大寒，暑即热也，寒即冷也。"由此曹氏云："暑为日气，其字从日。曰炎暑，曰酷暑，皆指烈日之气而言也。"还指出仲景《金匮要略》所言的暍与暑、热相同，皆为夏令一气之名。

对于"妄合湿热二气为暑者"，曹氏据理驳斥，如云："亢旱之年，河井皆涸，禾苗枯槁，湿气全无，而炎暑更烈，其可谓之非暑乎。况湿无定位，分旺四季，暑与湿固易兼感，且夏季暑兼湿之证最多。"同时也指出了暑容易夹湿为病这一特点。所以，在治疗暑病时，曹氏强调："须知暑为火热之邪，然必审其有无兼湿，而随证用药，庶不误人矣。"

（2）暑分四类，各从其因：暑之别类，曹氏分四，伤暑、中暑、暑湿、伏暑是也。

伤暑者，冒伤暑热为病者也。曹氏云："夫暑之伤人，轻者曰冒，稍重曰暑，不拘表里，其邪从口鼻吸入，毛窍感受……伤暑之病，多务农田野，旅行长途，在烈日下工作。伤之者，是皆动而得之，故曰伤暑。亦由元气不足，无力抵御，即所谓气虚身热，得之伤暑。"认为伤暑有轻重之别，并指出了伤暑的发病原因和感邪途径。

中暑者，曹氏考之与仲景中暍相同，而略有轻重之异。中暑较伤暑病情危重，有急性和慢性之分。急性者，夏月酷暑之时，为暑毒所中，直入心包，以致气不得泄，昏仆猝死。慢性者，有虚实之别。虚为阳之虚，实乃痰之实，皆系平素即有阳微不振或痰壅经络，一旦感暑，其病即发。另有暑热闭塞孔窍而致昏厥者，名曰暑厥；火甚刑肺，肝无所制，肝风内动，而致手足抽搐，不省人事者，名曰暑风。

暑湿者，天之暑气与地之湿气相合也。于病表现，变化颇多。如曹氏云："病之繁而且苛者，莫如夏月暑湿为最甚。"暑得湿气则郁而不宣，故愈炽；湿得暑气则蒸而上熏，故愈横。曹氏认为，暑湿之病属阳明、太阴者居多，其伤人也，必随人身之变。若人身之阳气旺盛，则随火化而归阳明；阳气虚弱，则随湿化而归太阴。暑湿又有各自多少之别，湿多暑少则蒙上流下，湿邪弥漫，名之暑湿；暑多湿少则上下充斥，内外煎熬，而致津液枯涸，名之暑温；湿暑俱多则下闭上壅，以致三焦均困。

伏暑者，夏伤于暑，至秋分霜降前后发者也；立冬后发者，则为伏暑晚发。伏暑一病，曹氏觉之颇为棘手，如云："然是病比之伤寒，其势觉缓。比之疟疾，寒热又不分明。其变幻与伤寒无异，其愈期反觉缠绵。若表之汗不易彻；攻之便易溏泻；过温则肢冷呕恶；过燥则唇齿裂血。"指出伏暑之症状变化较多，其治法又颇难确立。一旦治不中的，易出现"暑热从阳上熏而伤阴化燥，湿邪从阴下沉而伤阳变浊"之变，导致神昏耳聋、舌干龈血、脘痞呕恶、洞泄肢冷等症状产生，而莫能救治。

（3）阴暑非暑，实乃伤寒：阴暑一证，为炎暑之时，避暑于深堂大厦，好饮冰水瓜果，外感寒邪，内伤生冷，而现头痛、恶寒或呕吐、泄

曹炳章

泻等症者。曹氏认为此"实系暑月伤寒之病也，不能以暑名之"，故于书中单列"暑月伤寒"一章，以与暑病相别。可见其对阴暑之重视。

阴暑之诊察，曹氏对脉舌论述颇详。脉诊者，曹氏认为其脉无定体，随兼夹变化而有不同。具体而言，寒脉多沉细或沉伏，湿脉多濡缓涩弱，湿化热则濡数，湿化痰则滑数，入阳明化热则洪大，伤太阴呕泻则沉伏。舌诊者，曹氏指出有气分与营分之不同。邪在气分，有寒湿热湿之变化。寒湿内盛，则舌白滑；湿遏化热，则苔白腻而燥；热盛则舌苔由白而渐黄；热极化燥，则舌苔由黄变黑而燥。邪入营分，营热日进，则舌质由淡红渐绛，以至紫绛。

阴暑之治法，曹氏自有见解，认为其虽不杂合暑邪，但兼夹时令湿秽，所以当治以温中散寒、通阳利水之法，而一切治暑之清凉药，则不得任意施用。对于具体施治，其根据寒湿所伤部位不同，因机处方，经验颇丰。曹氏云："脾为己土属阴，湿土之气，同类相召，寒湿之邪从湿化，故必归足太阴脾土也。"认为阴暑伤及中焦足太阴脾经者居多，并且症状各异，处方亦有不同。胸满，不饥不食，舌白滑，脉濡缓弱者，治宜半苓汤（半夏、茯苓、川连、厚朴、通草）；腹胀，小便不利，大便泻而不畅，欲滞下，舌白，脉滞缓者，治宜秦朴四苓汤（炒茅术、川朴、茯苓、猪苓、秦皮、泽泻）；四肢下冷，自利，目黄，舌白，甚则神倦不语，邪阻脾窍，舌謇语重者，治宜加味四苓汤（生白术、猪苓、泽泻、赤苓、木瓜、厚朴）；舌灰滑，胸痞脘闷，脉濡缓滞涩者，治宜草果茵陈汤（草果仁、绵茵陈、茯苓皮、厚朴、广皮、猪苓、大腹皮、泽泻）；胸脘痞满，面目俱黄，四肢常厥者，治宜茵陈四逆汤（淡附片、干姜、炙甘草、绵茵陈）；不食不寐，大便窒塞，舌白滑或灰滑，脉迟，浊阴凝聚，阳伤腹痛，痛甚则肢逆，治宜椒附白通汤（附片、川椒、干姜、葱白、猪胆汁）。

此外，暑月寒湿伤及中下焦手足阳明者，舌白腐，肛坠痛，便不爽，不喜食，治宜理中汤去甘草加广皮厚朴方（炒白术、党参、炮姜、厚朴、广皮、附片）；伤及中下焦足太阴、少阴者，腹痛下利，胸痞烦躁，口渴，脉数大，按之豁然空者，治宜冷香饮子（附子、广皮、草果仁、炙甘草、生姜）；伤及脾胃两阳者，如寒热不饥，吞酸，形寒，或脘中痞闷，或酒客湿聚，治宜苓姜术桂汤（茯苓、生姜、炒白术、桂枝）；伤及中焦太阴之阳者，初起但恶热，面黄口不渴，神倦，四肢懒动，腹痛下利，脉沉溺，治宜缩脾饮（缩砂仁、乌梅肉、草果仁、炙甘草、干葛、扁豆），甚则大顺散（甘草、干姜、杏仁、肉桂）、来复丹等皆可治之。

2. 诊察

对于暑病之诊察，曹氏论述脉舌尤细，盖此二者于暑病中变化较著，易于辨识。今将其对四类暑病脉舌诊察之认识分述如下。

（1）伤暑之脉舌：《素问·刺志论》曰："脉虚身热，得之伤暑。"仲景太阳中暍之脉为微弱或弦细芤迟。曹氏解释道："热伤气而不伤形，则气消而脉虚弱。所谓弦细芤迟者，皆虚脉也。"指出了伤暑之脉总的特征。同时，其又对暑脉与寒病脉做了辨别。如文中云："暑热有三四部无脉，被火所逼勒而藏伏耳，非绝无也，于病无妨，不同寒证……然虽无脉，必有一二部洪数为辨，方为伏脉，若两手无脉，肤冷汗泄，或吐泻不止，又为阳气涣散之候，不可概视。此辨暑脉与寒病脉不同之异谛。"论述颇为精当。

伤暑之舌象，随邪在卫气营血之不同而相异。邪在卫分者，如伤暑不兼湿，则舌质白燥无苔，或有薄苔；如有浊痰，则必有白腻苔。邪在气分者，舌苔白厚而干燥，或白内兼黄，或白苔边红。邪入营分者，舌苔由白而绛，舌质必绛而燥。邪入血分者，舌质深绛。另若舌质红，苔白根带黄，为热虽入营，暑湿之邪尚于气分流连；若舌红绛中仍带黄白等色，乃邪在营卫之间也。

（2）中暑之脉舌：中暑之脉多为虚，或洪大而散，或弦细芤迟，此皆暑热伤气而致气消使然也。若正气随汗大泄，邪未入里，正气夺则虚而发热者，为虚火，脉当迟细；若因汗大泄，邪反入里，邪气盛则实而发热者，为实火，脉当洪大。另有东垣之血虚发热，虽证类白虎，惟脉不长实，此非中暑也。

中暑之舌象，有急性与慢性之分。急性中暑者，舌苔或黄或白；若暑毒深重，则舌色紫绛，或黄黑。慢性中暑者，必夹痰或夹湿，其舌苔白滑或黄滑，或灰黄，甚则燥腻。此乃曹氏总结中暑辨舌之大要也。

（3）暑湿之脉舌：湿为暑与湿相合之证，曹氏认为其"脉无定体，或洪或缓，或伏或细，各随证现，不拘一例"，不似单纯暑邪为患之脉。其说道："阳明热盛见阳脉，太阴湿盛见阴脉，故难拘定后人眼目也。"指出暑湿之脉随证之不同而表现各异，因此难以确立准绳，只在后文治例中随证列出。

暑湿之舌象如何，曹氏认为一者视暑与湿之多少，二者视邪气之深浅。暑少湿邪内盛者，舌白滑；暑湿交盛者，舌质红，苔黄燥；暑湿热甚而津干者，苔黄黑而燥。胃热极盛，胃汁告竭，湿火转成燥火者，苔黄黑起刺，并有口渴、撮空撩乱之候。邪在卫分，舌色白黄；入气分，苔黄而舌质淡红；入营分，舌质绛、苔黄黑；深入血分，舌紫绛、苔黑干燥。邪入厥阴，则舌绛黑而缩。液涸则舌紫绛干糙，苔焦黑干燥。湿渐化热，余湿多而且滞，则舌尖红，舌根白。胃液受劫，胆火上炎，则舌光如镜。此等皆为暑湿之常见舌也。

（4）伏暑之脉舌：伏暑者，暑邪伏而为病也。曹氏云："凡伏邪病，脉多郁伏不起，或三部，或六部脉俱伏，四肢逆冷，此系热深厥深，大忌误认为阴证也。"指出伏暑之脉象多郁伏不起，或三部俱伏，或六部俱伏。同时提示其缘由热深厥深，告诫莫将其误辨成阴证，以致处方用药南辕北辙。

伏暑之舌象，因暑邪所伏之处不同而各异。伤暑不即发病，若内伏于营分血分，则舌色必绛，外受新凉感邪，上有浮滑白苔；若暑少湿多，伏于膜原气分，则舌淡红，上浮白腻或白黄之苔。若伏暑而湿微暑重者，舌质必绛，虽上有浮垢白燥苔，必上浮无根。伏暑初起之舌象，往往舌质红润而无垢苔；若湿遏热伏，则初起舌绛而边绛略淡，中根灰白，或黄厚腻。

对于秋日伏暑深沉者，曹氏强调须以舌象为标准来判断疾病所处阶段，并以此立法处方。如云："若伏邪重者，初起即舌绛咽干，甚则有肢冷脉伏之假象，亟宜大清营分伏热，如鲜生地拌捣豆豉、鲜大青、丹、栀之类，而反现厚腻黄浊之苔，脉亦渐起，此即内伏之热外达也。既达于气分，则从气分治之，更有邪伏深沉，不能一齐化达者，如前化出之苔已退尽，而舌质亦淡红，惟口苦或甜腻，其内伏未尽之邪仍留也，逾一二日，舌转干绛，苔复黄燥，再当清之化之，正如抽蕉剥茧，层出不穷。"

3. 治法

暑病之四类，发病原因各不相同，故治疗方法亦有所区别。曹氏临床耕耘数十年，诊病识证准确，处方用药精当，效验治例颇多。兹将其所论各类暑病的治疗方法介绍如下。

（1）疗伤暑，分以三焦：疗伤暑之大要，曹氏概括道："伤暑之病，先用辛凉透解，继用甘寒清热，后用酸泄敛津，不可早用下剂。"若兼夹湿邪，状如外感风寒者，忌用柴、葛、羌、防。若肌表但热无汗，宜用辛凉轻剂宣通上焦，如杏、翘、薄、竹。初病暑热伤气可用竹叶石膏汤，或清肺轻剂；暑热深入，壮热烦渴，则用白虎汤，气虚者加人参，湿滞者可加六一散。

暑气伤人，有从毛窍外入者，传变以卫气营血；有由口鼻吸入者，发展分逆传顺传。如曹氏云："由口鼻吸入者，先到手太阴肺经，逆传则直犯心包络……若顺传则由肺而胃，而脾，而小肠、大肠及肾与膀胱，由上及下，循三焦而传。"伤暑之具体分证施治，曹氏根据暑邪从口鼻而入顺传之途径，以三焦为纲领，总分三大部分。今列举如下。

其一，暑伤上焦者，有气分、营分之别，涉及足阳明经、手太阴经、足少阴经、手厥阴经、手少阴经等。暑伤上焦气分足阳明，诊见面垢头额痛，身肉刺疼，身热恶热，汗出脘痞，口渴，咳呛干呕，心烦，舌苔白燥而腻，脉洪滑濡数。治宜清胃饮，药用淡豆豉钱半、生栀子钱半、生石膏五钱、滑石四钱、知母三钱、粳米一撮、茯苓三钱、竹茹二钱、水芦根五钱。暑伤上焦太阴营分，诊见面垢身热，心烦口渴，咳嗽呕哕，吐血喘逆，头晕目眩，脉洪大芤数，舌红、苔白燥。治宜清络饮，药用鲜生地黄三钱、玄参三钱、川贝钱半、瓜蒌皮钱半、南沙参三钱、杜兜铃钱半、地骨皮三钱、米仁四钱、六一散三钱、西瓜翠衣四钱、竹茹二钱，绿豆衣三钱、鲜芦根一两。

其二，暑伤中焦者，以气分为主，涉及足阳明经、足少阳经、足太阴经和足少阴经等。暑伤中焦气分足太阴经，诊见面垢，胸满脘痞，不纳不饥。治宜夏朴汤，药用姜半夏三钱、制川朴钱半、姜炒川连六分、茯苓三钱、通草一钱、广皮一钱、鲜竹茹三钱、鲜荷叶一角。暑伤中焦气分足少阴经，诊见胁肋痛，或咳或不咳，口不渴，无寒但潮热。治宜旋覆逐水饮，药用旋覆花（包煎）三钱、生香附钱半、带皮苓四钱、苏子一钱、姜半夏钱半、橘红一钱、厚朴一钱、生米仁四钱、枳壳一钱、青皮一钱。

其三，暑伤下焦者，别以气营血分，涉及足厥阴经、足少阴经等。暑伤下焦气分，诊见少腹硬满，小便不利，大便不下，舌苔白兼微黄，脉濡滞或迟缓。治宜四苓导浊汤，药用飞滑石四钱、赤苓三钱、猪苓二钱、泽泻二钱、榆白皮二钱、郁李仁三钱、鲜冬瓜皮子二两、通草一钱、皂荚子仁八分、寒水石三钱、鲜竹叶三十片、荷叶半张。暑伤下焦营分足厥阴，诊见四肢不热，脘腹如焚，消渴，心下板实，呕逆吐蛔，寒热如疟，下利血水，甚至声音不出，上下格拒，舌苔灰黑，脉弦而数。治宜参连饮，药用西党参三钱、川连一钱、生白芍三钱、炒黄芩钱半、炒枳实一钱、姜半夏钱半、炮姜一钱、炒川椒五分、乌梅肉六分。暑伤下焦血分足厥阴，诊见消渴麻痹。治宜新加黄连阿胶汤，药用川连一钱、鲜生地黄四钱、阿胶钱半、麦冬三钱、乌梅肉六分。

（2）医中暑，颇重外治：中暑有急性慢性之分。急性中暑之药物疗法，曹氏在论及舌象时有所提及。所用之药大抵行军散、红灵丹、紫雪丹、神犀丹、牛黄丸之属，而据其舌象之不同与药后之反应灵活施用。慢性中暑者，若平素痰壅经络，一旦感受盛暑，痰饮被鼓动，阻塞气道心窍，卒倒流涎，当先开其痰，后清其暑；若平素阳微不振，阴寒用事，一旦感受盛暑，邪凑其虚，宜回阳药中兼清暑。

除药物疗法外，曹氏对于一些用于急救的外治法亦颇为重视，指出"外治急救手术、灸刺各法等，亦极关重要"，并且结合自己临床实践，认为王士雄之急救外治法较为实用。如云："急性中暑毒，急救外治法：

如行军散、红灵丹等，灌法用后，则用银针刺病人曲池（即臂弯）、委中（即腿弯）去紫毒血。再将其口撑开，看舌底有黑筋三股，男左女右，以竹箸嵌磁锋，刺出恶血一滴，中央筋不可刺，如妄刺则血出不止而舌缩。再将其发解散细看，若有赤发，急拔去之。再看其背上，如有长毛数茎，必尽拔之。宜卧清凉处，忌饮姜汤、米汤及一切热汤。此王士雄先生法，参以著者实验经过也。"

（3）治暑湿，当辨体质：暑湿一病，因其为暑邪夹湿所致，故治疗时须顾及湿邪一事。曹氏云："凡暑湿之证，因伤湿而后伤暑也，治在太阴，不可发汗。"又说："夏月人身之阳，由汗而外泄；人身之阴，被热而内耗。由是阴阳两损，虽夹湿邪，不能多用辛温。"认为治疗暑湿不能多用辛温之品轻易发汗，否则易致津液干涸，病情加重。

曹氏在论述暑湿之治法时，颇为重视人之体质，如体内有湿无湿及湿多湿少，以此来指导立法处方。其认为多湿之人最易中暑，缘由"外暑蒸动内湿，二气交通"。可予益元散驱湿从小便出而愈。然则，体盛湿多之人宜之，而无湿之人，津液本已为暑热耗伤，若再用益元散妄利小便，则枯槁立至，当用生脉散补其津液。而汗多之体，亦不可多与滑石、猪苓、通草等淡渗之品利小便。因胃中津液有限，已从汗出，若再下行，则必津涸势溃。

对于暑少湿多之人，有体质之不同。曹氏引叶天士言："如面色白者，须要顾其阳气，湿盛则阳微也……面色苍者，须要顾其津液……又有酒客里湿素盛，外暑入里，与之相搏。在阳旺之躯，胃湿恒多；在阴盛之体，脾湿亦不少。"指出病者之体质不同，其表现则亦各有差别，要在辨别体质的基础上，因机立法，随法施方。

（4）愈伏暑，宜缓图之：伏暑之为病，暑邪内伏，历经夏秋，潜藏颇深，故非一二升汗可治。曹氏云："凡治伏邪，须优游渐渍，屡汗而解。以邪郁脏腑经络，日久蒙蔽，邪未化而迟迟，理固然也，须款款以待势，庶无正气与邪俱耗之虞。"指出治疗伏暑不可急于求成，一汗而解，而宜款款待势，缓缓图之，屡汗而愈，如此才不至于令正气在祛邪之时被耗伤。

伏暑之治法，曹氏认为当治以"辛凉外达，清泄下夺，并随兼夹之邪轻重，而增损治之"。治疗伏邪发热，曹氏指出："非一汗可解，初起新凉外束，外解已而热不罢，即伏邪发见也。因所感之新邪，随大汗而解，而所伏之暑邪，即随大汗而发，须审其脏腑表里阴阳，或和解，或缓缓达散。"从中可看出，其对病因病机了然于胸。若伏暑蕴热内闭于肺，其气先通于心肺、膻中，火燔烦热，当治以上下分消，方用凉膈散，大便利者，去硝黄加竹叶。若热从包络而发，心烦躁渴，昏瞀痉厥，当治以宣通膻中热气，兼驱伏暑，方用牛黄清心丸、益元散加竹叶、连翘、犀角、鲜生地黄等清热养阴之品。一言蔽之，治疗伏暑总当以伏邪溃散、自内达表得解而为功。

（二）秋瘟

关于秋瘟一病，曹氏著有《秋瘟证治要略》，此书针对戊午年（1918）秋所流行的瘟疫而撰。曹氏云："大抵前贤著书，原为救当时之偏，假如治湿疫之书已多，今年适患热疫时，著热疫之书，以补其不备，倘如明年春夏多雨，夏患湿疫，则吴又可之法，犹可采用，今年治疫之书，犹不适用也。"所言甚是，其撰是书大抵此意。盖是年之疫，属燥属热，用药宜凉宜透，不适吴又可温燥升散治湿疫之法也。然有些医生仍偏从温散，以致误人性命者，占死亡之半数矣。曹氏目睹心伤，故不厌烦琐，详列条目，将自己临床治验各法悉载书中，并对秋瘟之定名、病机、诊治、鉴别和预防等一一阐述。今将其主要观点与诊察治法介绍于下。

1. 主要观点

（1）阐病原，不离天时人事：对于是年秋瘟发生之病原，曹氏云："有关于天令空气酝酿者，有从起居饮食不洁者。"认为主要从天令时节运气与起居饮食卫生两个角度来考虑。前者为天时，后者属人事。

是年岁在戊午，阳明燥金在泉，下半年燥气主令，大暑至立秋，反令凉燥，秋后至白露，烈日酷暑，天旱不雨，河枯井涸，空气干燥闷热。夏应热反凉，秋应凉反热，初秋热伏于内，至秋尽，由凉风无雨转寒，时有骤寒骤热，以致暑热内伏益深。此为天时之反常也。人事者，贫苦之人在烈日下工作，常赤身于晒热之浊水河流中浸洗，容易感受暑热之毒。更因天燥无雨，则饮秽浊河水及池潦停蓄污水，或饮食不洁而受疫。另有患疫病人屎秽之衣物洗于河中，再有旁人淘米洗菜，以致传染者亦不少。况患疫之后，又有蚊蝇等虫之传染，亦疫病蔓延之原因。此为人事卫生之不洁也。正如曹氏所云："此皆关于天令反常，公众卫生不守，个人卫生失调，互相厉阶，所以酿成瘟疫，流行遍地。"

（2）释病理，不外夏暑秋温：秋瘟之发病机理乃夏暑伏于里而发，秋温伤于表而感，各伤其本脏，故总不外夏暑与秋温两端。鄂医命之曰秋瘟者，亦因其为秋燥新感，温暑内发也。曹氏认为，瘟即温也，为热之始，故亦承之。

曹氏历引前贤之言以释之。周克庵名秋瘟曰暑风，即藏疫疠于内。章虚谷言："一人受之，则为暑风；一方受之，则为疫疠。"张石顽指出，时疫之邪，从湿土郁蒸而发，污秽之邪，随日光蒸腾，譬如瘴雾之毒，人接触之，多从口鼻吸入。俞惺斋认为，清浊之邪，各从其道。清邪从鼻而入阳，浊邪从口而入阴。在阳则发热头痛，项强筋挛；在阴则足膝逆冷，便溺妄出。章虚谷说："暑燥为天气，系清邪；风寒为地气，系浊邪。故中暑燥之清邪，是秋深初伤凉燥，适值夏月发泄之后，暑从上受，燥从上伤，均是肺气受病。"指出暑燥之受病部位，并认为当治以辛凉甘润之品，慎勿以为风寒而用苦燥之药以耗竭胃液。最后，曹氏总结道："盖暑邪伏内，温燥感外，皆在上焦，皆为热邪，此辨病理之要旨。"同时还要参合之前所论之病原，则可使"治理益明矣"。

（3）辨现症，总在疫与非疫：为提高秋瘟之治疗效果，曹氏于书中特列"秋瘟现症之鉴别"一章，将秋瘟各证之局部症状，与非疫证之相同症状，详加辨别，以鉴别其异同，从而得见疫证之真相，以便立法施方。由此足见曹氏之用心良苦。

曹氏分列局部各症状凡二十四例，包括头痛、恶寒、发热、膈满、胸闷、自汗、肢冷、呃逆、呕吐、咳嗽、烦躁、谵语、鼾睡、不寐、目赤、口渴、口秽、鼻嚏、鼻衄、鼻干、鼻扇、气促、气闭、妊娠等。其

曹炳章

对每一症状的病机都阐释颇详，清晰明了，便于确立治法，处方用药。此处不一一详述，仅就妊娠一例介绍如下。

妊娠患疫，较为特殊，亦很棘手，盖母体与胎儿二者均须顾及也。曹氏对此治疗颇有见地，如云："凡妊妇病疫，热轻者，以保胎为要；热重者，以清邪为先。盖母之于胎，一气相连，胎赖母血以养，母病热疫，如灼热神昏，舌绛或焦黑，是毒火蕴于血中，母之血即毒血也。苟能亟清其血中之毒，使毒轻热退，则胎自安矣。须知胎热则动，胎凉则安。若执犀、羚、紫雪为动胎不用，任其疫火炎炎，甚至舍病，以轻剂保胎而敷衍，非但不保其胎，实则速其母死也……至于产后，以及病中适逢经至，当可类推，若泥产后与经期，禁用寒凉，亦误人性命矣。"所言确凿，医者当知，庶不致夭枉人命也。

（4）设预防，无非未病临病：曹氏认为，秋瘟蔓延之际，已病者，当急需治验良法；未病者，则必须谨慎防之。故其列未病与临病预防之法于书末，以期人人皆知，如此则秋瘟之病，庶几可绝迹矣。

一是未病之预防：曹氏列举了食物、饮料、衣服、居室四类。食物者，曹氏认为秋瘟病发时无病之人，宜常食生萝卜、梨等凉化之物，但不可过量。平时宜多吃荸荠、甘蔗、绿豆、菠菜等植物品，少食猪、羊、牛、鸡等动物品及一切油腻食物。宜戒纸烟及水旱烟，盖其中含有毒质，易助长毒火上焰。

饮料者，宜饮用流通之河水、井水，须滤净煮沸。不流通之河水，与池潦停蓄之水，及水污秽变色和井水近阴沟便所者，皆不可饮。曹氏提出，在时疫流行之时，可将白矾二两、小黑豆二两、雄精一两放入绢袋中，缚定浸入缸内，能解水毒、辟蛇虺，或浸降香以解水毒。

衣服者，疫气流行之时，宜经常洗换衣服、被褥。衣服宜宽松，不宜过紧和过暖，否则容易导致出汗，而使汗孔疏漏，感触外邪。

居室者，皆须打扫洁净，晴朗之日，宜开窗通风日晒。时疫流行及天气潮湿之时，宜于室内焚降香、大黄、苍术、茵陈之类，以解秽毒。但不可近病人之卧床，以免增其燥热。

二是临病之预防：若家中有患疫病之人，则须预防其传染。曹氏介

温病学派

绍了隔离法与消毒法两种方法。

隔离法者，未病之人不可与染疫病者接近，必须另床及离居别室。患疫人食余之物，切勿食之。如要进入患疫之地，或去患疫死亡之家送殓，必须远隔数丈，身上宜备有川椒、樟脑、雄黄、大黄等辟秽之物。若须接近料理者，须以川椒末或雄黄末，时涂鼻孔，防止传染；结束后，则以纸探鼻孔，力求得嚏，使秽气病菌随嚏而出，不入内脏。

消毒法者，凡患疫之人用过之物品，如痰盂、便尿器，及毛巾、碗筷等物，必须用石碳酸水及石灰水洗涤。所居房屋之地板窗户等，皆须洒扫干净。所吐之痰及所泻之粪，应加以石灰粉或碳酸水，倒至空旷人迹罕至之处，埋入土中。若患疫而死者，其断气时，要用丝棉掩其口鼻，以防传染他人。

2. 诊察

秋瘟之诊察，曹氏在"秋瘟之诊断"一章中指出，中医学虽缺显微镜等检查，但通过审体质、辨唇舌、察脉象、验便溺等方法，亦可决其生死。

（1）肥瘦强弱审体质：曹氏认为，人之体质肥瘦、气之强弱，与瘟疫关系密切，对其发病和诊治都有着重要的指导作用。肥瘦关系者，面白阳虚之人，其体肥胖者，多有痰湿，感受湿热之邪，则定黏滞难解，缠绵不愈，治须通阳气以化湿。面苍阴虚之人，其形消瘦者，多有内火，湿从热化，耗伤津液，治当资其津液以救阴。强弱关系者，气强之人，邪不易侵，故受邪浅，病易瘥；气弱之人，邪容易受，故受邪深，病难愈。正如《素问·刺法论》云："正气存内，邪不可干。"《素问·评热病论》曰："邪之所凑，其气必虚。"

吴鞠通在《温病条辨》中指出："长夏盛暑，气壮者，邪不受也；稍弱者，但头晕片刻，或半日而已，次则即病。其不急病，而内含于骨髓，外含于分肉之间者，气虚者也。"曹氏对此解释道："盖气不能传送暑邪外出，其邪必待秋凉，金气相搏而后出，故伏暑之病发也。其有气虚甚者，虽金风亦不能击之使出，必待深秋大凉，初冬微寒，相逼而出，故为尤重也。"强调了气之强弱在暑邪发病中的作用。

（2）伏热外感辨唇舌：曹氏云："舌者，心之苗也。胃肠有病，无不显现于舌，故舌质绛淡，以辨伏热之重轻；舌苔厚薄，以判外感之多少。"指出可以通过舌象来判断伏热与外感之病情。若无形暑热伏于内，凉燥感于外，初病之时，舌质淡红、尖独红绛，中根苔色白滑。若用辛凉轻透之剂使凉燥之邪先后外解，而舌反转为纯绛之色，此乃表邪已解，伏热外达，自里出表之象。继用清泄营热之品，使舌之绛色消退，则病亦痊愈。若暑夹痰湿，深伏于内，初起往往舌无苔垢，追邪出血分，由气分而化，苔始渐平。其伏邪重者，初起即舌绛咽干，大清阴分伏邪之后，则必厚腻黄浊之苔渐生。更有邪伏过深，不能一齐外出者，虽治之中的，然苔退舌淡之后，过一二日，舌复干绛，苔复黄燥。此为曹氏辨伏热为疫之舌也。

唇者，脾之华也。如《素问·五脏生成》说："脾之合，肉也；其荣，唇也。"若疫病之口唇焦紫青肿者，为火炎土燥也，缘由热毒困于中焦；若紫绛而裂，或唇肿齿黑，口臭异常，则为险象也。此等皆为曹氏于临床阅历而验证之，参考价值不容轻视。

（3）热毒浅深察脉象：余师愚云："疫气之脉，多数。"秋瘟之脉亦不例外，热毒已发扬者，多浮大而数，凉散即可使病霍然；其毒已深者，则多沉细而数，须用大剂清解之品，方可病愈。至于其毒重者，则脉若隐若现或全现，此脉初起间有，而有七八日者亦颇多。曹氏对此做了分析："医者初认为寒，重用发表，先伤其阳，表而不散，继之以下，再伤其阴。不知疫热乃无形之毒，病形虽似大热，脉象细数无力，所谓壮火食气也，而以硝黄下之，猛烈热毒，焉有不乘虚而深入耶？怯弱之人，不为阳脱，即为阴脱，气血稍能驾驭者，亦必脉转沉伏。"指出是因医者误治而致，后学须引以为戒，不可不察也。

（4）毒火上下验便溺：曹氏认为，便溺之状况亦可反映秋瘟之病情。秋瘟初起，大便多不通，缘由热毒上冲犯肺，煎熬津液，大肠枯燥不润，治宜增液润燥，宣布肺气，或用蜜煎导法。若毒火下泄者，则易成自利，而此自利与伤寒之太阴自利迥异也。后者为脾虚，多表现为腹不满；前者则为热逼津液，下注大肠，邪热不胜谷也，多表现为胸闷腹满。二者须于临证时加以仔细辨别，毒火下泄之自利用药不可再误，否则危矣。如曹氏云："此证已危，用药再误，必不救矣。"若自利神昏，脉沉郁，身不大热者，是火甚正虚致泻，为危候也。若热毒已退，便溏不止，则为脾肺之气虚，治当保肺理脾，不可再用温燥之剂也。

（5）斑疹善恶须辨清：至于辨斑疹之情，曹氏参余师愚论斑疹法亦有所述。察斑疹者，以形之松浮紧束为凭。若形松活浮于皮面，或红或赤，或紫或黑，乃毒之松活外见者也，虽有恶症，不足为虑。若形紧束有根，如履透针，从皮里钻出，此毒之有根锢结者，为险症矣。疹色之辨，红而活，荣而润，敷布洋溢，为疹之佳境。淡红有美有疵，色淡而润者，为色之上。淡而不荣，或娇而艳，干而滞，为血之最热。深红者亦血热之象，凉其血，则转淡红。色艳如胭脂，为血热之极，须大用凉血，使其转深红，继转淡红。紫赤如鸡冠花而更艳者，为火之最甚，不急凉之，待其变黑，可服清瘟败毒散加紫草、桃仁治之。疹后多有细碎如粟米者，色红谓红砂，色白谓白砂，是余毒尽透，最美之境，愈后脱皮也。

3. 治法

秋瘟之证治，曹氏首论纲要，次列治法，自初起至善后，从顺传到逆传，加之误温误下等各症及治法，皆有所阐述，计二十八条。此处不便一一罗列，故选其要者介绍如下，以供参考。

（1）*卫气营血，法之纲要*：秋瘟治法之总纲要领，曹氏对叶天士之卫气营血辨证颇为倾心，如其云："余谓大要治法，当分卫气营血。"

邪在卫分者，初起发热恶寒，汗之可也，治宜辛凉轻解，方如银翘散、桑菊饮、翘荷汤之类最妙。若已入气分者，不恶寒而恶热，小便色黄，则宜清气分热，然又不可寒凉过滞，以令邪不外达而内闭。若邪入营分，则多脉数舌绛，此时犹可透热转气，治宜犀角、羚羊角、玄参之属。若邪深入血分，则舌深绛、烦躁不寐、谵语，当治以鲜生地黄、丹皮、赤芍、紫草等凉血散血之品。此等治法正如叶氏在《温热论》中所言："大凡看法，卫之后方言气，营之后方言血。在卫，汗之可也；到气才可清气；入营犹可透热转气，如犀角、玄参、羚羊等物；入血就恐耗血动血，直须凉血散血，如生地黄、丹皮、阿胶、赤芍等物。"

（2）肺卫心营，辨而治之：心肺二者，同处上焦，肺卫受邪甚者，难免影响心营。因此，秋瘟中肺热壅盛侵逼包络与热邪深陷营分二证当须辨别。如曹氏在治法之第二条云："太阴秋瘟，服前剂（辛凉清解饮）后，外邪已减，伏热外达，但热不寒，咳呛，痰涎稠腻，喉微痛，目赤多眵，舌绛无垢，烦渴胸闷，寐则自语，醒则神清，此系伏热外达，非热邪内陷。"认为此证类似犀角地黄汤证和白虎汤证，然又不可用此二方治之。究其原因，缘由肺卫与心营甚近，伏热外达，肺热侵逼包络，致有是证，然其邪仍在肺卫，而非深陷营分。曹氏指出，可以通过神志昏昧与否来辨别二者。邪在肺卫，多神醒而不昏昧；邪在营分，多神志不清，昏昧不醒。

治疗上，曹氏曰："若遽与犀角、地黄，无异开门揖盗；或已昏蒙窍闭，人事不清，犀羚并牛黄清心，紫雪、至宝亦不在禁例，随证酌用可也。至白虎证，必须见脉洪大，自汗口渴，舌黄滑，可以服之，倘用不合法，恐肺经之邪无出路，以致下迫大肠，而为下痢也。"指出邪在肺卫，不宜犀角、地黄，而昏蒙窍闭、人事不清等邪陷营分之症则可用也。另外，亦不宜白虎汤治之，恐致下痢。并认为条文之证留恋手太阴者居多，故用药当清宣解之，不可妄用苦温苦寒沉降之品。宜辛透双解饮治之，药用鲜生地黄、广郁金、瓜蒌皮、桑叶、连翘、焦山栀、鲜芦笋、鲜竹叶。鼻衄者，加鲜茅根；热毒重者，加鲜大青叶、人中黄，或金汁水。

（3）辛散误用，多致斑疹：曹氏在"秋瘟之证治"一章中多次强调治疗秋瘟慎用升提辛散之药，认为"用药当以降泄开逐，非升提温散所宜"。其针对俗医所云的"防其内陷，妄用升提"说道："不知内陷，乃邪入营分，非真气下陷可也。"关于斑疹之发，曹氏云："夫善治瘟者，原可不必出疹，多误用辛散刚燥太过，气受其灾，而移热于血，岂非由误药造就斑疹乎！"指出秋瘟发斑出疹之缘由。

斑疹各自之治法，曹氏概括道："斑为肌肉之病，故治以化斑汤及透斑汤，以专治肌肉。疹系红点高起，为血络中病，故主芳香透络，辛凉解肌，甘寒清血，其邪即解。"

（4）丸丹治闭，各有所宜：秋瘟之证，多有热伏营血，神昏谵语者，现为内闭。曹氏惜时医治内闭，"用丸丹急救，往往不辨凉燥，随手便用，甚至有将戈半夏以治热厥热闭者"，殊不知戈半夏中有肉桂，善治寒湿之痰，非治热甚动风所酿之痰也。因此，其列出丸丹各自治闭之所宜，以使医者明了。

热甚痰闭者，治宜至宝丹等凉开之类；风痰护心包，痰鸣不语如尸，舌苔白腻或黄者，治宜苏合香丸；肝风酿痰，乘护心包，神识迷离者，治宜叶氏牛黄清心丸；湿浊秽恶，痧毒滞血，肢厥脉伏者，治宜太乙紫金丹，轻者可用资金片；脾胃湿热，秽浊化热，内蒙包络，神识沉迷者，治宜叶氏神犀丹；心胃热重，侵犯包络，神志时清时昏者，治宜万氏牛黄清心丸；元神大虚，邪热已轻，虚热煽痰，心神迷离者，治宜局方牛黄清心丸；灼热神昏，热毒内陷心宫者，治宜安宫牛黄丸；热毒瘀血，互塞心包者，治宜犀珀至宝丹；温暑热毒，内攻心包，神昏撮空者，治宜王定清心丸，轻者可用局方紫雪丹。

（5）吐法熨法，应机为用：曹氏治疗秋瘟，博采众长，不拘一法，其书中载有仲景瓜蒂散之吐法，以及景岳之熨胸法，认为不论何种治法，只要应机，便为得法。

第二十三条云："秋瘟证，痰涎壅盛，胸下痞塞，气上冲，呕吐不利，寸脉微浮，无中焦证，瓜蒂散探吐之。诸亡血家，不可与服。"指出痰涎壅于膈上，而无中焦证者，可用吐法以散之。然诸亡血之人，不宜吐法。至于景岳熨胸法之所宜，第二十五条曰："秋瘟证，食在气滞，痞在心下，其人中气虚弱，不任攻下内消者，景岳熨胸法熨之。"曹氏认为，温疫、伤寒之病，服药后熨之，可令汗易出，药易行，有助于疾病之消除。刘濯西云："如有表邪或气滞者，生葱为君；寒多热少者，生姜为君；痰滞食积者，萝卜为君。"此条证为食积气滞，故以萝卜为君，亦变通化裁之法也。景岳熨胸法之具体操作：生姜一两、生葱一两、生萝卜四两，捣碎炒热，布包熨患处，冷则再易热者，轮流更换，不拘回数，总以熨透为度。

三、原文选释

（一）《暑病证治要略》

1. 论暑之伤人

【原文】

夫暑之伤人，轻者曰冒，稍重曰暑，不拘表里，其邪从口鼻吸入，毛窍感受。从口鼻入者，能直入心包络经，先烦闷后身热。行坐近日，熏灼皮肤肢体者，即时灼热烦渴。冒于肌表者，则头晕寒热，汗出咳嗽。渐至暑入肌肉，则周身烦躁，头胀肌热，或身如针刺，或有赤肿等症。若入胃与小肠，有腹痛水泻，小便短赤，口渴引饮，呕逆等症；入肝则眩晕顽麻；入脾则昏睡不觉；入肺则喘嗽痿躄；入肾则消渴，非专入心包而别脏亦能传入也。

【阐释】

本节论述暑邪伤人之临床表现。

暑之伤人，有从口鼻而入者，有于皮肤毛窍感受者，由表及里，从外至内，根据其所在部位之不同而症状各异。入脏腑者，并非只入心包，余如肝、脾、肺、肾，及胃肠者，亦可为暑邪侵入也。

2. 论暑邪之传变

【原文】

暑气伤人，多从口鼻毛窍吸入。从毛窍外入者，先卫分、气分而营分，不解则深入血分，此暑邪从外入里之途径也。若由口鼻吸入者，先到手太阴肺经，逆传则直犯心包络。因暑为火邪，心为火脏，同气相应，故暑邪最易入心。若顺传则由肺而胃，而脾，而小肠、大肠，及肾与膀胱，由上及下，循三焦而传。

【阐释】

本节论暑邪侵袭人体之传变。

暑邪入侵人体，其发展传变均有一定的规律。从皮肤毛窍而入者，其发展多按卫气营血而传。从口鼻而入者，则分为顺传和逆传。顺传为循三焦而传，由上而下，如文中所讲的，从肺至胃、脾、小肠、大肠、肾、膀胱；逆传者，则由手太阴肺直犯手厥阴心包络。

3. 论中暑

【原文】

考中暑与长沙中暍相同，略分轻重之异耳。盖中暑忽然卒倒，如矢石之中人，多在亢旱酷暑之时，因吸受暑毒，直入心包营分。按暑为火邪，心为火脏，同气相感，故能直入神明之脏，此为急性中暑也。考暑字，上从日，中从仝，下又从日，为暑月之时天空烈日，地面日光照著。而人在此土地之上工作，上下受日光交逼，故西人谓暑月日光射逼脑部，卒然昏晕倒地，曰日射病。即中医学所谓中暑病也。

【阐释】

本节论述中暑一病。

曹氏通古博今，衷中参西，对中暑进行了阐述。其认为中暑与仲景《金匮要略·痉湿暍病脉证并治》中所言的"太阳中热者，暍是也"相同，只是有轻重而已。又从文字学角度，对"暑"字进行了剖析解释，指出中暑与西医学所讲的"日射病"是同一疾病。

4. 论暑湿为病

【原文】

夫春分以后，秋分以前，少阳相火，少阴君火，太阴湿土，三气合行，是天本热也。而益以日之暑，日本烈也，而载以地之湿。我江浙两省，四面环海，地浮水上，湿气更盛。盖以天日之暑热，蒸动地湿之水气以上腾，弥漫空中，三气交动，时分时合。其分也，风动于中，胜湿解蒸，不觉其苦。其合也，天之暑气下，地之湿气上，如《素问·五运行大论》之谓：暑以蒸之。《礼记·月令》所谓：土润溽暑者是也。人在此气交之中，受其炎蒸，元气强者，三焦精气足，或可抗御。元气虚者，三焦精气不足，无隙可避。故病之繁而且苛者，莫如夏月暑湿为最甚。

【阐释】

本节论述暑湿之产生及发病。

曹氏从天时与地理两个方面阐释了暑湿之气的产生，并指出其发病与人体自身的正气强弱密切相关。同时，也认为夏月暑湿之为病，往往病情纷繁复杂而且较为严重。

5. 论暑湿伤人之从化

【原文】

夫外邪伤人，必随人身之变。如暑湿所合之邪，苟人身阳气旺，则即随火化而归阳明；阳气虚，即随湿化而归太阴也。病在二经之表者，多兼少阳、三焦。病在二经之里者，每兼厥阴风木。以肝脾胃所居相近也。

【阐释】

本节论述暑湿侵袭人体之从化。

暑湿者，湿火相合也。故其侵犯人体后，随人身体质之不同而有火化与湿化之别。阳气旺者，多从火化而归阳明胃热；阳气虚者，多从湿化而归太阴脾湿。另有兼症者，在阳明、太阴二经之表，多兼少阳、三焦二经；在二经之里者，则每兼厥阴风木。因为肝胆与脾胃邻近而居，病则容易牵累。

6. 论伏暑

【原文】

伏暑者，乃炎夏伏暑毒，浅则伏于膜原，深则伏于膻中、营分，至深秋或初冬，新凉外触，则伏暑内发。其病寒热如疟，或化正疟，或化痢疾，其有夹湿夹痰，治法皆以辛凉外达、清泄下夺，并随兼夹之邪轻重，而增损治之。

【阐释】

本节论述伏暑之病由、临床表现及治法。

伏暑乃暑毒伏于体内至深秋或初冬而发者。其表现为寒热如疟，或为正疟，或为痢疾。治当以辛凉清泄为法，并随兼夹之邪消息施治。

7. 论阴暑非暑

【原文】

凡避暑于深堂大厦，而得头痛、恶寒等症者，古人名曰阴暑，或曰中暑。此误也。实系暑月伤寒之病也，不能以暑名之。其所以烦心与肌肤热者，由身中阳气被阴寒所遏而作，非暑邪也。

【阐释】

本节论述阴暑非暑病。

曹氏在书中多次指出阴暑实为暑月伤于寒而致，不可以治暑之法来治疗，以免造成误治。此说实继承了王士雄有关"阴暑"的观点并予以发挥。

8. 论伤寒伤暑治之不同

【原文】

故凡日中劳役而触冒其暑者，则宜辛凉解其暑毒。深居广厦，袭凉风，飧生冷，抑遏其阳而伤寒者，一切治暑清凉药，皆不得任意直施。如无汗，仍须透表以宣其阳气；如吐利，急须和解以安其中。故冒暑之霍乱吐泻，以治暑为主；避暑之霍乱吐泻，以温中为主。此其所以伤寒与伤暑不同之别也。

【阐释】

本节论述伤寒与伤暑治疗之不同。

伤寒与伤暑，因其所受外邪之不同，而治疗方法各异。伤暑者，以辛凉之品为主；伤寒者，则当治以温散之属。即使霍乱吐泻同一疾病，亦有冒暑与避暑之别。医者当谨慎察之。

9. 暑病治例之总论

【原文】

他如各类治例，暑从口鼻上受，应分三焦，首叙病发何经，何腑，何脏，显现何经，何腑，何脏症状，及病之层次，传入之历程，如由上及下，自外入内，各有楷范系统。而先议病，后议药，如某药入气分，某药入营分，亦各有专能。如何经之病用何经之药，热则清之，寒则温之。在卫分、气分，则宜辛凉透达解之；在营分、血分，则宜清泄分利导之。当病则止，绝无过汗、妄下之弊。

【阐释】

本节论述暑病治疗之总纲。

曹氏临证多年，经验丰厚，对暑病的诊治颇为精通。本节即简明扼要地对其做了论述，如何诊病识证，如何立法处方，先后程序，均有所论及，可为后学之范式。

（二）《秋瘟证治要略》

1. 秋瘟衄血之治

【原文】

秋瘟证，发热，或有汗或无汗，头痛目眩，面红眼赤，鼻干口燥，衄血者，轻则衄解，重则衄二三次仍不解，新加银翘汤加鲜茅根、藕汁主之。表解后，衄不止，清燥救肺汤加重鲜生地主之。

按：秋瘟或失于清散，误用温散，及内热素盛之体，卫郁莫泄，冲逼营血，则为鼻衄，轻者得衄热解，若屡衄不解，及再误用温散或淡渗，往往殒命者多。其有表热时，以银翘散清其表热，重加鲜地黄、茅根等味，以凉其营血，平其肺气。若表邪解后，衄仍未止，肺胃津虚，兼有伏热，故以清燥救肺汤之清金养阴，加地黄以滋血枯也。

新加银翘汤

金银花、连翘各三钱，蝉衣钱半，鲜生地黄（拌捣豆豉钱半）三钱，淡竹叶十片，焦山栀三钱，粉丹皮钱半，人中黄二钱，鲜大青四钱。加鲜茅根十支，藕汁半杯。

清燥救肺汤

毛西参钱半，破麦冬二钱，苦杏仁三钱，冬桑叶钱半，生石膏四钱，阿胶钱半，黑芝麻三钱，生甘草八分。加鲜生地八钱。

【阐释】

本节论述秋瘟衄血证的治疗方法。

秋瘟一证，当治以清散为法。若误用辛散，加之内热素盛，易造成卫气郁闭，营血受逼，以致鼻衄。曹氏所列两方，乃为此证不同阶段而设。尚有表热时，以新加银翘汤清热凉血平肺气；表邪已解后，则以清燥救肺汤清金养阴。

2. 秋瘟吐血之治

【原文】

秋瘟证，热盛伤营，吐血不止，脉洪数者，新定桃仁承气汤主之；脉细数者，犀角地黄汤主之。若吐粉红血水，面反黑者，死不活。

按：此症血热妄行，法宜急下，釜底抽薪，自无后患。若用十灰散强涩之，或独参汤急补之，盖已离经之血，不能再回经络，与流行之血和谐，即或暂时截止而为瘀血，停留空隙之处，逢节必发，了无愈期，甚则变成咳嗽肺痨，卒至不救。即或不因病瘟而吐血者，当其初吐时，正气尚未甚虚，亦宜急下，以拔其病本，幸勿畏缩迁延，致令不可救药。况五劳虚极，内有干血者，仲圣犹主以大黄䗪虫丸，可知瘀血不去，则病必不全愈也。

新定桃仁承气汤

鲜生地黄（拌捣生锦纹钱半）四钱，粉丹皮二钱，焦山栀三钱，桃仁泥三钱，风化硝（冲入）一钱，川贝母三钱，藕汁、童便（冲）各半杯。

犀角地黄汤

黑犀角（磨汁）二钱，鲜生地黄八钱，西赤芍三钱，粉丹皮三钱。

【阐释】

本节论述秋瘟吐血证的治疗方法。

秋瘟吐血乃热盛伤营所致，其来势急猛。曹氏参仲景之法，认为当治以急下，祛其瘀血，拔其病本，则可不留后患。若畏缩迁延，使瘀血内留，则易致疾病了无愈期。具体施方，脉洪数者，治以新定桃仁承气汤；脉细数者，治以犀角地黄汤。

3. 秋瘟胃热极甚之治

【原文】

秋瘟证，身热自汗，面赤神迷，身重难转侧，多眠睡，鼻鼾语难出，脉弦数者，知母石膏汤主之。

按： 鼻鼽面赤，胃热极甚，人之阴气，依胃为养，胃津干枯，阴气复有何资？所以筋骨懈怠，机关失运，急用甘凉之品，以清热濡津。

知母石膏汤

西洋参一钱，知母三钱，生石膏五钱，麦冬三钱，竹沥一瓢，竹叶十片。

【阐释】

本节论述秋瘟胃热极甚证的治疗方法。

《灵枢·五味》云："胃者，五脏六腑之海也，水谷皆入于胃，五脏六腑皆禀气于胃。"秋瘟证胃热极甚，耗气伤津，以致人之阴气无以所养，筋骨懈怠，机关失运。急当治以甘凉之品清热养阴生津，曹氏拟方知母石膏汤治之。药用西洋参益气养阴，知母、生石膏、麦冬、竹沥、竹叶清热生津。

4. 秋瘟斑疹赤白之辨

【原文】

秋瘟证，失表或误表，发热无汗，脉洪大浮数，烦躁异常，必生斑疹，其营分郁者色赤，卫分郁者色白，甚则赤白齐发，浮萍银翘汤主之。

按： 黄玉楸云，红斑外发，则营郁泄越，卫闭未能豁开，其发非一次可尽。凡欲发斑，必生烦躁，脉必浮数，陆续出至二三日，继以白斑，则透无遗矣。白斑者，卫气之外泄也。白斑将发，人必烦躁昏晕，脉必洪大浮数，既发则脉静人安，别无余虑，因红斑易生，白斑难出，非郁极不能外发，将发之时，烦乱昏狂，困竭欲死者，往往有之。盖白疹，即白痦也。亦有因病久中虚，气分大亏，而发白疹者，其色白如枯骨，必脉微弱，而气倦怯，多成死候。亦有风热之邪，与湿热相合，流连不解，日数虽多，仍留气分，由肌肉而外达皮毛，发为白疹，即如水晶色之白痦，此邪从气分发泄者也。

【阐释】

本节论述秋瘟发斑出疹颜色之区别。

秋瘟之证，失于发表，或误用发表，以致发热无汗，邪气郁闭，必发斑疹。曹氏指出，郁于营分者色赤，郁于卫分者色白，更有甚者，赤白同发。当治以浮萍银翘汤。白疹者，若色如枯骨，则多为死证；若如水晶色者，则为邪从气分而发，为顺候也。

5. 妇人秋瘟热入血室之治

【原文】

妇人秋瘟，经水适来或适断，热入血室，耳聋口苦，昼则脉静身凉，夜则脉数身热，甚则神昏，柴蒿鳖甲饮主之。如邪少正虚，夜微烦热者，柴胡人参汤主之。

按： 妇人秋瘟之热入血室，亦有因身热甚，逼血行经者，经行则热入血室；亦有因怀孕病瘟，热甚逼胎下坠，胎下则热乘虚亦入血室。用药亦当由血室透营，由营出卫可也。

柴蒿鳖甲饮

银柴胡三钱，青蒿一钱，鳖甲三钱，黄芩二钱，生白芍三钱，丹皮二钱，鲜生地黄、麦冬各三钱，焦山栀二钱，生甘草五分。渴者，加花粉钱半；胸胁痞满而痛者，加枳实钱半，瓜蒌皮钱半。

柴胡人参汤

鳖血炒柴胡、西洋参各钱半，麦冬、生白芍、根生地黄各三钱，炒阿胶、炙甘草各一钱。

【阐释】

本节论述妇人秋瘟热入血室的治疗方法。

妇人秋瘟热入血室之因，多为经水适来或适断。曹氏指出，亦有身热太甚，逼血行经，经行而热入血室者；亦有怀孕病瘟，热甚逼胎下坠，而热乘虚入血室者。治当使邪从血室透营，再由营出卫即可，并列出治方。

6. 秋瘟误下之治

【原文】

太阴秋瘟，表重里轻，医误下之，则下利不止，身热脉促，汗出微喘，舌红润不燥者，葛根黄连黄芩汤主之。若舌红且燥，不可与也，以甘寒滋阴。

按： 此条特揭出"身热""舌红润不燥"七字。盖脉促身热，则宜葛根解表，舌红润不燥，则宜芩、连坚阴。若舌红且燥，复下利不止，甘寒滋阴，则益其利，苦寒坚阴，则增其燥，更兼表邪不解，外闭内竭，阴液消亡，此死证也。如素禀阴虚之人，因误下而损脾阳，致先后天俱虚，因此不救，余见亦不鲜矣。盖脾阳虚，则乾健之司失职，不能生津于上，蒸动药气，引邪下行，虽按法施治，亦难奏功。若用清降之药，以治肺部之结热，则脾阳更伤，如用温通之剂，以救药误，则又虑温邪复炽，缘咽为胃之关门，主出纳之道路，不能飞渡，以胃阳之伤耳。胃为六腑之总司，主饮食之运化，亦不能舍正路而弗由也，皆由药误以致病者，一身上下，如冰炭之不相容，虽欲不死，必难求生，此皆妄用硝、黄之戒也。若遇大便燥结，五六日不解，舌黄厚腻，胃热炽甚，渴思凉饮，确是邪入胃府，舍此亦无良法。非如近时之庸医，一见便闭，动手硝、黄，误此死者，不胜计算，为此特设此条，以警告惯用攻下者。

葛根黄连黄芩汤

生葛根三钱，小川连一钱，黄芩二钱，炙甘草二钱。先煎葛根一半，入诸药，煮取二杯，分温再服。

【阐释】

本节论述秋瘟误下的治疗方法。

秋瘟误下以致下利不止者，曹氏见之不鲜。其根据舌象之润燥来确立治法，舌红润而不燥者，可用葛根黄连黄芩汤；舌红且燥者，则须治以甘寒滋阴之品。此外，素禀阴虚而被误下者，救治颇为棘手，曹氏特立此条以做论述，此不赘言，医者当小心待之。

7. 秋瘟呕吐之鉴别

【原文】

呕吐者，是发泄胃家热邪也。热平而呕自止，疫毒内郁，欲吐不吐，干呕神呆，其症更险。辨之之法，疫症之呕胁不痛，因内有伏毒，邪火干胃，毒气上冲，频频而作。伤寒少阳之呕胁必痛。有干呕者，是蕴毒于胃，不得发越为更重，宜清瘟败毒饮合连苏饮加滑石等味。

【阐释】

本节论述疫证与伤寒少阳呕吐之区别。

呕吐一症，疫证与伤寒少阳均可有之，须加以辨别。曹氏指出：疫证之呕，胁不痛；伤寒少阳之呕，胁必痛。此法简便易行，值得借鉴。

四、方剂选录

（一）清暑饮

冒暑初入肌表。症状：头晕肌热，汗出咳嗽。宜清暑饮。

全青蒿钱半　薄荷一钱　六一散三钱　生扁豆三钱　连翘三钱　赤苓三钱　通草一钱　瓜蒌皮二钱　绿豆衣二钱

（二）黄连四苓汤

冒暑饮酒，引暑入胃肠，酒热与暑热相并。症状：发热大渴，汗出烦躁，小便不利，其色如血。宜黄连四苓汤。

小川连八分　西瓜翠衣三钱　天花粉三钱　鸡距子三钱　炒茅术三钱　猪苓二钱　泽泻二钱　赤苓三钱　鲜冬瓜皮子一两五钱

（三）青蒿二石汤

暑伤中焦气分足少阳经者。症状：先寒后热，寒少热多，汗多口渴，口气热，舌红苔微黄而腻，脉滑濡数，神气昏沉者，名曰暑疟。宜青蒿二石汤。

全青蒿钱半　黄芩钱半　生石膏五钱　碧玉散三钱　知母二钱　草果仁一钱　厚朴一钱　西瓜翠衣五钱　竹叶三十片　荷叶半张

（四）三石汤

暑伤上中下三焦气分者。症状：面垢恶热，身热心烦，汗出口渴，胸闷脘痞，呕逆，小便赤涩，大便不解，舌苔灰白而腻，或微黄而腻，脉滑濡数，宜三石汤。

生石膏五钱　飞滑石四钱　寒水石三钱　淡竹茹二钱　生米仁四钱
扁豆衣三钱　大豆卷三钱　苦杏仁三钱　通草一钱　鲜冬瓜皮子二两

（五）芩连滑石汤

暑伤上中下三焦气分者。症状：面垢恶热，心热烦心，汗出口渴，胸闷脘痞，哕逆，小便赤涩，大便自利，舌苔灰白而腻，或微黄滑腻，脉濡滑微数者，宜芩连滑石汤。

炒黄芩钱半　炒川连八分　滑石四钱　通草一钱　白蔻仁冲，八分
川朴一钱　广皮一钱　赤苓三钱　泽泻二钱　大豆卷三钱　水芦根一两五钱

（六）通瘀汤

暑伤下焦血分膀胱者。症状：少腹坚痛发狂，夜热昼凉，小便自利，大便闭，脉沉实者，此蓄血也，宜通瘀汤。

鲜生地黄拌捣生锦纹钱半，四钱　当归尾二钱　桃仁钱半　赤芍二钱
丹皮钱半　芒硝一钱

不知，用抵当汤（大黄钱半，桃仁钱半，䗪虫一钱，水蛭一钱）。

（七）芳香逐秽汤

暑夹秽恶伤上中下三焦气分者。症状：面垢，头胀痛，身热汗少，烦渴胸闷，腹痞哕逆，腹痛，溲赤短少，舌黄糙腻而燥，脉滞钝，宜芳香逐秽汤。

广藿香　全青蒿　佩兰各钱半　白蔻仁八分　薄荷一钱　苦杏仁三钱
广郁金二钱　扁豆花钱半　金银花二钱　西瓜翠衣三钱　荷花瓣二朵

（八）镇心清神汤

暑中上、中焦，气分、营分者。症状：壮热蒸汗，忽然昏倒，不省人事，气喘不语，舌红，脉沉濡滑数，此酷暑中伤心脾之气，鼓动内

痰，阻于心包而然。如果手足厥冷，名曰暑厥，急宜镇心清神汤。

辰砂五分拌滑石四钱　川贝钱半　天竺黄钱半　竹沥半夏二钱　海粉钱半　广郁金二钱　荷梗一尺

先用卧龙丹吹鼻取嚏，以开肺通窍，继以红灵丹以通心窍，再服此汤剂，自无不效。

（九）三汁饮

暑温伤上焦阳明，足少阳、厥阴，二火上乘者。症状：身热四五日，口大渴，胸闷欲绝，干呕不止，脉细数，舌光如镜。胃液受劫，胆火上冲，宜三汁饮。

西瓜汁、鲜生地黄汁、甘蔗汁，以磨服广郁金、香附、木香、乌药等味之汁以服之。

此治营阴素亏之人，变通治法也。

（十）龙齿清络饮

暑温伤中焦气分足厥阴，风火上升转痉者。症状：发热数日后，汗出热不除，或为痉，忽头痛不止者，营阴大亏，厥阴风火上升，宜龙齿清络饮。

鲜大青四钱　青龙齿四钱　鲜生地黄三钱　羚羊角一钱　玄参三钱钩藤三钱　女贞子三钱　桑叶二钱

以滋阴息风为治。

（十一）卫分宣湿饮

暑湿伤毛窍、腠理、肌肉部卫分者。症状：头胀脘闷，身体重而倦怠，微恶寒，午后身热，汗少，溲短赤，舌苔白滑或白腻，脉濡数，宜卫分宣湿饮。

西香薷一钱　全青蒿钱半　滑石四钱　浙茯苓三钱　通草一钱　苦杏仁钱半　淡竹叶三十片　鲜冬瓜皮一两　鲜荷叶一角

（十二）清芬宣气饮

暑湿伤上焦气分手太阴经者。症状：面色淡黄，头身重痛，胸闷，午后身热，汗出则解，继而复热，心烦咳嗽，口渴，舌苔白厚，脉浮缓细濡，宜清芬宣气饮

滑石四钱　茯苓三钱　猪苓二钱　通草一钱　大豆卷三钱　黄芩钱半　瓜蒌皮钱半　蔻壳一钱　竹叶心二钱

（十三）芦根清肺饮

暑湿伤上焦气分肺者。症状：面色淡黄，头身重痛，脘闷，身热汗出，心烦口渴，咳嗽黄痰，喘急，舌苔糙腻，脉浮弦细濡，宜芦根清肺饮。

鲜芦根二两　鲜冬瓜皮五钱　茯苓三钱　通草一钱　大豆卷三钱　滑石四钱　生桑皮二钱　黄芩一钱　瓜蒌皮钱半　生米仁四钱

如喉痛，加玄参三钱，薄荷一钱，生甘草一钱，生石膏四钱，射干一钱。

（十四）清肺益胃饮

暑湿伤上焦肺营分者。症状：面色淡黄，头胀痛，胸闷心烦，口渴，咳嗽吐血，喘逆，此暑湿灼伤阳络，血溢清道也。舌红，苔微白而腻，脉濡细芤数，宜清肺益胃饮。

南沙参二钱　川贝二钱　玄参三钱　鲜生地三钱　淡竹茹二钱　炒黄芩一钱　焦山栀二钱　枇杷叶去毛，五片　鲜芦根一两　鲜茅根廿支　藕节三枚

（十五）辛凉开肺饮

伏暑在上焦气分至深秋而发者。症状：头痛烦渴少寐，舌质淡红，苔薄白，脉濡数，宜辛凉开肺饮。

薄荷一钱　淡竹叶三十片　苦杏仁二钱　连翘二钱　黄芩钱半　生石

膏四钱　赤芍钱半　木通一钱

（十六）清营养液汤

伏暑初伤气分，微热渴饮，邪犯肺中，失治，邪复逆走膻中营分者。症状：舌绛卷缩，烦躁身热，小便忽闭，鼻煤裂血，口疮，耳聋，神呆，由气分之邪热，漫延于血分，暑热入络，津液被劫，必渐昏寐，所谓内闭外脱，宜清营养液汤。

鲜生地黄四钱　连翘三钱　玄参三钱　犀角磨汁，一钱　鲜石菖蒲一钱　金银花三钱

（十七）辛凉清解饮

太阴秋瘟，洒洒恶寒，蒸蒸发热，舌白腻、边尖红，咽或痛或不痛，首用辛凉清解饮主之。

连翘壳二钱　苏薄荷　淡豆豉各钱半　牛蒡子三钱　蝉衣钱半　苦杏仁三钱　金银花二钱　苦桔梗六分　淡竹叶十片

胸闷，加瓜蒌皮、广郁金各钱半；喉痛，加玄参三钱，马勃一钱；鼻衄，加鲜茅根十支，焦山栀三钱。

按：桔梗少用开肺泄热最佳，多用则载药上行，反增胸闷，不可不知。

（十八）浮萍银翘汤

太阴秋瘟，发热脉数，骨节酸或不酸，自汗或无汗，口渴或不渴，浮萍银翘汤主之。

按：发热疫之汗，莫如浮萍，故刘松峰、黄玉楸皆赞其妙。余尝考浮萍背浮水，而根亦浮生于水，面向阳而反不受水，为阴中之阳也。能由阴出阳，以其引里出表，故发汗而不伤津，为透泄无形伏热之要药也。

金银花　连翘各三钱　蝉衣　薄荷　豆豉各钱半　焦山栀三钱　鲜芦根八钱　白桔梗六分　鲜浮萍一两

自汗者，去浮萍、薄荷，加石膏三钱；骨节酸痛者，加秦艽钱半，桑枝八钱；口渴者，加花粉二钱；痰多者，加川贝、竹茹各二钱；胸膈闷者，加瓜蒌皮、广郁金各钱半。

（十九）加味银翘马勃汤

秋瘟证，头胀耳聋，呃逆鼻衄，舌白尖红燥，咽痛，加味银翘马勃汤主之。

金银花　连翘各三钱　马勃一钱　射干钱半　炒牛蒡子二钱　淡竹茹　苦丁茶　蝉衣各钱半　焦山栀三钱　鲜枇杷叶五片　鲜茅根十支　人中黄一钱

（二十）新加翘荷汤

秋瘟证，燥夹伏热化火，咳嗽，耳鸣目赤，龈肿咽痛，新加翘荷汤主之。

连翘三钱　薄荷梗　蝉衣　苦丁茶　栀皮　绿豆衣　射干各钱半　玄参三钱　桔梗五分　苦杏仁三钱　马勃一钱

（二十一）旋覆清润汤

秋瘟证，误用辛温香燥升提，肺气上冲，舌红燥，喘嗽迫促，不得卧，口开目张，干咳声哑，痰不易出，甚则痰中带血者，旋覆清润汤主之。

按：此节明辛温香燥之禁也。秋瘟属燥属热，用药始则辛凉，继则甘凉。若误用羌、独、辛、防、芎、芷、苏、苍、柴、前，甚者麻、桂、葱、姜等味，误为升散，不知风燥之药，性皆上升，反能引火上逆，亢热弥甚，劫夺胃汁，肺无津液上供，头目清窍，徒为热气熏蒸，或鼻干如煤，或目眵无泪，甚则热深肢厥，狂躁溺塞，胸高气促，皆是肺气不宣化之征，斯时苟能清降肺气，使药力不致直趋肠中，上痹即开，诸窍自爽。而又认为结胸，及热结旁流，改用连、夏、枳、朴、硝、黄等，苦寒直降，则上闭愈甚，下则反为下利赤水，头汗足冷，顷刻告危。如此死者，皆误于医者诛伐无过所致也。

旋覆花_{包煎，三钱}　栝楼霜_{一钱}　川贝母　甜杏仁_{各三钱}　冬桑叶_{钱半}　鲜茅根_{十支}　麦冬_{三钱}　藕汁_{一杯}　柿霜_{一钱}　雅梨肉_{五钱}

如舌色焦紫，血液大伤，加鲜生地黄汁半杯，或鲜石斛三钱；阴虚者，加玄参、黑芝麻各三钱；肺阴虚者，加北沙参三钱；口渴者，加花粉钱半。

（二十二）清暑通气饮

秋瘟证，伏暑夹湿，头痛口渴，烦热昏沉，胸闷肢厥，舌黄黏腻，清暑通气饮主之。

按：此秋瘟伏暑夹湿之治例也。

鲜芦根_{一两}　荷梗_{四钱}　鲜竹叶_{钱半}　扁豆花_{三钱}　白通草_{一钱}　金银花_{三钱}　制川朴_{钱半}　豆蔻花_{一钱}　连翘_{二钱}　滑石粉_{三钱}

痰多者，加竹沥一瓢，川贝母二钱；小便短者，倍芦根；壮热无汗者，加浮萍三钱；神识昏迷者，加叶氏神犀丹一颗，犀角一钱，鲜石菖蒲、莲心各八分；窍闭不知人者，先用紫雪丹五分调服，后服汤药。

（二十三）宣白参麦汤

秋瘟证，燥热伤肺胃阴分，烦热干咳，咳不出声，便秘者，宣白参麦汤主之。

南沙参　麦冬_{各三钱}　生玉竹_{二钱}　瓜蒌皮　桑叶　杜兜铃　天花粉_{各钱半}　苦杏仁_{三钱}　连翘_{二钱}

热不退者，加地骨皮三钱。

叶熙春

一、生平简介

叶熙春，名其蓁，又名倚春，幼名锡祥，祖籍浙江宁波，1881 年 12 月 1 日出生于杭州武林门外响水闸，1968 年 10 月逝世。幼年天赋聪颖，后经人推荐，得随当地名医莫尚古先生学习。习读医籍，刻苦勤奋；研考经旨，一丝不苟；随师临诊，尽得师传。不数年即能独立行医，涉迹医林。其太夫子姚梦兰为晚清杭嘉湖一带颇有声望的医家，擅长内、妇、儿科，对湿温时症尤有专长。见他年少有为，前途无量，破例令其侍诊。两年后医术大进，遂令其离师二十里以远，在天目山南麓之余杭镇悬壶。

叶熙春出生贫苦，亲身体验到贫困之家遭灾遇病之苦痛，年轻时立志，若为医，一定要克尽济贫救病之天职。他给自己的诊室取名为"问苍山房"，表示做一个医生治病救命，要问心无愧，要对得住天地父老乡亲。他言有信，行有果，努力解除贫病之疾苦，与群众建立了亲密的友情。行医不久，医风医德即得到广大群众的赞扬。

他虚心好学，力图上进，从不自恃自满。每当得知其他医生诊治疑难重症，常前往观摩学习；同道及前辈医家见其勤奋，也乐于教诲。有一次，余杭葛载初老先生治一湿温重症，他恭立于后，细心揣摩，老先生拟方时思忖犹豫，叶不禁脱口而问：可用某汤否？葛抚掌大悦。方拟就，转嘱病家，此后生已尽得医道之要，日后可请他诊治。此后叶的医名与日渐增，很快就名闻余杭、临安一带。

习医之初，叶氏的文学修养并不出色，后受同里前辈章太炎先生"不通国文，无谓国医"一语的启发，钻研经籍，年复一年，持之有恒。后医理文采日精，青出于蓝，学识声誉都在姚、莫二氏之右。

叶氏治病处方灵活熨贴，屡起沉疴。1929 年寓居沪上，治一胡姓妇人长期发热不退，虽经中西医药多方治疗，病势反见加重，经友人介绍请叶诊治。诊断为湿温，并认为阴血本亏，阳气亦伤，湿热邪留，痰浊交阻。投清泄，痰湿阴凝益甚；授滋养，中焦更难旋运，立法处方，动辄掣肘。他巧拟辛开苦降之剂，以温胆汤加味，一剂气机得畅，痰湿渐化，病见起色，旋用清补，不日而愈。

叶老禀性正直，爱憎分明，憎恶金钱权贵。中华人民共和国成立前，在上海行医时，反动军阀官僚、汉奸买办、豪绅巨富，慕名求治者很多，他总是以一般病家相待，耻作阿谀奉承之态。有沪上某银行董事长孙某，病不眠不食不泄之证，群医束手，请他诊医后，病情很快好转。病家以日酬五十银元"留诊"，请他每天往诊。某日因其他诊务去孙家稍迟，孙愠形于色，出言不逊。叶默然不语，处方毕留下字曰：尔自富豪有钱势，我自行医有自由；若要卑躬侍候，尊驾另请高明。次日即不复往诊。孙无奈，只得父子登门道歉方休。而对民生疾苦，又常萦念于怀，若遇孤苦贫病之家，常热情为之义务施诊，免费施药。每逢盛夏，又出资修合纯阳正气丸、十滴水等避暑成药，施送给杭州、余杭、良渚等城乡居民，平日施赈济贫亦为常事。

1948 年，叶老从沪回杭定居，已届古稀之龄，打算杜门著述，安度晚年。但在中华人民共和国成立后，目睹新旧社会的巨大变化和政府对中医药事业的重视关怀，在中医政策的鼓舞下，他又以"卫生工作队伍中的一名老兵"自称，兴致勃勃地走上了中医集体化的道路。1952 年他集资创办了杭州市第一座中医院——广兴中医院（即今杭州市中医院的前身）。命名"广兴"，以寄广传振兴祖国医学之望。1954 年又积极带头参加国家医疗机构，先后在杭州市中医门诊部、浙江省中医院等单位从事医疗教学工作。由于他的崇高声望和精湛医术，每次门诊，患者怀着信赖的心情从四方各地蜂拥而来。他还经常被邀请到省市各大医

叶熙春

院为疑难重险患者会诊。1955年夏，浙江医学院附属第一医院请他会诊一位脊髓前角灰白质炎病人，当时病人高热昏迷，小便潴留，下肢不能活动，病情十分险笃，已被认为即使被抢救过来，终有瘫痪的危险。叶老通过细心诊察，认为此证乃湿温化燥，邪留营分。先当以清营开窍治其闭，待神志渐清，改用生津凉营、泄湿解毒除其热。数剂后热减神清，小便畅通。继经调治，下肢功能逐渐恢复而愈。

在耄耋之年，他仍主动承担授徒带教任务，不辞劳苦与广大中西医务工作者一起，多次下乡巡回医疗，送医送药，任劳任怨。叶氏不仅对自己严格要求，学术上精益求精，而且深明长江后浪推前浪，中医学事业必须后继有人之理，对学徒和学生谆谆诱导，诲人不倦。他常说：要学医，必须先学通医理，不通医理而行医道，那不是医师，而是医匠。又说：行医之道贵正直，最恶投机取巧，敷衍塞责。处方不可投患者之所好，不可乱开贵重药，也不可畏惧风险，而开四平八稳太平方，总要以病证需要为准的。并书赠座右之铭："病家苦痛，息息相关；析理穷研，深究病源。"他行医60余年，授徒20余人；各医疗、教育、科研单位，选送来随其学习者更是不计其数。学员们深感叶老学识博大精深，受益匪浅，而后都成了中医战线上的骨干。

1954年，叶熙春当选为浙江省第一届人民代表大会代表，同年经国务院颁布命令，任命为浙江省卫生厅副厅长。1956年出席全国先进工作者代表大会，并当选为大会主席团成员。又连续当选为一、二、三届全国人民代表大会代表、农工民主党浙江省委员会副主委、政协浙江省委员会常委。1956年秋，前人大常委会副委员长黄炎培先生曾亲笔写诗题赠叶老："中西法冶一炉新，日夕辛劳为人民；江浙农村行一遍，家家争诵叶熙春。"1965年，在政府的重视关怀下，记载叶老临床经验的《叶熙春医案》，经他自己审定，由人民卫生出版社出版，全国发行。

"相传末技历沧桑，服务精神未敢差；六十余年如一日，何惧暴暑与寒霜"。这是叶熙春在1961年八十寿辰之际，以"跛叟"署名自题的七言绝句，表达了他生命不息，为人民服务不止的思想情操。

二、学术观点与诊治经验

（一）主要学术思想和特色

叶熙春治疗温病的学术渊源，扎根于《灵》《素》《伤寒论》等经典古籍，又宗温热学派之法。对各家学说也能兼收并蓄，且能汲取现代医学的诊断技术和治疗思想，取人之长，补己之不足。故能自出机杼，别具一格，并在临床取得卓越的疗效。

1. 辨证识病，天人合一

人处自然之中，无时不受天时气候、地理环境的影响，中医学历来十分强调人与自然的统一性。《内经》关于"天有五行御五位……人有五脏化五气"和"天地之间，六合之内，其气九州九窍、五脏、十二节，皆通乎天气"的天人合一整体观，长期以来一直有效地指导着中医学的理论和实践。叶氏遵循古训，辨证施治最重整体观念，治病必详审地理、时运及人体禀质等各方面因素，以做出综合分析，而后给予恰当的治疗。尝说：习业中医，不但要熟悉中医学的发展史略，认识中医学的发展过程和历代医学巨匠的学术特长，更要重视了解地理的分布、气候和自然环境对人体的影响。特别是在对以往所谓的伤寒派、温病派的争论问题上，叶氏认为这很大程度上是因为没有从地域、气候和自然环境与人体关系上加以分析，注意到这一点，就会看到伤寒、温病学派并无矛盾，而且各有千秋。如前所述，我国地处亚洲，幅员辽阔，北方气候寒冷，风凛干燥，北人肌肤致密，身体壮实，感冒必用麻、桂、羌、防，一般伤风亦宜辛温发散；南方地处沿海，气候温暖潮湿，南人腠理疏松，多汗易泄，伤风感冒只宜辛凉轻解，如银翘、桑菊之属。叶氏认为，伤寒温病之争，焦点即在于此。又地理、气候加害于人，其病也有常有变，如有北人患风热感冒，治用辛温而化燥伤津，演成败证；南人病风寒外感，误用辛凉而克伐中土，改增胃病者。还有因人体禀质不同，同一病患表现的症状各异，又非因人制宜不能为功。

在整体思想指导下，叶氏对运气学说有深刻的研究。临床常以时令、气运理论指导实践。如在余杭行医时，治一秋燥患者，高热汗出，大渴引饮，苔薄黄，脉洪大，证属阳明热盛。首诊用石膏二两，药后病势不减；二诊生石膏倍用四两，服后热稍减而渴饮如故；三诊仍用白虎汤合增液汤，生石膏增至二斤，余如生地黄、玄参、鲜石斛等均增加剂量，并嘱用大锅一只，边煮边饮，不分昼夜。如此历三昼夜，高热始平，渴饮方息。以后原方去石膏，加西洋参调理而愈。事后叶氏谓："此时运之由也。《内经》云：'有至而不至，有至而太过。'今岁阳明燥金司天，'阳明司天，其化为燥'，而且还属'至而太过'，是故秋燥之气异乎寻常。"因而当年药肆中鲜石斛等生津润燥之品奇缺，价格也数倍于往常。该患自始至终至诚以托，叶氏胆大心细，终获痊愈。若非成竹在胸，必多歧亡羊，难挽如此重症。

2. 温病诊断，特色鲜明

叶氏临证，悉心细致，四诊皆备，但也有的放矢，抓住重点，各有侧重。就温病而言，他在望苔、舌、便、痦等方面有独到见地，特色鲜明。如根据舌苔的薄白、白滑和白腻，或白苔转为黄滑或黄腻，来分辨湿、热孰重孰轻，或湿热互结，以及是否化燥。温病常以舌质尖边红绛来辨属是否邪入营分，而叶氏则以为，舌质尖边虽见红绛，但上罩黄腻之苔，此仍属热病中焦之候，而非营分之热；若舌尖边绛而舌苔仍见薄白，也可能是温热初起而营阴素虚或将逆转之际；若伏温初发，热郁营分，新感束表，舌质尖边虽绛，舌苔也必见薄白。在分辨溲便方面，叶氏认为湿温证若见小便色赤、质浑、量少，必待尿量增多，色淡质清，方能断其为湿由下泄，热自里清。叶氏注意大便溏燥变化，除分辨温邪已尽未尽外，更在乎判断湿热是否化燥伤津。而对于湿温白痦的辨识，认为湿温见痦，已非轻浅之症，多属中焦之候。故见痦者其邪必盛，出者病乃渐解。因为中焦湿热需借上焦肺气之宣透，方能得以化痦外达，所以肺之气化、邪之轻重、正气之强弱，都可认为是白痦的明晦、疏密、粗细，以及能否顺利外透的重要因素，也是病势转机的重要标志。

这里值得一提的是，叶氏临床辨证，不仅凭借娴熟的四诊技术做出精确的诊断，而且努力吸取现代科学方法，取长补短，兼收并蓄。叶氏在古稀之年仍然重视现代医学的诊断技术，临床中力求做到辨证清楚、诊断明确，使治疗有的放矢。

3. 大制小制，不拘常规

古人云：大匠诲人，能与人于规矩，而不能与人巧。中医治病，汗吐下和、清温消补，此仅示人立法之规矩，而选方遣药及剂量配伍，则又应根据天时、地理和病体情况，随机活用。叶氏治病既重视立法用药的精当，更注重药物剂量的配伍。尝谓：审症求因，立法选方，这是治病的规法。中医处方用药，药物剂量很是有灵活性。病重药轻，如杯水车薪，难以中病；恙轻药重，如小舟重载，反生他变。

如在1955年春，叶氏治一身热喘咳的两岁幼儿，当时侍诊者处以麻杏石甘汤加化橘红、炒苏子等，按儿科惯例用药减量，麻黄三分，石膏三钱，尽二剂咳喘未平。复诊叶氏指出，此非药不对证，惟药量嫌轻耳。原方倍量，服二剂而瘥。事后叶氏进一步分析说：小儿药量本当与成人有别，但也需审情度势，灵活掌握。因小儿最畏服药，若药剂过轻，药汁已少，喂服时哭闹，浪费近半，服后又有吐出些许，则下咽者几何？故此患儿药量有时虽与成人相仿，而实则仅得三分之一耳。如此体会确属经验之谈。叶氏还常告诫后学，为医者，虽有万古经典、良师益友，仍然要靠自己在临床中摸索，在实践中下细功夫。往往有临证理法方药无误，惟用药剂量不足或太过，仍然无济，甚或偾事。

4. 以胃为本，依重后天

叶氏治温病能得心应手，调护胃气是其重要的经验之一。盖温邪最易伤津，人之气阴，依胃为养。如温邪深入阳明，用清上泄下法后，往往继以"清养胃阴，以撤余邪"。邪在心营厥少，治后"胃气来复，稍思饮食"，则系"元神散而复敛"，是"大热由逆转顺"的佳象，可以"养阴（胃阴）扶正以清余邪"。叶氏治湿温尤重理脾胃，因湿热腻浊之邪最为脾阳胃阴所恶。湿热之证，脾胃受碍最为明显。故当湿热蕴郁气分，治用"清热化湿透泄"之后，宜"再以和中健胃，宣化余邪"；湿热化燥入营，经清营透热剂后，亦当"再清余邪，佐以养阴"收功。故

叶
熙
春

凡湿热证，"湿热得化而正虚未复"，常以"调理脾胃善后"。

（二）临床诊治经验

叶氏诊治外感热病，屡起重危，其临床辨证与治疗不仅有丰富的实践经验，而且更有独到的见解。

1. 辨证卫气营血与六经、三焦相结合

温热时病，来势急骤，变化多端。治疗之难，既难于用药，更不易识证。叶氏治热病，博采众长，既宗仲景，又法叶派，辨证常以六经和三焦、卫气营血理论相结合，合伤寒、温病学说为一体而取长补短，互为提高。叶氏认为，古谓之伤寒与今称之温病，皆四时外感之热病。《内经》"今夫热病者，皆伤寒之类也"，从理论上奠定了伤寒、温病一体的基础。所谓伤寒和温病，只不过因地域、气候和人体素质的不同，而见有不同的症候表现而已。伤寒、温病虽病名不一，学说体系各异，但学术上各有千秋。伤寒以六经分表里，温病以卫气营血、三焦察深浅、别进退，皆总结归纳了外感热病的传变途径和变化规律，为治疗提供依据。它们之间并无矛盾，更无孰是孰非之争议。故叶天士曾有"其病有类伤寒"和"辨卫气营血与伤寒同"的论说。叶氏在临床中参合伤寒、温病学说，熔伤寒、卫气营血、三焦辨证为一炉，使疾病表里、深浅、虚实病机清楚明晰，为施治提供了可靠的病理依据。正如吴鞠通在《温病条辨》凡例中说："《伤寒论》六经，由表入里，由浅入深，须横看。本论论三焦，由上而下，由浅入深，须竖看，与《伤寒论》为对待文字，有一纵一横之妙。学者诚能合二书而细心体察，自无难识之证，虽不及内伤，而万病诊法，实不出此一纵一横之外。"

综观叶氏温热病验案，辨证明晰是其取得成效的重要经验之一。而这种慎思明辨的关键，就是善于将伤寒、温病等多种外感热病的辨证方法有机结合。如对湿温"微寒身热，胸次塞闷，咳嗽多痰，不思纳谷，时时欲呕"者，断病因为"浊邪犯于清旷""蕴湿留于中焦"，析病机是"温邪夹湿，困于太阴阳明"，故施治则当"宣畅气机，清除湿热"，用药既散太阳之表，又化阳明之浊，表里双解而使"热减咳稀"。又如温

病"神识昏迷，手足瘛疭，颧红面赤，脉来细数，似丝无神，舌紫绛，苔燥黑如龟壳，齿龈衄血"之邪入营血重症，断其病因病机"仍伏邪不得从阳分而解，内陷厥少二经而阴液涸竭，虚阳浮越"。湿邪气分不解，深入营血，邪热鸱张久羁，阴液倍伤，一则心营受劫而邪陷心包，甚或神昧动血；一则肝肾告竭而风动木摇，甚则热深痉厥。此案下焦枯竭，下虚上脱，法宜滋填潜摄。故叶氏治拟三甲复脉加减，养肝肾之液，潜浮越之亢阳，佐宣窍以达余邪。

2. 施治因势利导，必伏其所主

《内经》诊治有"必伏其所主，而先其所因"的训示。叶氏对温热病的辨证，必明其病位、病性、病势而"先其所因"，施治则必在"伏其所主"上下功夫。其具体做法是把握病程阶段，掌握循序渐进。概其规律，一般分表里、深浅、虚实三个阶段而治之。

（1）*邪在上焦卫分，治用辛凉开透*：温病初起，温邪自外自上而入，首先犯肺，肺合皮毛，病必始于表卫。叶氏认为除非患者素体本虚，或为药物所误，温邪可乘机入里，或迅速逆传心营而内陷，在表之邪最主要的是使邪有出路，故常用辛凉宣透等法，使邪从汗解，亦即叶天士所谓"在卫汗之可也"之意。辛凉平剂银翘散疏风散热、辛凉轻解，最为叶氏所习用。所谓平剂，取其辛凉轻散，而非寒凉骤进。因肺位最高，表分最浅，寒凉过重，易过病所，有悖于"治上焦如羽，非轻不举"。且寒凉之品，其性阴凝，遇表邪而致闭门留寇，也非透泄之本意。若咳嗽则加桑叶、杏仁、前胡、枇杷叶等以宣肺；夹暑兼湿则加桑叶、滑石、青蒿、芦根等清暑利湿。虽有因"日间冒暑受热，夜来露宿感凉……暑为表邪所遏，阳气不得伸越"者，而用辛凉疏表之品，如苏叶、防风、金银花、青蒿、藿香、佩兰、蔓荆等微散之，谨防辛温劫烁卫津。

温邪其性燥烈，最易耗津伤液，叶氏治温病一开始就十分重视保护津液。在表运用透法，谨防过汗，重伤津液，而且常于辛凉轻散之中佐以甘苦凉润之品，如花粉、知母等，顾肺胃之津，冀其扶正以达邪，更防温邪之传里。盖温邪之内传外达，虽与药物的作用有关，更关系到人

叶熙春

·299·

体的内在环境。太阳表卫之邪之所以得以传入阳明之里，多由于病体阳明胃津本伤故也。《伤寒论·辨阳明病脉证并治》说："问曰：何缘得阳明病？答曰：太阳病，若发汗、若下、若利小便，此亡津液，胃中干燥，因转属阳明，不更衣，内实大便难者，此名阳明也。"故"胃中干燥，加之蓄热"是太阳表证传属阳明里证之根本病机。叶氏深得仲景之心，治在表卫之证，重视预顾阳明之津，先安未受邪之地，则温邪得以外达而不致内传也。

（2）邪在中焦气分，法以寒凉清泄：温邪卫分未解，趋里入气，以致里热壅盛。气分病温以实热为主，叶氏遵《内经》"热者寒之""实者泻之"和叶天士"到气才可清气"，法以寒凉清泄。邪弥气分，其势已甚，且变证丛生，仿吴鞠通"温邪之热，与阳明之热相搏，故但恶热也。或用白虎，或用承气"，于"邪热蕴蒸阳明，汗出壮热不退，渴欲冷饮，面红耳赤，舌红苔黄，脉来滑数"者，治以辛凉重剂白虎汤加味。苔黄，热已深；渴甚，津已伤；大汗，热逼津液；面赤，火炎上；恶热则为邪欲出而未遂。故"非虎啸风生，金飚退热，而又能保津液不可"。对"阳明腑实，壮热神昏谵语，不大便"者，治以承气汤加味，冀其苦泄以去实，咸寒以泻热。更有寒热纷争，头疼目眩，耳聋，胸闷作呕，气分之邪留连三焦者，叶氏结合伤寒少阳辨证，又宗《温热论》"和解表里之半，分消上下之势"立法，仿王士雄"若风温流连气分……但宜展气化以轻清，如栀、芩、蒌、苇等味是也""分消上下之势者，以杏仁开上，厚朴宣中，茯苓导下""或其人素有痰饮者而言，故温胆汤亦可用"之治，温热以蒿芩清胆之类和解之，湿热用三仁、温胆之属分消之。仲景治伤寒，柴胡为和解少阳之主剂，叶氏对湿温蕴滞膜原三焦，也以柴胡为运枢达膜之要药，或合蒿梗、夏枯草、佩兰等和解宣化之品，常取得理想效果。叶天士等治湿温、伏暑，力忌柴、葛，而叶氏治湿温，善用柴胡，体现了"师古不泥古"的治学态度。

温病气分证治，或清，或泄，或和，或消，总以清除里邪为目的，故辛寒泻火、苦辛降泄、辛平甘苦之剂，时为叶氏所习用。邪结气分，叶氏虽用苦泄下夺，但慎用苦寒燥烈。查叶氏验案，阳明腑实之证，常用大承气汤清热荡积，然苦寒之品用量极轻，咸润之品用量独重，颇合《温病条辨》关于"阳明燥证，里实而坚……已从热化，下之以苦寒"之治和"温病燥热，欲解燥者，先滋其干，不可纯用苦寒也，服之反燥甚"之戒。苦虽能清火，但苦味入心，其化以燥，温病恣用苦寒则多致津液干涸不救。所以叶氏治阳明燥结，用大承气汤釜底抽薪，只轻取大黄、枳、朴之苦以下之，而重用元明粉之咸以润之。且当燥结下夺，大腑见通，则苦寒不复再用，而转手增入甘苦生津之品，用心亦极明显。又当气分热势鸱张，津液已伤的情况下，甘寒生津、甘苦化阴也在所必用。叶氏拟用甘味护津，切忌滋腻呆滞，以免阴凝恋邪，或资邪热而助痰浊，甚则热漫神蒙。故用护津液者，鲜石斛、鲜芦根、天花粉、肥知母之类，而生地黄、麦冬、玄参等养阴滋腻者用之又慎。也遵叶天士治气分病"慎勿用血药，以滋腻难散"之嘱。

（3）邪入下焦营血，治宜咸寒填摄：邪热深入营血，病势既重且危。盖邪陷心营，神明失主，主不明则十二官危；热极生风，风动木摇，元神散脱；温邪久羁，吸尽西江，肝肾告竭，此皆危象也。下焦营血温病，往往险象毕露，刻不容缓。叶氏临危不惧，每能把握标本虚实关键，或咸寒救液以除热，或介类潜阳以镇静，或芳香搜邪以开窍，多能取得显著的疗效。

营血病温，凡患体壮实，身热神昏，或神倦嗜睡，时有谵语，舌绛苔黄，脉细数，系温邪陷入心包。正如叶天士《三时伏气外感篇》所说的"此手太阴气分先病，失治则入手厥阴心包络，血分亦伤"。叶氏遵《内经》"热淫于内，治以咸寒，佐以甘苦"之旨，治以咸寒甘苦之清营汤、清宫汤及安宫牛丸或《局方》至宝丹等清营达邪，或气营两清。清营、清宫以玄参、犀角、连翘、麦冬、生地黄为主药；热扰心营，神昏谵语，属水不足而火有余，且又每夹秽浊。离以坎为体，玄参苦咸属水，补离中之虚；犀角灵属味咸，避秽解毒，善通心气，色黑补水，亦补离中之虚。此二物为两方之君药。牛黄丸、至宝丹，《温病条辨》谓其"芳香化浊而利诸窍，咸寒保肾水而安心体，苦寒通火府而泻心用""皆能补心体，通心用，除邪秽，解热结"，颇有拨乱反正之功。邪陷心包营血，神昏谵语是主症；燥结阳明气分，谵语神昧也是主要症状之一。其症状虽同而证候各异。一者邪入心营，心主神明直受其扰；一者阳明燥热不为下夺，而上灼心主。前者以清营搜邪开窍为治，后者宜泄热通腑宁神为先。辨之之法，叶氏每以实热燥结为据，临床遇神昧谵语者，兼有"大便秘结""或旬日不大便""口气臭秽""舌苔黄糙"，必以阳明温病论治。此亦叶氏治高热神昏的主要经验之一。

　　温邪深入下焦，叶氏认为多由禀质素虚，或肝肾先伤为基因。因其正虚而邪盛，热邪得以迅速内陷厥少二经，而呈现阴液涸竭，虚阳浮越，神识昏迷，面赤颧红等危症。叶氏宗吴鞠通"热邪深入，或在少阴，或在厥阴，均宜复脉"之论，每以加减复脉合至宝、紫雪"养阴潜阳，宣窍达邪"。下焦厥少温病，由温邪久羁中焦气分发展演变而来，其病多由燥热灼伤肾水。又少阴藏精，厥阴必待少阴精足而后能生。故二经均可主以复脉者，乙癸同源也。仲景复脉汤，本为治疗"脉结代，心动悸"之阴阳气血皆不足者，用人参、甘草、大枣补不足之气，桂枝、生姜辛甘发散益阳；麻仁、阿胶通心。现转用治疗伤于温之"阳亢阴竭"者，故必去参、桂、姜、枣之助阳，而倍芍药收三阴之阴；复入咸寒介类，牡蛎既能存阴，又涩大便，复阴之中预防泄阴之弊；鳖甲蠕动之物，入肝经至阴之分，既能养阴，又能入络搜邪而潜阳镇痉；合龟甲镇肾气，补任脉、通阴维，则育阴潜阳，"使阴阳交纽，厥不可作"。若见"阴液大伤，内风鸱张，两手颤动"，少阴阴虚阳亢，厥阴肝风肆虐，表现出少阴水亏不能涵木，导致厥阴木旺，由肾及肝的病理机制，叶氏必以大定风珠大队浓浊镇阴塞隙，介属潜阳镇定，复入鸡子黄一味，"从足太阳下安足三阴，上济手三阴，使上下交合，阴得安其位，斯阳可立根基，俾使阴阳有眷属一家之义，庶不至绝脱"。遇有阴竭而阳亦脱者，又于加减复脉汤或大小定风珠中加入移山参、别直参大补元气、益气救脱，冀其共奏育阴扶正祛邪之效。

3. 把握扶正祛邪以顾护胃气为首务

　　温病燥热之邪，伤人气阴最烈。故温热家治病每以祛邪救阴为急务，所谓"留得一分津液，便有一分生机"。叶天士说：温邪"不燥胃津，必耗肾液"，而且胃津的损伤又是首当其冲。叶氏治温病遵叶天士"救阴不在血，而在津与汗"，扶正救阴十分重视胃津，临床治疗刻刻不忘护胃生津。且"人之气阴，依胃为养"，所以叶氏临床以胃气的虚实损复作为治疗热病和预判机转的关键。

纵观叶氏治温病案，每以胃津胃气的来复作为邪却病退、病去正复的标志。如案有"高热得减，面红已除，舌苔黄燥转润，津液已有来复之渐""胃气初见来复，元神散而复敛"。脾胃为后天之本，人之病患，有胃气则生，无胃气则死。故病中由胃气受损，疾病益进，病虽轻有转重之虑；而胃气得复，病虽重亦有转愈之机，无后顾之忧。叶氏又认为，凡病虽去而胃气未复，则也不可大意。如湿温"湿去热减，胸闷肢酸亦除，惟胃气未复"，病未瘥痊，"仍须和中舒胃为治"。盖胃气未复，正气无本，病情时有反复之可能。在这种情况下，叶氏往往以"顾其胃先苏其困，令得谷食以助元气"为治，扶持正气以杜病复之根。

叶氏治疗热病重视顾护胃气胃津，还体现在病程的各个阶段，贯穿在温病的始末。如邪在表卫，治以辛凉轻解，防过汗伤津，且每于凉散剂中加入天花粉、知母、鲜芦根，以护肺胃已伤之津液；当邪入气分，治以清上泄下，未待热尽腑净、邪退阴伤，续以人参白虎，或承气加鲜石斛、麦冬、天花粉等"清养胃阴，以撤余邪"。阳明者，水谷之海，气血之乡。阳明热盛燥结，化源必受其扰，气阴倍受其伤。且中焦燥热津涸，必灼吸下焦肾精，故叶氏特别强调气分邪热积滞，治法清邪兼以养胃的临床意义。俾抑阳存阴，使化源不绝，则病体得以康复。而当邪陷下焦，深扰厥少，热邪鸱张，势已燎原，或正虚邪盛者，更于三甲复脉或大小定风珠中加入西洋参、鲜石斛、生地黄等育阴潜阳、助益胃气。特别是遇有温病伏痰，痰热互结，且深扰心营，有内陷外脱之虑者，必以至宝、胆星、菖蒲等豁痰开窍，加西洋参、川贝母、原麦冬、鲜芦根等，既无辛散或滋腻之弊，又能固脱开闭而两全。热病后期，热退"邪去八九"，叶氏以宗吴氏治法，培植后天生生之本，用复脉汤加人参（或太子参）助胃气、复阴血以收功。

叶熙春

4. 治疗湿温的经验

湿温是外感热病中较为缠绵难愈的一类病证，叶氏对此也有独到的辨证治疗经验。

（1）注重病邪的特性和湿热的偏性：湿温系由湿、热二邪相搏而成，由于湿为阴邪，其性黏腻，淹滞难化的特殊性质，和"湿遏热伏，热在湿中"的病理特点，构成湿温在证候变化和病机演变方面起病缓、病程长、变证多而缠绵难愈等种种特征。湿邪黏滞，易损人阳气；若湿与热合，互相搏结，则易化热化燥、耗津伤液。故叶氏治湿温十分强调湿与热的多少，鉴别湿重于热、热重于湿、湿热并重，和湿热化燥与否。湿重者，以除湿化浊为首务，仿吴鞠通"气化则湿化"，主张清热必先化湿，化湿必先调气。热重于湿，特别是湿热化燥，力以清热渗湿、增液润燥为治。

（2）辨舌苔、二便、白㾦：叶氏对湿温的辨证，常以三焦为基础，结合六经和卫气营血的分类方法，特别注意对舌苔、二便与白㾦的观察，据此以判断湿热之轻重、邪正之消长和病势的进退，作为立法处方的依据。

辨舌苔：舌象对湿温的辨证至关重要。如邪在卫分、上中焦时，重在舌苔的变化；一到气营或营血，则重舌质的变化。例如湿温初起，见薄白、白腻或白滑之苔，为湿重热轻；白苔转为黄滑或黄腻，则为湿热互蕴。若黄腻而燥或糙，必是湿热化燥之兆。进一步结合问诊，如渴饮与否、喜热饮抑或喜冷饮？以及口味之淡、苦、涩等，以辨别湿热的偏胜。察舌质的变化，常以红、绛、光、裂和润、燥来区分热炽化燥、耗津伤液的程度与邪入气营或营血。特别从舌诊判别湿温和温热之邪在中焦或下焦有独到的经验。叶氏指出，湿温之邪内蕴，每见舌色尖边绛红，上罩黄腻之苔，此属中焦之候，而非营分之热。若伏温初发，热郁营分，新感束表，尖边绛，苔必薄白。若温热初起，营阴素虚将逆转，亦见尖边舌绛而苔薄白。上焦湿温不解，郁蒸传入中焦，亦见尖边绛红之舌，而其上必被黄腻之苔。治疗当予分消，若误作营热而投凉润，反致壅遏，酿成他变。

辨小便：小便的变化在湿温的辨证上，尤其是邪入中焦以后，很有参考价值。叶氏认为：凡小便色赤质浑量少，甚则涓滴不利，此乃湿无出路，势必酝酿助热而邪势愈炽。即使服药汗出，身热稍减，亦常未几复炽；必待尿量增多，色淡质清，方属湿由下泄，热自里清，湿热分消。叶天士说："热病救阴犹易，通阳最难，救阴不在血，而在津与汗；通阳不在温，而在利小便。"叶氏每据小便色与量的变化，判断病邪的消长与进退，予以治疗。

辨大便：叶天士曾谓："湿温病大便溏为邪未尽，必大便硬，慎不可再攻也，以粪燥为无湿。"乃指湿温邪退症减，以判断湿邪已尽未尽而言。叶氏更注意大便的溏燥变化，判断温热是否化燥伤津。盖湿病者，小便不利，大便反快。湿热蕴结，未从燥化，其大便每见溏而秽浊，或加痢下，宜黄芩汤之属清之；若湿从热化，耗津灼液，燥热内积，往往大便秘结，脘腹痞满，口气秽浊，脉来沉实，舌苔焦黄燥厚，证与阳明腑实相似，可用朴黄丸加减下之。

辨白㾦：叶氏常说：白㾦系太阴（脾）湿热之邪与阳明（胃）腐谷之气相合而成。湿温见㾦，已非轻浅之症，多属中焦之候。故又说：见㾦者其邪必盛，㾦出者病乃渐解。中焦湿热需借上焦肺气之宣透得以化㾦外达，故凡肺之气化、邪之轻重、正气之强弱，都是白㾦的明晦、疏密、粗细及能否顺利外透的重要因素。阳明燥热多战汗而解，中焦湿温常化㾦而愈。战汗与化㾦都是里邪外达的良好转归。惟战汗多一战而轻，或再战而痊；湿温白㾦外透常一日数潮，连透数日。随着㾦点一再外透，身热渐减，病情渐爽，证情逐日好转。若㾦出不彻又诸症不减者，多属里邪壅遏过盛，一时难以透泄，必然胸宇窒闷，懊恼不安，势将内闭，亟宜因势利导，疏解肺卫，使㾦随汗透而渐愈。湿温见㾦，始则见于胸项，粒少而疏，继则渐多渐密，遍及项背，中达四肢，方属邪透之兆。抑或㾦点粒小而疏，仅见于胸次，兼见神倦、嗜睡、脉数无力等症者，多系正虚邪实，津气不足，无力达邪。若㾦点过粗过密，兼见胸闷躁烦，㾦寐不安，口气秽浊，或便闭多日，或溏泻如痢，乃属里邪壅盛，出入升降之机窒塞，恐有昏昧痉厥之变。也有㾦出不彻，胸宇㾦闷，神倦嗜卧，渴不喜饮，便溏溲赤者，多属热为湿遏，气化不利，肺失宣泄之故。以上数则都是叶氏的辨痦要点。

（3）用药以宣化渗清为大法：湿温者，以邪从外透为顺，内陷入里为逆。上焦湿温治宜宣肺透表，达邪外出；中焦湿温亦以清热化湿，分清开泄为治；若邪从燥化陷入营分，尚可清营透热，转气外出。盖热在湿中，徒清不应；欲清其热，必化其湿，俾气行湿除，热势方孤。故叶氏治疗湿温常投苦辛淡渗之品，以宣肺、化气、渗湿、清热为大法。

宣肺透表：常用豆卷、柴胡、葛根、蝉衣、芫荽子、牛蒡子、杏仁、淡豆豉、桑叶等。豆卷解太阳之表，治发热、恶寒、无汗者；柴胡解少阳之表，治寒热、自汗、口苦者；葛根解阳明之表，治壮热、无汗、不恶寒、渴饮或微恶风者。蝉衣、芫荽、牛蒡宣肺透痦；牛蒡子、杏仁合前胡、橘红、贝母肃肺疗咳；豆豉配山栀解表清里，以治懊憹不安。

化浊开闭：常用郁金、鲜石菖蒲、连翘心、蔻仁、藿香、佩兰、安宫牛黄丸、牛黄至宝丹、紫雪丹等。菖蒲、郁金、连翘心味苦辛、气芳香，功能化浊开窍治神昏。叶氏每用上药合安宫牛黄丸治湿温化燥，或温热证邪入心包；合紫雪丹疗湿温痰热内闭之神昏；或合牛黄至宝丹治热多湿少而神识时昧时清。菖蒲、郁金、蔻仁、佩兰亦治湿浊困阻之胸脘痦闷；蔻仁、菖蒲合杏仁、薏苡仁宣散上焦湿热，治中焦湿温之湿多于热、肺胃气窒而痦出不彻者。

淡渗除湿：常用薏苡仁、滑石、芦根、竹叶、茯苓、通草等。湿重热轻常用滑石、茯苓，或加猪苓、泽泻以渗湿；湿热并重每投薏苡仁、滑石、竹叶、芦根合连翘、黄芩两清之；若湿从热化，归属阳明而热结肠胃者，也参入少量竹叶、茯苓于泄热荡积之中，以除未尽之湿。一旦湿热化燥，耗津灼液，陷入心营，则不再用渗利之品，以免劫伤阴液。

清解邪热：常用连翘、黄芩、山栀、金银花、知母、石膏、黄连、鲜生地黄、丹皮、犀角、羚羊角等，以连翘、黄芩最为常用。连翘苦寒微辛，清中寓散，对于湿温邪在上中下三焦者都宜，若与连翘心同用，则功能清心护心，可开热闭神昏。黄芩上清肺热，下清大肠，味苦又能燥湿，合柴胡治湿温化疟，配芍药疗湿热致痢，与滑石同用则能分消湿热。上焦热盛而懊侬者用山栀，邪从燥化或成血痢者用金银花，热邪过盛用黄连，热结胃腑用大黄，壮热、汗多、渴饮也酌用知母、石膏。邪陷营血与温热证治相似，亦常用鲜生地黄、丹皮、赤芍、玄参、麦冬之类清营凉血，或加犀角治血，或佐羚羊、钩藤、玳瑁止痉。若证已透热转气，则或两解表里以宣肺透痦，或增液濡燥以扶正祛邪。温热用泻常佐清润之品，湿温用泻每参调气渗湿。泻后往往结热虽逐而湿热未清，每根据湿热孰轻孰重，或投开逐，或用清化而两解之。叶氏对于湿温泻后的治疗十分重视，其病机与症候的变化比之湿热证更为复杂，故治疗也更多变化，用清热药更宜谨慎，若表遏卫阳，里伤中阳，反致阳弱则湿无以化，气阻则痦难以透。特别对邪入中焦，壮热多日，有汗不解，胸闷心烦，舌红苔黄者，因其势将化痦或痦渐透之际，必须宣肺透表，因势利导，切忌过用寒凉，以免遏阻外透之机。叶氏治这类高热患者常以轻开淡渗微苦之剂，黄芩、连翘用量不过二三钱而已。

此外，湿温应用扶正补虚亦颇有特色，常用天花粉、石斛、细生地黄、玄参、麦冬，以及西洋参、别直参、北路太子参等清补之。邪入中焦而津气已伤者，酌加甘寒凉润之品，且善用石斛：如湿热俱盛，或致痢下者用干石斛；热多湿少、大便不溏用鲜石斛；邪盛正虚，津气不足者用霍山石斛；病后调养，胃阴不足者用川石斛。以上又常与天花粉同用，生胃津、润胃燥。中焦湿热壅盛，正气大伤，无能达邪外出，以致痦出不畅者，仿吴氏露姜饮法，用别直参浓煎滴姜汁少许，或与西洋参合用，或以北路太子参代之，急急扶正达邪，以防内闭。邪入下焦已经化燥，用厚味滋养，则与温热证治相同，兹不赘述。

三、医案选按

（一）风温案

案1 张某，男，三十岁，二月，余杭人。

身热三日，汗出未解，头痛恶寒，咳嗽痰稠，口渴喜饮，脉浮而数，舌苔微黄。时当仲春，厥阴风木行令，风温袭肺，治以辛凉透表。

青连翘二钱半　黑栀三钱　冬桑叶三钱　炒牛蒡子二钱　淡豆豉二钱半　荆芥穗一钱半　知母四钱　天花粉三钱　杏仁杵，三钱　蜜炙前胡二钱　橘红一钱半

二诊：前方服后，身热已退，头痛恶风亦杳，尚有数声咳嗽，脉微数，苔转白薄，再拟清宣肺气。

杏仁杵，三钱　炒牛蒡子三钱　桔梗钱半　炒枇杷叶包，四钱　浙贝三钱　炙前胡二钱　知母四钱　生甘草一钱　淡子芩一钱半　天花粉三钱　炙橘红一钱半

【按】风温上袭于肺，肺合皮毛而主卫表，故症见恶风发热咳嗽口渴。盖风为阳邪，因而初起即有汗出。治用辛凉透表，此乃正治之法。

案2　方某，男，四十岁，二月，余杭人。

恶寒壮热，汗出未解，咳嗽气急，喉间痰声辘辘，胸部隐痛，脉滑数，苔白腻，根微黄。风温夹痰，热不速解，有化燥之虑。

青连翘三钱　杏仁杵，三钱　淡豆豉一钱半　鲜石斛劈，先煎，三钱　桑叶二钱　桔梗八分　天花粉一钱半　浙贝三钱　枳壳八分　炒枇杷叶包，四钱　陈皮一钱半

二诊：服前方后，痰热未清，咳嗽胸痛，口渴索饮，更衣秘结，脉滑数，苔根黄腻。痰热相并，交阻肺胃，再拟前方，佐以润下。

青连翘三钱　鲜扁斛劈，先煎，三钱　杏仁杵，三钱　全瓜蒌八钱　桃仁杵，一钱　郁李仁杵，三钱　玄参四钱　橘红络各一钱半　丹皮一钱半　生蛤壳杵，五钱　浙贝三钱

三诊：壮热悉退，大便亦下，虽不化燥，津液未还，脉滑，苔白。太阴郁热已解，阳明秽浊得行，尚有小咳胸痛，乃余热未清耳。

杏仁杵，三钱　川贝二钱　桃仁杵，八分　冬瓜仁四钱　知母二钱　生蛤壳杵，五钱　天花粉二钱　生粉草五分　麻仁杵，三钱　蜜炙橘红一钱半　茯神五钱

【按】此为风温痰热交阻肺胃之证，有形之痰浊与无形之热邪互结

于中，气机被阻，因而咳逆胸痛，燥渴便秘，汗出热亦不衰。初用清宣开泄未逮，继以凉润导下，浊滞尽去，郁热亦随之而解。

案3 单某，女，二十八岁，二月，杭州人。

产后十日，恶露已净，感受风温，突发壮热，见汗不解，咳嗽痰稠，气急烦渴，红疹隐隐。昨晚起神志昏迷，两手抽搐，舌绛而燥，脉弦数。产后新虚，无力御外，温邪由表入里，由气入营，且动内风，亟宜清营泄热息风为治。

牛黄至宝丹先化吞，一粒　带心连翘四钱　黑山栀三钱　玄参三钱　川贝三钱　花粉三钱　鲜芦根去节，二两　鲜竹叶卷心三十支　钩藤四钱　炙前胡二钱　杏仁杆，三钱

二诊：壮热得减，神识已清，抽搐亦定，疹点回隐，夜来寐安，而咳嗽痰多，渴而喜饮，脉细数，舌绛，苔薄黄。温邪已有外达之渐矣。

青连翘四钱　银花三钱　淡子芩三钱　知母三钱　花粉四钱　鲜芦根去节，八钱　淡竹叶二钱半　炒牛蒡子二钱　炒枇杷叶包，四钱　炙前胡二钱

三诊：温邪留恋气营，昨日红疹又现，咳嗽尚频，痰稠胸痛，脉细数，苔薄黄。原法增损续进。

青连翘四钱　银花三钱　嫩紫草三钱　丹皮一钱半　鲜芦根去节，八钱　生甘草八分　淡竹叶二钱半　炙桔梗一钱半　橘红一钱半　炒枇杷叶包，四钱　炙前胡二钱

四诊：疹已默消，咳嗽亦稀，余热尽退，脉转缓滑，而痰多胸痛如故，再清余邪。

川贝粉研吞，一钱　杏仁杆，三钱　炒牛蒡子三钱　银花三钱　桔梗一钱半　生甘草七分　炙前胡二钱　生蛤壳杆，六钱　炒枇杷叶包，四钱　陈芦根七钱　化橘红一钱半

【按】患者感受温邪，未从外解，而迅速由表入里，由气入营，见有神昏、抽搐、舌绛而燥，谅由正不胜邪，病邪速进而内陷，故用清营泄热之剂推邪外出，不使正伤，此为急则治标之法。至红疹回而复现，乃温邪介于气营之间，血分郁热未清，三诊中加紫草、丹皮等，即是斯

叶熙春

意。叶氏对本病明辨本虚标实，治标急于治本，庶乎应手奏效也。

（二）春温案

案1 蒋某，男，十八岁，三月，余杭人。

春温壮热一候未解，烦躁不安，渴喜多饮，面赤口臭，舌唇焦燥，时有谵语，不思纳谷，大便八日未落，曾服辛凉之剂未效，脉象滑数，舌苔黄糙而燥。阳明腑实之症毕现，拟凉膈散化裁，以符清上泄下之意。

青连翘三钱　黑栀三钱　淡子芩二钱　知母四钱　生锦纹二钱　玄明粉冲，一钱半　全瓜蒌三钱　炒枳壳一钱半　花粉二钱　生甘草八分　原干扁斛劈，先煎，三钱

二诊：前方服后，今晨便下燥矢甚多，壮热略减，已能安寐，唇舌之燥不若前甚，脉数苔黄。阳明腑实虽清，而经热未解，久热阴液被劫，再拟养阴清热继之。

生石膏杵，先煎，一两　知母三钱　西洋参先煎，二钱　原干扁斛劈，先煎，三钱　天花粉二钱　鲜生地黄八钱　青连翘三钱　淡子芩一钱半　生甘草八分　川贝三钱　全瓜蒌四钱

三诊：服人参白虎汤加减，身热顿减，渐思纳谷，舌苔薄黄，脉见小数。伏邪已得外达，再拟清养胃阴，以撤余邪。

太子参先煎，二钱　原干扁斛劈，先煎，三钱　知母四钱　生石膏杵，先煎，一两　鲜生地黄八钱　淡子芩一钱半　青连翘三钱　生甘草五分　冬瓜仁四钱　川贝一钱半　云苓三钱

前方进二剂，身热尽退，后以原方去淡芩、石膏，加麦芽，续服二三剂，渐次而愈。

【按】 春温邪热郁于胸膈，中焦燥实已具，方用凉膈散。翘、栀清其无形之热，硝、黄荡其有质之垢，乃清上泄下之法。服后阳明腑实得清，而经热未解，阴液又伤，故续用白虎加西洋参、石斛、鲜生地黄等养阴清热，以肃余邪。

案2 毕某，男，四十五岁，二月，昌化人。

禀体素虚，且有淋患，肝肾之阴先伤，又得春温。初时微寒，以后壮热，烦躁不安，耳聋目糊，口渴喜饮。昨夜起神识昏迷，手足瘈疭，颧红面赤，脉来细数，似丝无神，舌紫绛，苔燥黑如龟壳，齿龈衄血。病乃伏邪不得从阳分而解，内陷厥少二经，阴液涸竭，虚阳浮越。温病到此，既笃且极矣。亟拟养阴潜阳，宣邪透窍。

吉林人参先煎，一钱半　麦冬四钱　玄参心四钱　大生地黄八钱　紫丹参八钱　阿胶八钱　生白芍二钱　生龟板先煎，八钱　生鳖甲先煎，八钱　生牡蛎杵，先煎，六钱　川贝三钱　人中黄二钱　陈胆星八分　鲜竹茹四钱　鲜菖蒲汁和药冲，一匙　至宝丹先化吞，二粒

二诊：温邪深扰厥少二经，灼耗津液，大有吸尽西江之热。昨投扶正祛邪，营热犹炽，神昏如故；风阳未清，瘈疭难定；金受火灼，气促鼻扇。症势虽笃，所幸脉象见有神，生机尚未绝望。

吉林人参先煎，一钱半　天冬　麦冬各四钱　犀角尖先煎，一钱　大生地黄八钱　粉丹皮一钱半　生白芍一钱半　玄参四钱　丹参三钱　蛤粉炒阿胶四钱　人中黄一钱半　天花粉二钱　生龟板　生鳖甲先煎　生牡蛎杵，先煎，各八钱　至宝丹先化吞，二粒

三诊：今日衄血已止，鼻扇亦定，舌苔黑壳渐落，舌本干燥起有芒刺，神识时昧时清，瘈疭未已。再以原法出入。

吉林人参先煎，一钱半　天冬　麦冬各四钱　玄参四钱　细生地黄八钱　阿胶三钱　川贝三钱　天花粉二钱半　粉丹皮二钱　青蛤散包煎，四钱　杏仁杵，三钱　生龟板八钱　生鳖甲先煎，八钱　灯心五十支

四诊：营热未清，变化多端，神明仍为所蔽；阴液大伤，内风鸱张，两手颤动，舌绛且糙，脉见沉细。证属正虚邪实，当拟大定风珠加减。

别直参先煎，一钱半　西洋参先煎，钱半　霍石斛先煎，二钱　犀角尖先煎，五分　阿胶三钱　大生地黄八钱　生白芍二钱　川贝二钱　生牡蛎杵，先煎，八钱　天竺黄一钱半　甘菊花二钱　鸡子黄打匀，冲，一枚

五诊：昨进大定风珠，诸恙已十去八九，风定则不扬焰，热退则不劫阴，神识已清，瘈疭亦定。胃气初见来复，稍思饮食；元神散而复

敛，自能酣寐。惟唇舌尚燥，脉细无力。大势虽已由逆转顺，调护仍须在在留意。再拟养阴扶正，以清余邪。

别直参先煎，一钱半　西洋参先煎，一钱半　麦冬四钱　玄参四钱　蛤粉炒阿胶四钱　炙甘草八分　生白芍二钱　生牡蛎杵，先煎，八钱　川贝三钱　茯神四钱

【按】春温之邪，变化多端。王士雄所说"伏气温病，犹如抽蕉剥茧，层出不穷"，即斯意也。患者素有阴虚，又感春温，始有恶寒，继而壮热，邪不从汗解，而见神昏瘛疭，此乃病邪深陷，由气入营，液涸风动。叶氏治用三甲复脉法加至宝丹，育阴潜阳，清营解毒，是为拨乱反正之意。复诊虽然证势未减，而脉稍有神，可见前方已中肯綮，再加犀角一味，意在清营解毒，沃焦救焚。三诊衄血止，鼻扇定，舌苔黑壳始脱，而舌本干燥起有芒刺，为营热犹炽，阴液难复，故四诊用大定风珠养阴、柔肝、息风，济涸澈之水，而滋化源。服后热退神清，风定痉止，胃气见苏，病情出险入夷，邪去正伤，续予气阴两顾之法，是属善后之计也。

（三）暑温案

案 1　金某，男，二十四岁，七月，昌化人。

暑温一候，汗出壮热不退，渴喜冷饮，神倦嗜卧，唇红面赤。昨夜起神识时昏时清，且有谵语，脉象弦滑而数，舌绛，苔黄燥。暑邪内干心营，扰乱神明，邪势鸱张，亟拟清营达邪。

带心连翘三钱　银花三钱　玄参心三钱　黑栀三钱　鲜石菖蒲根二钱　川贝二钱　鲜生地黄八分　益元散荷叶包，三钱　黄郁金二钱　茯神四钱　牛黄清心丸先化吞，一粒

二诊：神识转清，身热未退，汗多口渴，面红目赤，脉象滑数，舌苔黄燥。暑邪虽已由营外达，而热势未平，再仿人参白虎汤加味。

北路太子参先煎，二钱　生石膏打，先煎，一两　知母四钱　鲜扁斛劈，先煎，三钱　带心连翘三钱　玄参三钱　鲜生地黄五钱　黑栀三钱　益元散荷叶包，三钱　天花粉四钱　川贝二钱

三诊：高热得减，面红已除，舌苔黄燥转润，津液已有来复之渐，脉象弦数。再拟养阴泄热。

北路太子参二钱　玄参三钱　鲜生地黄五钱　知母四钱　银花三钱　连翘四钱　花粉四钱　活芦根去节，一两　六一散荷叶包，三钱　生苡仁四钱　赤苓三钱

四诊：前方服二剂，身热尽退，脉象转缓，苔薄黄，小溲短赤。前方去太子参、连翘、芦根、玄参，加扁斛三钱，麦芽三钱，淡竹叶二钱，以清余邪。

案2　徐某，男，一岁，七月，三墩人。

乳婴体质娇弱，感受暑邪，暑遏热邪，气机闭塞，痰浊内阻，心包被蒙，神识昏迷。热激风动，四肢抽搐，角弓反张；肢末厥冷，指纹紫伏，直透命关，舌苔焦燥。痉厥重症，内闭堪虞。亟宜清暑息风，豁痰开窍。

羚羊角尖先煎，五分　连翘一钱半　金银花三钱　扁石斛劈，先煎，一钱半　钩藤三钱　天竺黄一钱　川贝一钱半　丝瓜络三钱　竹茹二钱　橘红　橘络各一钱半　鲜枇杷叶拭，包，二张　牛黄至宝丹先化吞，一粒

二诊：昨进清暑息风、豁痰开窍，痉热虽见缓和，而神识依然未清，喉间痰声辘辘，乳汁不进，指纹如前，四指厥冷。邪犯厥阴少阴，症势鸱张。如小舟之重载，未逾险境，再拟原法踵步。

羚羊角尖先煎，七分　带心连翘二钱　金银花一钱半　天竺黄一钱　制僵蚕一钱半　制胆星六分　川贝一钱半　益元散荷叶包，三钱　扁斛劈，先煎，二钱　钩藤三钱　竹沥分冲，一两　牛黄至宝丹先化吞，一粒

三诊：前方服二剂，身热得减，痉定，神识亦清，四肢转温，喉间痰声消失，而指纹紫伏如故。病见转机，可望入夷，再拟养阴清暑化痰继之。

鲜生地黄四钱　川贝一钱半　鲜竹茹二钱　银花三钱　橘红　橘络各一钱半　茯神三钱　天竺黄一钱　钩藤三钱　青连翘二钱　制胆星五分　益元散荷叶包，三钱

四诊：热退，吮乳如常，指纹转红，已回气关，而唇舌仍然干燥，

叶熙春

· 313 ·

便下痰浊。热去津液未还，已履坦途，再清余邪，以善其后。

益元散荷叶包，三钱　川贝一钱半　鲜竹茹二钱　茯神三钱　生苡仁三钱　花粉三钱　扁豆衣三钱　通草八分　陈茅根三钱　炒橘红一钱半　鲜荷梗切断，一尺

【按】以上两例，皆系暑温入营之证，但邪势深浅不一，故治亦有异。金某一案，症见壮热面赤、渴饮多汗，然风无痰浊夹滞，故虽有谵语，而神识有时尚清，为气分之热偏重，用清营透泄即见转机，继以泄热生津而获向安。徐姓婴幼，年才周岁，禀体本弱，抗邪无力，暑热深陷厥少二阴，酿痰动风，以致昏痉厥闭，险象环生。故在清热之中，着重豁痰镇痉，始得化险为夷。前后两案，一则在于救气阴之伤，一则在于开痰热之闭。读者可以互相参看。

（四）湿温案

案1　丁某，女，四十七岁，六月，杭州人。

湿温一候，身热朝轻暮重，痦出未透，胸宇塞闷，沉困嗜卧，渴饮不多，大便溏薄，小溲短赤；舌尖绛，中白腻，脉滑数，宜化湿透痦。

赤苓三钱　白杏仁杵，三钱　炒苡仁四钱　制厚朴一钱　青连翘三钱　大豆卷三钱　淡竹叶三钱　炒牛蒡子一钱半　淡子芩一钱半　飞滑石包，四钱　鲜芦根去节，一尺五寸

二诊：汗出白痦显露，身热未退，渴饮溲短，脉象滑数，舌苔黄腻。湿温化痦，邪在气分，治当清解。

青连翘三钱　淡子芩一钱半　益元散包，三钱　川石斛四钱　苡仁四钱　淡竹叶三钱　青蒿梗二钱　白杏仁杵，三钱　炒橘红二钱　赤苓四钱　瓜蒌皮三钱　鲜芦根去节，一尺五寸

三诊：白痦透达，热势渐退，胸闷较宽，渴饮亦差。惟昨日又增咳嗽，湿化余热未清，苔腻转薄，再拟两肃肺胃。

白杏仁杵，三钱　瓜蒌皮三钱　前胡二钱半　知母二钱半　益元散包，三钱　川石斛三钱　苡仁四钱　赤苓四钱　泽泻二钱　陈芦根五钱　猪苓二钱

四诊：热退痦回，诸恙渐愈，并思纳谷，舌净，脉象缓滑，再拟清养肺胃。

米炒上潞党二钱　川斛二钱　益元散包，三钱　谷芽　麦芽各三钱　白杏仁杵，三钱　广郁金一钱半　炒橘红二钱　红枣三枚

【按】本例症见沉困嗜卧，舌苔白腻，渴不多饮，大便溏薄，为湿重于热，邪郁气分，故以三仁汤开泄湿邪，佐以辛凉解热，服后痦随汗出，邪得外达。至三诊陡增咳嗽，乃余邪未清，肺失肃降也。

案2　章男，三十五岁，五月，杭州人。

湿温一症，身热不退，头昏而重，渴不多饮，胸闷不思纳谷，神倦少言，颈项胸前见有痦点，小溲短赤，脉弦滑而数，舌苔黄腻。湿热蕴郁气分不解，拟用清热化湿透泄之法。

青连翘三钱　白蔻仁杵，后下，一钱　炒牛蒡子三钱　苡仁四钱　佩兰三钱　飞滑石包，三钱　云茯苓四钱　淡子芩二钱　广郁金杵，二钱　淡竹叶三钱　鲜芦根去节，一两

二诊：胸前痦点满布，色泽晶莹，身热始减，痞闷方宽，而舌苔仍然黄腻，脉滑而数。湿热之邪，氤氲黏腻，不易骤化，再以原法继之。

青连翘四钱　黑山栀三钱　蝉衣一钱半　炒牛蒡子三钱　淡子芩二钱　鲜芦根去节，一两　通草一钱半　白蔻仁杵，后下　赤苓各四钱　广郁金杵，二钱　苡仁四钱

三诊：二进清热透泄，身热尽退，胃气苏醒，已思纳谷，脉见缓滑，舌苔微黄。湿热已从表里分消，再以和中健胃，宣化余邪。

仙露半夏二钱半　云苓四钱　干芦根五钱　炒麦芽四钱　新会白一钱半　苡仁四钱　原干扁斛劈，先煎，三钱　广郁金杵，二钱　炒竹茹二钱　粉猪苓二钱　通草一钱半

案3　谭某，男，二十三岁，七月，杭州人。

身热二候未解，朝轻暮重，胸闷懊忱，口渴喜饮，神识似清似昏，入夜喃喃自语，胸前虽见痦点，但细小不密，两脉濡数，舌尖边绛，苔黄燥。湿热蕴蒸气分，漫布三焦，奈禀体素虚，正不敌邪，致痦难透达，有内陷之虑。亟拟扶正祛邪，标本兼治。

北路太子参二钱　扁石斛劈，先煎，三钱　青连翘四钱　川贝三钱
鲜芦根一两　天花粉三钱　蝉衣一钱　炒牛蒡子三钱　茯神四钱　苡仁四
钱　通草一钱半

二诊：服前方，热势虽减，胸闷如前，痦仍不多，至夜昏沉嗜卧，
脉濡而数，苔黄燥。正虚邪盛，原法继之。

北路太子参先煎，三钱　炒於术一钱半　霍山石斛先煎，钱半　川贝
三钱　炒牛蒡子三钱　黑山栀三钱　广郁金二钱　青连翘三钱　茯神四钱
天花粉三钱　干芦根去节，一尺五寸

三诊：服前二剂后，胸前痦点满布，色泽鲜明，热势递减，懊烦已
除，神清寐安，大便溏薄不爽，脉象弦数，舌苔黄腻。湿热已从外达，
再拟标本兼顾。

米炒上潞党二钱　苡仁三钱　青连翘四钱　赤苓四钱　炒牛蒡子三钱
白蔻仁杵，后下，八分　黑山栀三钱　飞滑石包，四钱　淡子芩二钱　淡竹
叶三钱　广郁金杵，二钱

四诊：热退，神安得寐，胸闷虽宽，不思纳谷，大便转干，脉濡
软，舌苔薄黄。湿热得化，正虚未复，调理脾胃以善其后。

米炒上潞党二钱　苡仁三钱　茯苓　茯神各三钱　炒竹茹二钱　原干
扁石斛劈，先煎，三钱　川贝一钱半　新会皮一钱半　通草一钱半　米炒淮
药三钱　炒麦芽三钱　炒神曲包，二钱

【按】白痦为湿热蕴郁气分而成，湿热证中所常见，透达之际，往
往与病情进退有关，尤其色泽之荣枯，多为邪正盛衰之表示。试观上列
两案，章姓患者，痦点晶莹，正气未伤，投清泄之剂，邪即外解而愈；
谭姓患者，痦出细小不多，气津已伤，欲透无力，故于清透之中，加用
参、术、霍斛扶正托邪，乃得痦透神清，湿化热解。

（五）伏暑案

案1 吕某，男，十九岁，八月。

伏暑晚发，微寒壮热，上午体温38.6℃，下午热度高达39.8℃，虽
见微汗，热仍不解，头痛鼻塞，咳呛胸闷，不思饮食，渴饮不多，舌苔

薄黄，脉象滑数。先拟清解化湿。

清水豆卷四钱　桑叶三钱　青蒿二钱　佩兰三钱　酒炒黄芩一钱半　飞滑石包煎，四钱　夏枯草三钱　杏仁三钱　清前胡二钱半　炒牛蒡子一钱半　浙贝三钱

二诊：前方连服二剂，汗出较多，壮热未退，颈项胸宇之间已有白㾦显露，胸闷虽得较宽，咳呛反甚，痰多黄韧而带血丝，口渴喜饮，小溲黄短，大便四日未下，舌苔中黄微腻，尖边俱绛，脉象滑大而数。拟白虎汤加味。

生石膏五钱　肥知母三钱　生甘草六分　青连翘三钱　黄芩一钱半　飞滑石包煎，四钱　清水豆卷四钱　牛蒡子二钱　白杏仁三钱　清炙前胡二钱　冬瓜仁三钱半　鲜芦根二尺　荷叶一角

三诊：昨方服后，热度稍退，脉舌如前，白㾦渐达四肢，惟咳呛仍频，痰出不易，胸胁刺痛，大便得下无多，小溲尚短而赤。原方出入再进。

生石膏五钱　肥知母三钱　京川贝二钱　牛蒡子二钱　白杏仁三钱　青连翘三钱　橘红二钱　滑石荷叶包，四钱　清炙前胡二钱半　淡竹叶二钱　刺蒺藜二钱半　鲜芦根一尺五寸

四诊：服二剂后，白㾦四肢已见，但热度尚高，且不见汗，咳嗽胸闷，口渴喜饮，便转溏薄，小水短赤，入夜神烦不寐，舌绛脉数。慎防神昏谵语。

黑山栀三钱　连翘带心，四钱　飞滑石荷叶包煎，四钱　川贝一钱半　牛蒡子二钱　橘红一钱半　淡竹叶二钱　苡仁四钱　大豆卷四钱　白蒺藜二钱半　鲜芦根一尺五寸

五诊：前方服二剂后，㾦已透澈，热度渐降，胸闷得宽，渴饮亦减，昨晚睡眠转佳，二便渐趋正常；惟肺失清肃，咳呛未绝，舌薄黄，脉滑。再清余热，佐以宣肺。

炒香枇杷叶去毛，包煎，四钱　冬瓜仁四钱　清炙前胡二钱半　橘红二钱　蛤壳五钱　鲜竹茹四钱　青蒿二钱　佩兰二钱　白杏仁三钱　茯苓三钱　牛蒡子一钱半　干芦根五钱

【按】初诊治用清宣化湿，汗出寒撤，但壮热未退，且白㾦显露。王士雄说："湿热之邪郁于气分，失以清泄，幸不传及他经，而从卫分发白㾦者，治当清其气分之余邪。"是以二诊佐入白虎以清气透表，服后热稍退，㾦透达于四肢。惟肺卫之气仍未宣畅，四诊时热度又高而无汗，且增胸闷咳嗽，因而再投清热宣透渗利之剂，服后湿化热解，白㾦尽透，热亦趋退，病即霍然。

案2 孙某，女，六十三岁，八月，余杭人。

秋凉引动伏暑，形寒发热，倦怠乏力，头昏眼花，咽红而痛，脉滑数，舌红苔黄。暑湿内伏，艰苦不能外达，又不能从下而解。拟清热化湿，渗以疏泄。

青连翘三钱　银花三钱　炒牛蒡子三钱　薄荷叶后下，钱半　青蒿三钱　鲜芦根去节，一两　佩兰三钱　冬瓜仁三钱　桔梗二钱　生甘草一钱　秦艽三钱

二诊：形寒发热已除，头昏亦减，而倦怠乏力如故。大便溏泄，邪有出路，脉弦苔黄，再以清热化湿继之。

青连翘三钱　银花三钱　鲜芦根去节，一两　川连八分　淡子芩二钱　淡豆豉三钱　川石斛四钱　冬瓜仁四钱　竹茹三钱　鲜茅根一两

案3 王某，女，四十岁，九月，昌化人。

素体阴虚，木火过盛，势必刑金，曾患咯血之症。时届三秋，燥气司令，肺阴更虚，又兼暑湿内伏，复感新凉，三气夹杂，始时寒热纷争，继而但热无寒，半月未解，胸闷体痛，烦渴不已，胸前见有白㾦，脉象滑数兼弦，来虽有力，去则无神，舌质光绛，中有裂纹。正虚邪盛，胃阴大伤，急以待救。惟脉见滑势，宜防痰热胶结而生他变。宗姜露饮扶正散邪，兼清痰热。

别直参煎就后露一宿，翌晨和入姜汁十滴先服，三钱　米炒麦冬三钱　川贝三钱　扁石斛劈，先煎，三钱　知母四钱　玄参四钱　陈青蒿二钱　冬瓜仁四钱　生蛤壳六钱　鲜芦根去节，一尺　花粉一钱半　佩兰二钱　鲜竹茹三钱　灯心四十支

二诊：服姜露饮后，病势转机，热度减低，津液渐复，㾦点晶莹，

温病学派

邪从外达。胃气初苏，稍啜糜粥，脉象虽弦，较前有神，舌质转润，尚见光绛。午后热势略高，口干唇燥，头昏耳鸣。再拟清滋肺肾，佐以和中。

米炒麦冬四钱　川贝一钱半　玄参三钱　细生地黄四钱　制首乌五钱　陈青蒿二钱　扁石斛劈，先煎，三钱　怀山药三钱　生龟板先煎，五钱　茯神五钱　生谷芽二钱半　熟谷芽二钱半　生白芍三钱

三诊：里虚伏邪，非徒攻其表可以了事，邪蓄既深，元气不能抵御，已成喧宾夺主。服前二方后，元气渐复，痞回，热势渐退，脉象转缓，食亦知味，心肾交和，寐况已佳，舌质红绛已褪，惟光滑如前，下午尚有潮热。再拟甘寒濡养。

西洋参先煎，一钱半　米炒麦冬四钱　盐水炒细生地黄五钱　玄参二钱　扁石斛劈，先煎，三钱　蛤粉拌炒阿胶三钱　生龟板先煎，五钱　米炒怀药三钱　茯神五钱　陈皮一钱半　生谷芽二钱半　熟谷芽二钱半

【按】以上两则，均为伏暑秋发，前者症势较轻，又属初起，经用辛凉疏解，清热化湿，迅速热退而愈。后者素体阴虚，适值燥金司令，又加伏暑灼阴，阴伤更甚，乃至正虚邪实。综观本案，力在初方，服后正气渐振，邪得外达，病势由此转机。曾见叶氏用露姜饮法，有三例，一为久疟不已，正气已虚，服露姜饮一剂即愈；次为冬温患者正虚邪恋，身热二旬未退，予露姜饮，病势立见好转；再即本例。惜前两例病历散佚，无法整理。

（六）秋燥案

案1　章某，妇，三十二岁，九月，杭州人。

肝阳过盛，木火内炽，上刑于肺，肺阴受戕。今春曾经咯血，入秋以来，燥气凌之，小有寒热，咳嗽频频，痰中带血，脉象左弦右芤，舌苔中黄边白。燥气偏胜，邪在肌表，先拟辛凉透泄。

冬桑叶二钱　甘菊二钱　甜杏仁杵，三钱　川贝三钱　冬瓜仁三钱　天花粉三钱　枇杷叶包，四钱　原干扁斛劈，先煎，三钱　炒白薇三钱　淡子芩炭一钱半　旱莲草三钱　甜水梨一只

二诊：表邪得解，寒热已除，脉象仍然如前，咳嗽早晚尤甚。肝肾之阴不足，水不涵木，木扣金鸣，血络内伤。如今表邪已解，当戢肝阳，佐润燥金。

杭甘菊二钱　川贝二钱　白石英杵，先煎，二钱　天花粉三钱　炙白薇三钱　甜杏仁杵，三钱　旱莲草三钱　白芍一钱半　制女贞子四钱　盐水炒丹皮钱半　青盐炒陈皮二钱

三诊：前用润金滋燥，咳去大半，奈肺阴已伤过久，肝阳一时难平。痰中仍然夹红，脉数而红，舌苔燥白。再拟滋水涵木，清养肺金。

蛤粉炒阿胶三钱　白芍一钱半　甜杏仁杵，三钱　天冬三钱　白石英杵，先煎，五钱　天花粉三钱　盐水炒细生地黄五钱　甘菊二钱　旱莲草三钱　冬瓜仁四钱　青盐炒陈皮二钱

四诊：上方服三剂，咳稀咯血亦止，原方去甘菊、白芍，加白薇二钱，制女贞子三钱，服四剂后渐愈。

【按】患者曾经咯血，体素阴亏，又受秋阳以曝，发为温燥。燥自上伤，肺先受病，故见身热咳嗽、痰中带血等症。初诊用桑杏汤加味，为温燥之正治法。二诊寒热悉清，但因阴虚未复，虚阳难平，故改用养阴润肺，滋水涵木，以治其本。叶氏有经验方养金汤，用蛤壳、冬瓜仁、天冬、川贝、白薇，治肺阴不足，久咳不愈颇效。

案2　吴某，男，八岁，九月，余杭人。

感受秋燥，肺失清肃，形寒身热，咳嗽气逆，胸部隐痛。肺移热于大肠，大便燥结，脉微数，苔燥白。治燥以滋润为主，如今表邪未解，仍须辛凉透达。

桑叶一钱半　白杏仁杵，三钱　青连翘二钱　薄荷后下，八分　淡豆豉二钱　生甘草五分　桔梗八分　原干扁斛劈，先煎，三钱　枇杷叶拭，包，四钱　苡仁三钱　橘红一钱半

二诊：见汗热退，咳嗽已稀，胸痛亦减，而唇舌干燥如故，大便依然未通，矢气频作，脉见小弦。热退津液未还，再拟润肺疗咳。

原干扁斛劈，先煎，三钱　天花粉三钱　枇杷叶拭，包，四钱　象贝母三钱　冬瓜仁四钱　苡仁四钱　甜杏仁杵，三钱　生蛤壳五钱　生粉草六分

桔梗六分　炙橘红一钱半

【按】本例为外燥中之温燥。病系初起，故先用宣肺透表，继以辛凉甘润，药取轻清，燥气自平而愈。

（七）冬温案

林某，男，三十六岁，十二月，余杭人。

禀体素虚，又感冬温，乘时而发，始时恶寒身热，渐即热盛无寒，由午至暮，热势加增，咳嗽气逆，胸膈烦闷，有痰不易吐出，脉象弦滑而数，舌绛，苔黄中灰而燥。病属冬温夹痰，痰热胶结，热依痰为关隘，痰据热为护符，合则势甚，分则势孤。治拟清热涤痰。

青连翘三钱　玄参三钱　鲜石斛劈，先煎，三钱　川贝三钱　莱菔子杵，三钱　银花三钱　炒牛蒡子三钱　白杏仁杵，三钱　枇杷叶拭，包，四钱　青黛一分　拌蛤壳六钱　葛根一钱半　竹沥入姜汁八滴，分冲，二两

二诊：见微汗而热显减，热不恋痰，痰松能吐，咳嗽亦稀，无如燔灼之下，津液不无受劫。口苦咽燥，更衣虽通，小溲短少，脉转缓滑，舌苔灰垢亦蠲。仍宗前意，略增甘寒继之。

冬瓜仁四钱　玄参三钱　辰拌麦冬四钱　生甘草一钱半　炒牛蒡子三钱　桔梗一钱　天花粉三钱　川贝三钱　鲜石斛劈，先煎，三钱　丝通草一钱半　浮海石三钱

【按】冬日应寒反温，感非时之暖，发为冬温，属新感温病。初起在卫，畏寒较重，嗣后热盛无寒，舌质绛，苔灰黄而燥，温邪业已入气。脉象弦滑而数，滑则为痰，数则为热，痰热互蕴，胶黏不易外吐。故在透达之中，佐以清化痰浊，服后热势显减，痰浊得化。但热灼阴伤，症见口苦而燥、小溲短少，又去苦寒易甘寒，以养肺胃。

叶熙春

潘澄濂

一、生平简介

潘澄濂，1910 年 12 月 12 日出生于浙江省温州市，1993 年 4 月 5 日于杭州逝世。

其故乡温州，地处东南沿海，常有急性热病发生，当地名医于此多有经验。受此影响，潘澄濂中学毕业后，便选择了中医，进入上海中医专门学校学习。在丁甘仁、谢利恒、曹颖甫等名师指导下，他对《内经》《伤寒论》《金匮要略》《温热经纬》及《神农本草经》等进行了系统学习。其他如妇、儿、外、喉等科，以《医宗金鉴》为教材，自行修读，还广泛阅读了《东垣十书》《河间六书》《丹溪心法》《景岳全书》等医著，对中医知识有全面积累。

他在上海就读期间，西医在我国已有较快发展，对传统医学冲击很大。中西之界，划著鸿沟，中西论争，日趋激化。在此氛围中，他一面沉浸于中医海洋之中，撷取精华，以为根本，一面挤时间去西医学院旁听，学习西医知识，进行解剖、生理、病理实验。嗣后又阅读了日本和田启十郎的《医界之铁锥》、汤本求真的《皇汉医学》、松园渡边熙的《和汉医学》等书。于是他钻研中医之志弥坚，中西兼收，各取所长，为后来能取得突出的成就打下了坚实的基础。

1929 年 3 月，伪中央卫生委员会通过"禁止中医法令"，中医界义愤填膺，组织请愿团，他以浙籍青年学生代表身份参加请愿团。经全国中医界纷纷抗议，反动政府被迫撤销"禁止中医法令"。

1930年毕业后，年仅20岁的潘澄濂踌躇满志，回温州办起了诊所，同时还参加了某医务所的工作，所中设有病床40多张，收有伤寒、疟疾、痢疾、肺炎、肺结核、肾炎、溃疡病、肝硬变等各种急慢性病例，除用西医药抢救外，其余大都采用中医治疗，使他能对多种疾病进行系统观察诊治，应诊能力得到很快提高。

1937年春开始他任教于上海中医学院、上海中国医学院，致力于培养中医人材，莘莘学子遍及海内外。

1956年6月，浙江筹建中医研究所，他负责组建工作。在他和同道的努力下，浙江省中医研究所于1958年7月正式成立，他先后担任副所长、所长、顾问等职。1980年4月被聘为浙江省中医药研究院研究员，1990年被确认为全国老中医药专家学术经验继承工作指导老师。

他勤于著述，早年就在《明日医药》《国医新声》等刊物发表有关中医学如何现代化问题的论文。新中国建立以来，先后发表论著60余篇；并于1981年出版了《潘澄濂医论集》，继由后裔和学生整理编写了《中国百年百名中医临床家丛书·潘澄濂》和《中国百年百名中医临床家丛书内科专家卷·潘澄濂》。他重视中医教育，注意培养中医后继人才，先后担任浙江中医学院副院长、特邀顾问，《健康报》中医刊授学院、《光明日报》中医刊授学院顾问，并任农工民主党浙江省委主办的前进医药学校校长等职。先后赴中国中医研究院、北京中医学院、南京中医学院、上海中医学院及浙江各地作专题报告，享誉全国。

他为人治病，不分贵贱，持和蔼可亲态度，抱认真负责精神。虽年事已高，仍坚持参加会诊及写作，他常说：参加医疗活动，不仅是医者的职责，而且可以向患者学习，可培养人才，一举数得，只要目尚明，耳尚聪，步履尚健，就要做到老，学到老，不敢稍息。

二、学术观点与诊治经验

潘澄濂研究员学识深厚，医术精湛，其对温病学说尤有潜心研究，造诣精深。兹就其在温病方面的学术思想与诊治经验介绍如下。

（一）深究温病学术源流，明析伤寒温病学说关系

潘氏认为：温病学说源远流长，早在秦汉时期，《内经》就提出"温病"的病名，如《素问·六元正纪大论》谓："……民乃厉，温病乃作。"《素问》的"热论""刺热""评热病论"和《灵枢》的"热病"四篇鸿文，对包括温病的外感热病的病因、病机、证候和治则等做了专题阐述，实开温病学说之先河。《难经·五十八难》提出"伤寒有五"的观点，其中"湿温""热病""温病"显属温热病的范畴。晋唐时期，温病学说经历了由论而方的发展过程。王叔和《伤寒例》、巢元方《诸病源候论》从"论"的方面进行阐述，孙思邈《千金方》、王焘《外台秘要》从"方"的角度做了研讨。宋元以降，张洁古提出了"古方新病不相能"的观点，认为对外感热病的治疗，不能仅局限在《伤寒论》方剂，应结合时代变迁，"运气不齐"，有所创新；刘河间倡"六气皆能化火"之说；王安道发明温病的病机是"怫热自内而达于外"，与伤寒有异，主张治疗以清里热为主。凡此均为后世温病学说的发展，开拓了道路。明清时期，温病学说有了突破性的进展，如吴有性倡戾气学说，提出"客邪贵乎早逐""急证急攻""因证数攻"等卓识，对温病学说的发展起到了承前启后的作用，此后叶天士、薛生白、吴鞠通、王孟英等医家为温病确立了卫气营血和三焦辨证论治纲领，理、法、方、药益臻完善，并使之系统化，被后世誉称为"温病学派四大家"，至此，温病学说始蔚成大观，与仲景《伤寒论》并行不悖，相得益彰，极大地丰富了中医论治外感热病的内容，厥功甚伟。

谈到伤寒与温病两种学说的关系，潘老着重从辨证纲领与治疗方法上加以分析。他认为《伤寒论》六经辨证，是温热家卫、气、营、血和三焦辨证的基础。这可以从叶氏的《温热论》中找到蛛丝马迹，《温热论》说："气病有不传血分，而邪留三焦，亦如伤寒中少阳病也。"又说："三焦不得从外解，必致成里结，里结于何？在阳明胃与肠也。"，等等，可以表明卫气营血和三焦辨证，如无《伤寒论》六经辨证作为它的基础，是无源之水，无本之木。所以他主张应将六经辨证与卫气营血

和三焦辨证结合起来，相互为用，使辨证方法，更臻完善。

至于治法，《伤寒论》有113方，温热家亦创制了较多的方剂，而不少方剂如《温病条辨》宣白、牛黄、导赤、增液诸承气汤和新加黄龙汤以及加减复脉汤等，均是由《伤寒论》承气汤和炙甘草汤衍化而来。一般认为，《伤寒论》诸方，似偏重于扶正以祛邪；温热家的方剂，似擅长于养阴以清热，各有千秋，未可偏废。特别是温热家推重清热解毒、芳香化浊、养阴生津及开窍安神等法，如银翘散、连朴饮、增液汤、安宫牛黄丸等方剂，实补《伤寒论》诸方之未备，甚为可贵。又吴有性治疫常用大黄，余师愚治疫重用石膏，他们的方剂岂不是从《伤寒论》的白虎、承气诸方化裁而出者乎？潘氏如此分析，澄清了温病学术源流，辨明了伤寒与温病两种学说的紧密关系，确能发人深省，启迪良多。

（二）熟谙温病辨证纲领，卫气营血辨治尤有发挥

在温病学说发展的历史长河中，其辨证施治纲领的不断完善是一重大成就。潘氏认为，吴有性倡导的以膜原为中心，以表里为主线的温疫九种传变类型，虽有一定的临床价值，但尚缺乏普遍指导意义，这可能与吴氏当时所诊疗的病证有局限性有关，而叶天士、吴鞠通分别创立的卫气营血和三焦辨证施治纲领，尤其是前者，能比较全面准确地总结出温病传变规律和病情轻重深浅的不同阶段，代表各个不同的证候类型，并以此作为立法处方的依据，确有重要的指导意义和应用价值。叶氏说："大凡看法，卫之后方言气，营之后方言血。在卫汗之可也，到气才可清气，入营犹可透热转气，如犀角、元参、羚羊角等物，入血就恐耗血动血，直须凉血散血，如生地、丹皮、阿胶、赤芍等物。否则前后不循缓急之法，虑其动手便错，反致慌张矣。"概括地指出温病是按卫气营血由浅入深的规律传变的。所谓入营犹可透热转气，说明病变仍有出里达表而趋好转的可能。但潘氏强调指出临床应知其常而达其变。由于温邪的毒性有轻重之不同，每一患者的抗病力和敏感性有强弱之差异，因而温病的传变可不循常轨，如在卫分时即可突现神昏痉厥的邪入

潘澄濂

心包证。叶氏谓"温邪上受，首先犯肺，逆传心包。""逆传"二字寓意颇深，它可以引起人们对病情突变的及时警惕和积极救治，以达到转危为安的目的。再者，卫气营血的证候，在临床具体病程中可单独出现，但较多病例往往是卫气并见或气营两燔，所以对卫气营血的四证不能机械地割裂，必须根据病情，辨其主次轻重以为治。

对于卫气营血证候的辨识，潘氏强调察神、察舌、验齿、辨斑疹白痦是辨证的关键和主要指标，并认为这四个方面有其内在联系，不能分割，而且还要与其他症状如热型、咳嗽、胸腹痞满、腹痛、大小便变化、出血等相互参证，结合分析，才能做出正确的辨证和诊断，为治疗提供依据。

叶氏对卫气证提出挟风加入薄荷、牛蒡等；挟湿加入芦根、滑石。所以有透风于热外的辛凉散风法和渗湿于热下的甘淡祛湿法。潘氏认为这较《伤寒论》太阳病的治法多有发展，特别是采用银翘一类药物，已向解毒方面迈出了可喜一步。

气分证有热化和湿化两大类。潘氏指出叶氏对热结阳明亦认为可用攻下法，但主张下之宜轻，并说"伤寒大便溏为邪已尽，不可再下；湿温大便溏为邪未尽，必大便硬，慎不可再攻也。"这是叶氏经验之谈。

潘氏还发挥说：尚有邪在气分流连，如现《伤寒论》的阳明经证者，主以甘寒，重证则以白虎汤加生地，轻证则以梨皮、蔗浆之类。这类病变实际已显露气营两燔之象。但是叶氏谆谆告诫"法应清凉，然到十分之六七，即不可过于寒凉"，免伤胃气。说明叶氏治温病亦很重视胃气之存亡。对湿未化热，症见脘中痞闷而满，口不渴，或渴而喜热饮，舌白不燥或黄白相兼者，叶氏指出"慎不可乱投苦泄……宜从开泄，宣通气滞……如近俗之杏、蔻、橘、橘等，是轻苦微辛，具流动之品可耳。"叶氏自制的甘露消毒丹，实可取法。吴鞠通的三仁汤、宣痹汤等亦可随证选用。特别是脾湿盛者，吴又可的达原饮，可奏较好的疗效。对邪留三焦，如伤寒中之少阳病者，叶氏认为伤寒要和解表里，温病要分消上下，不敢选用柴胡制剂，仅采用温胆汤，或杏、朴、苓等燥湿和渗湿之药，似有保守。对湿渐化热，症见脘腹痞痛，舌黄或浊者，主张用苦泄，可与小陷胸汤随证治之。气分偏湿证，芳香化浊法确是较好的疗法。

潘氏认为，温病表现为营分证，主要是热邪灼津耗液，甚至邪入心包或煽动肝风。叶氏说："营分受热，则血液受劫，心神不安，夜甚无寐，或斑点隐隐，即撤去气药。如从风热陷入者，用犀角、竹叶之属；如从湿热陷入者，犀角、花露之品，参入凉血清热方中。若加烦躁，大便不通，金汁亦可加入。""或其人肾水素亏，虽未及下焦，先自彷徨矣，必验之于舌，如甘寒之中加入咸寒，务在先安未受邪之地，恐其陷入易易耳。"说明以甘寒养胃津，用咸寒育肾液，有其严格的区别。邪入心包，亦是营分证所常见的病理变化，叶氏采用牛黄丸、至宝丹或紫雪丹等开窍宣闭，是其突出的经验，为救治热病昏迷、痉厥等危症，开辟了一条新的治疗途径。对营血证，尚有瘀血与热为伍阻遏正气，遂变如狂发狂的神识错乱者，叶氏主张在清热养阴的同时，加入丹参、桃仁、丹皮等活血之品。特别是对温毒入营，耗津劫液，叶氏自制了神犀丹。吴鞠通《温病条辨》的化斑、清营等汤，即导源于此，确是良好的方剂，不可忽视。

（三）精研温病治法方药，滋阴开窍更具卓识

温病的治疗可归纳为解表、清气、和解、化湿、通下、清营、凉血、滋阴、息风、开窍等法，各有其代表方剂和药物。潘氏对滋阴、开窍两法尤有潜心研究，颇具卓识。先就养阴生津来说，他曾对三才汤、大补阴丸、增液汤、一贯煎等30余个古方进行了统计，发现其中以地黄（包括鲜、干、熟地黄）、麦冬占首位，其次为阿胶、龟甲、玄参、白芍。此外，《本经》早就认为石斛有强阴益精之功，《临证指南医案》和王孟英医案等治疗温热伤阴劫液证常用之，实为较好的养阴生津药之一。当然，尚有如知母、玉竹、枸杞、黄精等，亦具有养阴生津的作用。

在养阴法的具体应用上，潘氏强调应根据温病的不同病种，病程长短，发病季节，患者体质差异，投以相应的方药。如风温、秋燥较易伤

潘澄濂

耗肺津，湿温、冬温较易伤胃液，暑痉易伤心营，温疟易劫肝阴。正由于这种关系，所以养阴生津法的方剂及其作用，也有一定的针对性。如清燥救肺汤、沙参麦冬汤以治肺胃津伤之证；一贯煎、青蒿鳖甲汤以治肝阴耗劫之证；犀角地黄汤、化斑汤、清营汤等，宜于热毒伤营而见衄血、斑疹之证；加减复脉汤、黄连阿胶汤等，宜于肾液亏损、内风煽动之证，他如三才汤、增液汤、大补阴丸等，可以说是养阴生津的基础方。同时他还认为养阴生津方药，须视病情与清热、解毒、凉血、通下，甚或开窍宣闭等药配合应用，才能达到其治疗目的。更为可贵的是，潘氏还参考现代医学观点，对养阴法实质的研究提出了看法和设想，如认为对发热伤阴证，以养阴法为基础，配合清热药或解毒药，使发热消退而奏效，这可能与养阴药具有提高人体免疫力的作用有关，值得进一步做一些免疫试验测定，以证明温热家所倡的温病以救阴为主学说的正确性，有其重大的意义；对热病动血而伴阴虚证，在清热凉血的同时，配合养阴益气以扶正，使病情转危为安，这可能与养阴药有促进损伤的血管壁愈合及凝血因子的合成，而起到止血的作用有关。

此外，潘氏结合自己的临证经验，提出了应用养阴法必须注意的问题。其一是温病初、中期，若邪热旺盛而阴液未伤，或伤而不甚者，治法当以祛邪为主，不可径投滋阴扶正之品，以免留邪为患。若邪盛而阴伤较甚者，可祛邪佐以养阴，或祛邪养阴并重；温病后期，伤阴常较严重，出现邪少虚多的局面，此时当以养阴扶正为主。要之，须根据病程的不同阶段，权衡邪正盛衰，斟酌清解邪热和滋养阴液的主次。其二是由于养阴药如生地黄、玄参、麦冬、阿胶之类，性多黏滞而偏寒，对阴虚夹湿夹痰者，应用养阴法尤需审慎，一般宜先化痰湿，继投养阴，如痰湿轻微者，则于养阴之中寓祛湿化痰，但必须权衡轻重缓急，从多从少，才能使养阴药起到较好的作用。另外，在服用养阴药的过程中，必须注意有否影响脾胃运化功能。如果服药过程中出现胸腹痞满，食欲减退，大便溏泄，舌苔厚腻，应暂时停药，给予调理脾胃，否则对病情也是不利的。可在应用大队养阴方药中，加用一些如半夏、陈皮等健胃调气之品。试观古人制方，如麦门冬汤之有半夏，甚至如补肾的地黄丸之有茯苓、泽泻，都是很辩证的，不是绝对化的。其三是温病固然以伤阴为主要矛盾，但阴阳互根，阴虚及阳，导致阴阳俱亏，气液两衰，这类病人，临床上并不鲜见，对此不可专恃养阴滋液，应于滋阴药中加入益气之品，或益气以养阴，取"阳生阴长"之义。如治暑热损伤气津，化源欲绝，而见多汗喘喝，神倦气馁，脉散大，舌淡红少津，时时欲脱者，用生脉饮益气敛阴，挽救厥脱；治阳明热盛，气阴大亏，而见壮热，口渴，大汗，脉浮大而芤，用白虎加人参汤清泄邪热，益气生津，以防津伤气脱，此即吴鞠通所谓"脉浮大而芤，几于散矣，阴虚而阳不固也。补阴药有鞭长莫及之虞。惟白虎退邪阳，人参固正阳，使阳能生阴，乃救化源欲绝之妙法也。"他如三才汤、王氏清暑益气汤、沙参麦冬汤等，均为养阴益气而设。热病后期，特别是恢复阶段，往往余热未净，气阴未复，加之胃气未醒，脾运不良，此时宜于益气养阴，清理余邪，不可纯投滋腻，以免碍胃留邪之弊，竹叶石膏汤之类可以取法。

对于开窍法，潘氏的研究更是入微入细。以温病拯危救急常用的"三宝"即紫雪丹、至宝丹和安宫牛黄丸为例。嘉兴地区中医界流传这样一首谚语："乒乒乓乓（形容躁动之状）紫雪丹，勿声勿响至宝丹，糊里糊涂牛黄丸。"形象地说明了止痉息风紫雪为强，开窍醒神至宝尤胜，解毒豁痰安宫更妙，临床应用当有所区别。潘氏为了深入说明三方作用的差异，特对组方进行了详细的分析：犀角、麝香三方均有，西黄、朱砂、腰黄、冰片四药，至宝丹与安宫牛黄丸二方用之，羚羊仅紫雪用之，余二方未用。其认为开窍的作用，至宝、安宫之力较胜，而平肝息风之功，则以紫雪为佳。且紫雪配有四石、三香、升麻、玄参和朴硝，清热、镇静、泻下作用是其所长；至宝丹有玳瑁、琥珀之安神、利尿，此乃与紫雪、安宫所不同点；而安宫用栀子、芩、连清三焦之热毒，为至宝、紫雪所未备。故三方虽都有开窍作用，而紫雪重在清阳明之热，安宫主以泻三焦之热毒，至宝长于宁心安神，其功效各有不同，故其适应证，亦有差异。如此分析比较，确能发微阐幽，醒人耳目。他还善用神犀丹，认为本方开窍之力虽较"三宝"为逊，但凉血解毒之功见长，治温热、暑疫、温毒等邪陷心营，热毒深重，症见神昏、发斑、舌绛者，甚为合拍。

（四）热病急症善施治，衷中参西疗疫病

潘氏曾不无感慨地说："中医对急性热病急症的处理有许多宝贵的经验，但近年来由于多方面的原因，却在一般人的头脑中将中医看作为'调理'医生，就连我们有些中医工作者也变得畏首畏尾，遇到急症就推，致使许多中医传统的灵方妙药，未能充分发挥作用。若长此以往，这些宝贵的东西，就有丢失的危险。西药抗生素越来越多地表现它的弊病，如耐药菌株的不断出现，过敏逐渐增多，病人身上菌群失调，二重感染，等等。因此，我们今天研究这个问题，愈加迫切需要。"语重心长，令人深思。的确，潘氏是一位治疗热病急症的高手，如他对呕吐不止的治疗，善用玉枢丹，认为本方功能辟秽化浊，清热解毒，主治热毒内陷，秽浊犯胃所致的频繁剧烈呕吐，是夏秋季节治温疫时邪的常用方，内服可用于流行性脑脊髓膜炎及恶性疟疾的呕吐，急性胃肠炎、急性胆囊炎呕吐不止亦可用之；对热病抽搐，潘氏在治疗时曾应用止痉散（全蝎、蜈蚣），收到镇痉息风的良好效果。对厥证的治疗，他体会热厥腹部拒按，中焦燥实明显的，可用大承气攻夺；液涸者用增液承气汤，腑气一通，往往可使热退厥回。虚寒厥逆，多见于正气衰亡的时刻，症见脉微或促，肢冷面白息微，血压下降等休克或休克前期征象，此时当急投四逆汤、参附汤或生脉散加附片，莫谓热病而弃良药不用。对呼吸衰竭，潘氏在治疗乙型脑炎时创造性地运用六神丸，每次 10 粒，每小时 1 次，最大量日服 50 ～ 60 粒（小儿酌减）。其认为方中的牛黄有镇静、抗惊厥及强心作用，蟾酥能强心升压，冰片能兴奋中枢，麝香也有兴奋中枢神经、强心利尿、促进腺体分泌作用。对昏迷的治疗，潘氏认为紫雪丹、至宝丹和安宫牛黄丸的作用同中有异，临床须随证选用。其对神犀丹，认为方中金汁这味药解毒之功甚伟，惜现代已不用，可以人中黄代之。

潘氏曾经历了多次温疫流行，积累了丰富的治疗经验。如早在 20 世纪 40 年代，他曾遇到 3 次登革热流行，日诊该病 50 ～ 60 人次，他

按暑湿证治，将本病分为初起期的暑湿壅遏肌表证、发疹期的暑湿复燃伤络证、恢复期的暑湿消解后虚证三个证型进行辨治，用青蒿、金银花（或忍冬藤）清暑解毒，滑石、槟榔利湿除痹为基本方。对初起期之暑湿壅遏肌表证，加荆芥、防风、薄荷、炒苡仁等，疏肌表之风湿；对发疹期之暑热复燃伤络证，加赤芍、牡丹皮、黑山栀、蝉蜕等，凉血透疹。鉴于本病发疹无明显伤营出血之证，故一般不用犀角、玄参、紫草，与治猩红热、流行性脑脊髓膜炎之斑疹，不可相提并论。这一治疗方案，通过 200 余例的临床应用，证明有减轻症状、缩短病程、康复较易的优点。20 世纪 60 年代，潘氏亲临临床第一线，开展"乙脑"的防治研究，他参合西医分期、分型标准，将本病分为卫分证、气分证、气营两燔证和营分证（传心包证）四种类型，卫分证接近于初期或轻型，气营两燔证和营分证接近于极期或重型、极重型，气分证介于卫分证与气营两燔证之间，并认为上述四个证型往往交错出现，相互兼见，临床未可截然分割。由于本病一般不出现呕血、便血等动血症状，所以他认为单纯的血分证是极少见的。在治疗上，他指导课题组制订了银翘 1 号（金银花、连翘、菊花、薄荷、鲜芦根、大青叶）、白虎 2 号（生石膏、知母、金银花、连翘、大青叶、鲜芦根、生甘草）、玉女 3 号（生石膏、知母、鲜芦根、鲜石斛、连翘、金银花、生甘草）和营宫 4 号（鲜生地黄、牡丹皮、金银花、石菖蒲、黄连、玄参、竹叶、麦冬）四个处方，分别适用于卫分证、气分证、气营两燔证和营分证，临床取得了显著疗效。更值得一提的是，潘氏有鉴于本病演变极为迅速，往往入院时辨证为卫分证，但不到两三个小时，病人即现高热、神昏的"气营两燔证"，他参照吴有性《温疫论》"此一日之间，而有三变，数日之法，一日行之，因其毒甚，传变亦速，用药不得不紧"的名论，主张对于传变迅速的病例，治疗上应突破"一法一方，一日一剂"的框框，大胆、果断地采用"数日之法，一日行之"的紧急措施，如有些患者白天尚用银翘 1 号，晚间根据病情剧变随即改用营宫 4 号，这样确能起到顿挫和扭转病势向不良方向发展的作用。

潘澄濂

三、原文选释

（一）论个体体质不同，邪气转化亦异

【原文】

秦汉时期何以伤寒为外感疾病之总名？明清时期又出现了以温病为诸急性热病之统称？历代医家，大抵认为在病因上有寒邪和温邪之不同。但是，笔者管见，伤寒和温病之不同，不一定取决于寒温之病因，而患者体质之差异，可能是起着主导的作用。薛生白说："外邪伤人，必随人身之气而变。"叶天士也说："在阳旺之躯，胃湿恒多；在阴盛之体，脾湿亦不少。"章虚谷对叶天士所说，做了更为明确的阐述，章氏说："六气之邪，有阴阳不同。其伤人也，又随人身之阴阳强弱变化而为病。"这正符合于外因是变化的条件，内因是变化的根据的规律。与此同时，笔者从临床症状的演变过程来观察，由于多种外感病的初期（即前驱期）大都有不同程度之恶风寒的表现，故古代总名它为伤寒，不无根据。然发热是贯穿在诸外感病的全过程，并认为温者热之始也，故明清时期以温病为统称，亦不无其一定之理由。不论伤寒或温病，总的来说，不离天时与病形而为病名。

【阐释】

"外邪伤人，必随人身之气而变。"是本文的紧要句，潘氏引用之，主要是说明外感热病的病因，虽有寒、温之分，一般来说，伤寒是感受寒邪，温病是感受温邪，但邪气作用于人体后，由于个体的体质不同，寒邪可转化为温邪，温邪亦可转化为寒邪，这就是体质学说中的"体病相关"论，亦即唯物辩证法中所说的"外因是变化的条件，内因是变化的根据"。对伤寒与温病的病邪，我们应这样去认识。

（二）论察舌在外感热病辨证中的重要作用

【原文】

《伤寒论》说："太阳病，或已发热，或未发热，必恶寒，体痛，呕逆，脉阴阳俱紧者，名为伤寒。"又说："太阳病，头痛发热，身疼，腰痛，骨节疼痛，恶风，无汗而喘者，麻黄汤主之。"这就是所谓狭义伤寒的脉证和治疗。但《伤寒论》对太阳伤寒的证治，并无明文指出其证仅限发于冬月，也未言及仅限发于北方。而以麻黄汤所组成药物的性能来看，是属于辛温解表剂，适应于寒化的表实证，似可肯定。

《伤寒论》说："太阳病，发热而渴，不恶寒者，为温病。"这就是《难经·十八难》所说的狭义温病，它与太阳伤寒证有显著的不同，足资识别。

但是麻黄汤证，惟凭恶寒、发热、无汗、头痛、身疼而喘、脉浮紧等的表现，来辨别其寒热的属性，依据似有不足。又吴鞠通《温病条辨》说："凡温病，始于上焦手太阴。""太阴之为病，脉不缓不紧而动数，或两寸独大，尺肤热，头痛，微恶风寒，身热自汗，口渴或不渴而咳，午后热甚者，名曰温病。"吴氏对"太阴为病"的辨证，与《伤寒论》太阳伤寒证，同样存在对辨别属性之寒热的指征有不足之弊。

以笔者临床实践认为，脉证固为辨证之依据，而观察舌质、舌苔及其润湿度等，实为辨别寒热之属性，审察津液营血之润枯，法简而可靠，确有其重要意义。此实为明、清温热家，特别是叶天士在他的《温热论》对察舌做了系统的论述，补前人所未发，确有指导临床的重大价值。近人利用物理仪器，生化的测定，做了深入的研究，甚为可喜。

【阐释】

对伤寒（狭义）与温病表证的辨证，《伤寒论》与《温病条辨》虽各有论述，但潘氏认为其辨别指征尚有欠缺，他以叶天士《温热论》为依据，结合自己的实战经验做了必要的补充，很切合临床实际。

（三）论六经辨证与卫气营血和三焦辨证的关系

【原文】

《伤寒论》的六经辨证，是在《素问·热论》的基础上而创造性地发展起来的。它既与脏腑气血有关，又与六气相应；更重要的，是为辨别八纲提出准则。温病学说以卫、气、营、血辨证为其要领，借以审察津液营血之润枯，神志意识之清默，作为衡量病变浅深轻重之依据。因而，有些学者认为，《伤寒论》与温病学说是两个不同的理论体系。笔者对此，未敢苟同。笔者认为《伤寒论》六经辨证，是温热家卫、气、营、血辨证的基础。这可从叶氏的《温热论》中，找到它的蛛丝马迹，《温热论》说："气分病，有不传血分，而邪留三焦，亦如伤寒中少阳病也。"又如"三焦不得从外解，必致成里结，里结于何？在阳明胃与肠也"等等，可以表明卫气营血辨证，如无《伤寒论》六经辨证作为它的基础，是无源之水，无本之木。所以笔者主张，应将六经辨证与卫气营血辨证结合起来，相互为用，使辨证方法，更臻完善。

至于治法，尽管《伤寒论》113方，而温热家亦创制了较多的方剂，概括起来，不外乎为汗、吐、下、和、温、清、消、补的八法。一般认为《伤寒论》诸方，似偏重于扶正以祛邪；温热家的方剂，似擅长于养阴以清热，各有千秋，未可偏废。特别是温热家创制了清热解毒、芳香化浊、养阴生津及开窍安神等法，如银翘散、连朴饮、增液汤、安宫牛黄丸等方剂，实有补《伤寒论》诸方之未备，甚为可贵。但是，必须看到，如吴有性治温常用大黄，余师愚治疫重用石膏，他们的方剂岂不是从《伤寒论》的白虎、承气诸方化裁而出者乎？

【阐释】

中医学术富有传承性和创新性，本文对《伤寒论》的六经辨证与后世卫气营血和三焦辨证做了分析比较，指出六经辨证是卫气营血和三焦辨证的基础，而后者对前者又有传承和创新。同时还指出温病学家创制的不少名方，也是在《伤寒论》经方中发展起来的，如此说理，浅显易懂，很易接受。

（四）论温病的传变有顺有逆

【原文】

知其常始能达其变。由于温邪的毒性有轻重之不同，每一患者的抗病力和敏感性有强弱之差异，因而温病的传变可不循常轨，有在卫分时即突现神昏痉厥的邪入心包证。叶氏说："温邪上受，首先犯肺，逆传心包。"这里所说的"逆传"二字就是指邪不循一般规律而传，为病势危重的表现，与吴又可《温疫论·急证急攻》里的"一日之间，而有三变"有着类似的性质。王孟英说："邪从气分下行为顺，邪入营分内陷为逆也。苟无其顺，何以为逆？"此说颇有见地。"逆传"二字寓意颇深，它可以引起人们对病情突变的及时警惕和积极救治，以达到转危为安的目的。

【阐释】

本文以温病"逆传"为例，阐发了温病卫气营血传变是言其常，"逆传"（即卫分径入心营）是道其变，并强调"它可以引起人们对病情突变的及时警惕，以达到转危为安的目的"。忆及20世纪60年代，在潘氏的指导下，对流行性乙型脑炎进行防治研究，潘氏有鉴于本病传变迅速，常可出现逆传心包等危症，告诫我们早投安宫牛黄丸、紫雪丹、至宝丹，以截断病势向"逆传"发展，取得了较好效果。

（五）论战汗

【原文】

战汗，是疾病的转归。叶氏说："若其邪始终在气分流连者，可冀其战汗透邪，法宜益胃，令邪与汗并，热达腠开，邪从汗出。解后胃气空虚，当肤冷一昼夜，待气还自温暖如常矣。盖战汗而解，邪退正虚，阳从汗泄，故渐肤冷，未必即成脱证。此时宜令病者安舒静卧，以养阳气来复，旁人切勿惊惶，频频呼唤，扰其元神，使其烦躁。但诊其脉，若虚软和缓，虽踡卧不语，汗出肤冷，却非脱证；若脉急疾，躁扰不卧，肤冷汗出，便为气脱之证矣。更有邪盛正虚，不能一战而解，停

潘澄濂

一二日再战汗而愈者，不可不知。"叶氏对战汗的临床表现、病机及处理方法，做了详细阐述。这里值得注意的是，战汗多为邪在气分流连，可冀发汗。如营分证突发寒战，肢厥脉伏，或爪甲青紫，非中毒性休克，即为循环衰竭，需与战汗严格区别，细致观察。个人经验，战汗以神清脉匀最为重要。

【阐释】

战汗是指外感热病中一种症候，是邪正相争的一种表现，一般多见于正虚渐复，奋起与邪气抗争，突然出现战栗，继而出现全身出汗，故称"战汗"。其症对预后关系很大。若正胜邪却，脉静身凉，为疾病向愈的征象；若邪盛正衰，气随汗脱，多为凶兆。潘氏细读古人对战汗的论述，结合个人的临床经验，指出"如营分证突发战汗，肢厥脉伏，或爪甲青紫，非中毒性休克，即为循环衰竭，需与战汗严格区别"。这对危重症的鉴别诊断，颇有启迪。

（六）论养阴法的常用方药和与他法的配合应用

【原文】

养阴生津法的方剂较多，笔者将内科（包括温病）临床上所常用的，如三才汤、大补阴丸、增液汤、一贯煎等30余个方剂，给以统计，发现其中药物以地黄（包括鲜、干、熟地黄）、麦冬占首位，其次为阿胶、龟板、元参、白芍。此外，《本经》早就认为石斛有强阴益精之功，《临证指南医案》《王孟英医案》等治疗温热伤阴劫液，中风阴虚阳亢之证常用之，实为较好的养阴生津药之一。当然，尚有如知母、玉竹、杞子、黄精等等，亦均具有养阴生津的作用。

由于温病有多种多样，病程有长短之悬殊，发病季节有不同，而且患者体质有差异。一般来说，如风温、秋燥较易伤耗肺津；湿温、冬温较易伤胃液；暑痉易伤心营；温疟易劫肝阴。正由于这种关系，所以养阴生津法的方剂及其作用，也有一定的针对性。如清燥救肺汤、沙参麦冬汤以治肺津损伤之证；一贯煎、青蒿鳖甲汤以治肝阴耗劫之证；白虎加地黄汤、竹叶石膏汤等，宜于热邪灼津耗液之证；犀角地黄汤、化斑汤、清营汤等，宜于热毒伤营而见衄血、斑疹之症；加减复脉汤、黄连阿胶汤等，宜于肾液亏损、内风煽动之证。此外，如三才汤、增液汤、大补阴丸等，可以说是养阴生津的基础方。但是，也有甘寒与咸寒之别，要随证选择。

综上而观，养阴生津法方剂的配合，不是单纯的，而是视病情的不同，配合清热、解毒、凉血、通下，甚或开窍宣闭，或益气扶正之药，复合应用，才能达到其治疗之目的。总之，如生地、麦冬、石斛等甘寒之药，适用于肺胃津液耗灼之证；如龟板、鳖甲、阿胶等咸寒之药，适用于肝肾的阴液亏损，或病程较长的羸弱之证。这是一般的应用规律。

【阐释】

温病学家特别是吴鞠通《温病条辨》，不仅强调"本论始终以救阴精为主"，还对养阴法进行了分类，主要分甘寒生津、咸寒养阴、酸甘化阴、苦甘合化四大类，各有其适应证。潘氏传承与发挥了前贤有关经验，对养阴的常用药物和主要方剂做了阐发，并指出："养阴生津法的方剂及作用，也有一定的针对性"。还可以视病情的不同，与清热、解毒、凉血、通下等法配合应用，言之甚是。

（七）论湿温证治

【原文】

一般认为，湿温的病因是既受湿，又感暑，或湿邪久蕴而化热所致。吴鞠通说："湿温者，长夏初秋，湿中生热，即暑病之偏于湿者也。"是知暑与湿合，即为湿热。盖夏秋季节，气候溽暑，天之热气下迫，地之湿气上腾，湿热交蒸，人在气交之中，怯者着而为病，故夏秋特别是长夏季节，是本病的好发时期。薛生白对本病的发病因素，阐述更为精辟，尝谓："太阴内伤，湿饮停聚，客邪再至，内外相引，故病湿热。"又说："或先因于湿，再因饥劳而病者，亦属内伤挟湿，标本同病。"这种"内外相引""标本同病"的观点，深刻地阐明了湿温病的发病是内外因联合作用的结果，而内因则往往起主导作用。

湿热合邪有其特异性。薛生白说："热为天之气，湿为地之气，热

潘澄濂

得湿而愈炽，湿得热而愈横。湿热两分，其病轻而缓；湿热两合，其病重而速。"王孟英也说："热得湿则郁而不宣，故愈炽；湿得热则蒸腾而上熏，故愈横。两邪相合，为病最多。"指出湿热合邪，在病情上较之单纯湿邪或热邪为患更为复杂、严重，这对临床很有指导意义。

对于湿温病的病机和病位，薛生白说："湿热病属阳明太阴者居多，中气实则病在阳明，中气虚则病在太阴。"明确指出了湿热病的病位是在阳明和太阴二经，这与叶天士所说的"在阳旺之躯，胃湿恒多，在阴盛之体，脾湿亦不少，然其化热则一"，其义颇相吻合。

薛生白说："湿热证，始恶寒，后但热不寒，汗出胸痞舌白，口渴不引饮。"这是湿温病初起最常见的症状，故薛氏将其作为辨证提纲。同时他又指出："病在二经（指阳明、太阴）之表者，多兼少阳三焦；病在二经之里者，每兼厥阴风木。以少阴厥阴同司相火，阳明太阴湿热内郁，郁甚则少火皆成壮火，而表里上下充斥肆逆，故是证最易耳聋、干呕、发痉、发厥。而提纲中不言及者，因以上诸证，皆湿热病兼见之变局，而非湿热病必见之正局也。"可见湿温病不管偏湿偏热，然其均可热化，邪气充斥表里上下，导致伤津灼液，发痉发厥，病情至为复杂。

【阐释】

湿温病是温病中最常见的病种之一，江南发病尤多。本文简要归纳了前贤对湿温病因、病机、病位和治法的论述，并提出"湿温病不管偏湿偏热，然其均可热化，邪气充斥表里上下，导致伤津灼液，发痉发厥，病情至为复杂"，言简意赅，足资参考。

（八）论养阴法的具体应用

【原文】

诚然，养阴法是温病治疗上的重要法则，但具体应用时亦须有的放矢，不可肆意乱投。其应用注意点：

①温病初、中期，若邪热旺盛而阴液未伤，或伤而不甚者，治法当以祛邪为主，不可径投滋阴扶正之品，以免留邪为患。若邪盛而阴伤较

甚者，可祛邪佐以养阴，或祛邪养阴并重；温病后期，伤阴常较严重，出现邪少虚多的局面，此时当以养阴扶正为主。要之，须根据病程的不同阶段，权衡邪正盛衰，斟酌清解邪热和滋养阴液的主次。

②由于养阴药如生地、玄参、麦冬、阿胶之类，性多黏滞而偏寒，对阴虚夹湿夹痰者，应用养阴法尤需审慎，一般宜先化痰湿，继投养阴，如痰湿轻微者，则于养阴之中寓祛湿化痰，但必须权衡轻重缓急，从多从少，庶能使养阴药起到较好的作用。再者，在服用养阴药的过程中，有否影响脾胃运化功能，必须注意。如果服药过程中出现胸腹痞满，食欲减退，大便溏泄，舌苔厚腻，有这样情况出现，应暂时停药，给予调理脾胃，否则对病情也是不利的。个人经验，在应用大队养阴方药中，加用一些如半夏、陈皮之类的健胃调气之品，有很大的好处。试观古人制方，如麦门冬汤之有半夏，养胃汤之有生姜，甚至如补肾的地黄丸之有茯苓、泽泻，都是很辩证的，不是绝对化的，有一定意义。

③温病固然以伤阴为主要矛盾，但阴阳互根，阴虚及阳，导致阴阳俱亏，气液两衰，这类病人，临床上并不鲜见，对此不可专恃养阴滋液，应于滋阴药中加入益气之品，或益气以养阴，取"阳生阴长"之义。如治暑热损伤气津，化源欲绝，而见多汗喘喝，神倦气馁，脉散大，舌淡红少津，时时欲脱者，用生脉饮益气敛阴，挽救厥脱；治阳明热盛，气阴大亏，而见壮热，口渴，大汗，脉浮大而芤，用人参白虎汤清泄邪热，益气生津，以防津伤气脱，此即吴鞠通所谓"脉浮大而芤，几于散矣，阴虚而阳不固也。补阴药有鞭长莫及之虞。惟白虎退邪阳，人参固正阳，使阳能生阴，乃救化源欲绝之妙法也。"他如三才汤、王氏清暑益气汤、沙参麦冬汤等，均为养阴益气而设。此外，热病后期，特别是恢复阶段，往往余热未净，气阴未复，加之胃气未醒，脾运不良，此时宜于益气养阴，清理余邪，不可纯投滋腻，以免碍胃留邪之弊，竹叶石膏汤之类可以取法。

④对于一些温邪动血而出现血证的患者，出血刚刚控制之后，瘀血消除未净，亦不宜骤用大剂养阴，即使用之，必须于养阴之中，配以化瘀活血，庶免宿瘀之后患。

潘澄濂

【阐释】

伤津劫液，甚或阴津枯涸，是温病常见的病理变化，关乎病情的恶化和不良预后，因此保护和滋养津液是温病极为重要的治疗法则，所谓"留得一分津液，就留得一分生机"。然养阴法固属重要，但精准应用更为紧要。潘氏在此文中对养液方药的具体应用和注意事项等作了精辟的论述，对临床很有指导作用，值得细玩。

（九）论湿温证的临床分型

【原文】

对湿温辨证，我认为主要的关键在于对气分的热重于湿，或湿重于热的辨别，这关系着疗效和预后。其辨证要点，严鸿志《感证辑要·湿热证治论》说得十分清楚，谓"湿多者，湿重于热也，其病多发于太阴肺脾，其舌苔必白腻，或白滑而厚，或白苔带灰兼黏腻浮滑，或白带黑点而黏腻，或兼黑纹而黏腻，甚或舌苔满布，厚如积粉，板贴不松。脉息模糊不清，或沉细似伏，断绝不匀，神多沉困似睡，证必凛凛恶寒，甚而只冷，头目胀痛，昏重如裹如蒙，身痛不能屈伸，身重不能转侧，肢节肌肉疼而且烦，腿足痛而且酸，胸膈痞满，渴不引饮，或竟不渴，午后寒热，状若阴虚，小便短涩黄热，大便溏而不爽，甚或水泻；……热多者，热重于湿也，其病多发于阳明胃肠，热结在里，由中蒸上，此时气分邪热郁遏灼津，尚未郁结血分，其舌苔必黄腻，舌之边尖红紫欠津，或底白罩黄，混浊不清，或纯黄少白，或黄色燥刺，或苔白底绛，或黄中带黑，浮滑黏腻，或白苔渐黄而灰黑。伏邪重者苔亦厚且满，板贴不松，脉象数滞不调，证必神烦口渴，渴不引饮，甚或耳聋干呕，面色红黄黑混，口气秽浊，余则前论诸证或现或不现，但必胸腹热满，按之灼手，甚或按之作痛。"对湿偏重，热偏重两种类型的病位病机、主要证候，阐发无遗，尤其对舌苔的描述更加具体，诚为辨证之着眼点，足资参考。个人临床体会，热重于湿的易成阳明里结，伤津劫液，成痉成厥，变证蜂起；而湿重于热，病情进展虽稍缓慢，而浊邪久羁，脾运受阻，亦可导致胀满泄利、黄疸、便血等症。当然还有湿热并重之证。

所有这些都要根据"四诊"，尽可能参考现代医学的各项相应的检查和化验，详细观察，作出较正确的辨证，是很必要。

【阐释】

湿温临床较为常见的病证，潘氏对此颇有研究。本文他着重引用了严鸿志《感证辑要》有关论述，对热偏重、湿偏重两种类型的辨证和转归做了发挥，对临床颇有裨益。

（十）论湿温的治疗须注重宣畅肺气

【原文】

前人治疗湿温，很注重宣畅肺气，所谓"肺主一身之气，气化则湿亦化也。"如《温病条辨》的三仁汤，全方以轻清开泄为主，并以杏仁为君药，旨在开肺气以化湿邪，临床证实疗效很好，其作用机理，很值得深入研究。

【阐释】

前贤治疗湿温，很重视宣畅肺气，吴鞠通对此尤有发挥，尝谓"肺主一身之气，气化则湿亦化矣。"他所创制的三仁汤，为宣肺气，化湿热的最著名方剂，后世广为应用，疗效卓著。潘氏传承吴氏经验，体现了"继承精华，守正创新"的原则，值得我们称道。

（十一）论"三宝"的作用异同

【原文】

犀角、麝香三方均有之，西黄、朱砂、腰黄、冰片四药，至宝丹与安宫牛黄丸二方用之，羚羊仅紫雪丹用之，余二方未用。由此可见，开窍作用，至宝、安宫之力较胜，而平肝息风（即镇痉）之功，则以紫雪为佳。且紫雪配有四石、三香、升麻、元参和朴硝，清热、镇静、泻下作用是其所长；至宝丹有玳瑁、琥珀之安神、利尿，此为与紫雪、安宫所不同点；而安宫用栀子、芩、连、郁金清三焦之火，泻肝胆之热，为至宝、紫雪所未备。故三方虽都有开窍作用，而紫雪重在清阳明之热，安宫主以泻肝胆之火，至宝长于宁心安神，其功效各有所不同，故其适

潘澄濂

应证亦有差异。明此，则临床应用时，可有选择，不至于盲目而乱用。

【阐释】

"三宝"即安宫牛黄丸、紫雪丹、至宝丹的简称，是温病开窍醒神的代表方剂。潘氏对三方的组成药物进行了分析，指出了其作用同中有异："紫雪重在清阳明之热，安宫主以泻肝胆之火，至宝长于宁心安神，其功效各有所不同，故其适应证亦有差异。"很有参考价值。

又浙北地区曾流行医谚："乒乒乓乓紫雪丹，糊里糊涂牛黄丸，不声不响至宝丹。"比喻形象，亦可供借鉴。

四、方剂选录

（一）茵陈蒿汤加味

【药物组成】茵陈、山栀、郁金、黄柏各 12 克，制军、枳壳各 6 克，茯苓、鸡内金各 10 克，半枝莲 30 克，红枣 4 枚。湿重于热者合胃苓汤，而去制军、黄柏。

【功效】清利湿热，疏肝利胆。

【主治】黄疸型肝炎、重症肝炎。

（二）清暑醒苏饮

【药物组成】鲜竹沥 60 克，石菖蒲、郁金、川贝母、麦冬各 6 克，鲜芦根 30 克，金银花 18 克，扁豆花 12 克，远志 5 克，六一散 9 克（包）。

【功效】清暑开窍。

【主治】暑热夹痰浊蒙闭心窍而见发热神昏，喉间痰鸣等症。

五、医案选按

（一）湿温（肠伤寒并发肠出血）案

患者翁某，男性，22岁，职工。

初诊：1949年2月（农历十二月二十八日）。

症状：发热已有20天不解。体温波动于38～39.7℃之间，神疲而烦，口渴不欲多饮，大便微溏，色老黄如酱，日2～3次，纳差，回盲部触之有过敏感，舌苔根部黄浊，前半及尖质红绛且干，脉象弦数，每分钟约92次。

化验：白细胞6400/立方毫米，中性粒细胞58%，淋巴细胞40%，单核细胞2%。伤寒血清反应1：00。

西医诊断：肠伤寒。

中医辨证：属湿温热结旁流，气分之热，不从外解，致成里结，营液耗伤，走窜欲泄。

治法：清热解毒，养阴保液。

处方：鲜生地黄30克，麦冬9克，黄连5克，黄芩9克，金银花15克，黑山栀12克，鲜芦根1尺，炙甘草4.5克。服1帖。

二诊：农历十二月二十九日凌晨二时。

患者于夜半12时，觉烦躁不安，鼓肠欲便，旋即突然下血，量300～400毫升，体温骤降至36.2℃，肢凉，神清而倦怠，懒言，肠鸣幽幽，仍有欲便意，舌苔根部黄浊，前半干绛，脉象细数，每分钟约105次，热毒走窜，血脱气虚。治宜益气敛阴，清热止血。急投复脉汤加减。方用：西洋参9克，上肉桂1.2克，鲜生地黄30克，玄参12克，黄连6克，麦冬9克，金银花16克，地榆炭15克，仙鹤草30克，炙甘草6克，赤芍6克。服1剂。

三诊：农历十二月三十日下午。

大便出血已止，精神稍佳，体温38.2℃，舌苔根部黄浊已消，质仍红绛，脉象细数。热毒渐戢，营气耗损未复。再于前方减肉桂，加白薇9克、旱莲草16克。服2剂。

四诊：农历正月初二下午。

体温午前36.6℃，午后37.6℃，大便3日未行，而无所苦，小便黄赤，舌质光红，脉转缓象，炉烟始熄。仍于前方减去赤芍、仙鹤草，加鲜石斛12克、怀山药12克，服3剂。

五诊：农历正月初五下午。

两日来体温已趋正常，稍进米饮，胸颈汗出，晨间大便1次，色老黄而成形，舌仍光滑，脉象濡弱。仍守养阴益胃法，以善其后。方用：西洋参4.5克，麦冬6克，怀山药10克，生地黄12克，茯苓10克，川石斛12克，陈皮6克，炙甘草4.5克，生谷芽15克。服4剂，继续调理20余日而痊愈。

【按】潘氏认为，本例为由于沙门氏菌属伤寒杆菌感染所致的伤寒病并发肠出血。温热家所谓温邪由中道而达外的湿温证，可能即指这种疾病而言。由于发病季节，适值冬至前后，称之为冬温，也未尝不可。患者初诊时，正值发病进入第3病周，肠部黏膜脱落，最易引起肠出血的阶段。在肠出血后，体温骤降，肢冷神疲，脉象细数。当时治疗，养阴凉血，固为主要的法则，而益气救脱，防止心气衰竭，亦为当务之急。故用洋参、麦冬，配合少量肉桂之扶阳，取法《伤寒论》炙甘草汤之用桂枝，有其相似的意义。且肉桂温而不燥，更适应于急性热病过程中，特别是湿温阴伤及阳、壮火伤气之证，潘氏用之，屡奏良效。然本例毕竟是动血之证，仙鹤草、地黄、丹皮、赤芍及地榆等凉血止血之药势在必用。加入芩、连、银花等以解毒。标本兼顾，得以治愈。但是养阴生津法，贯穿于治疗之始终，是值得引起重视的。

（二）败血症伴发肺炎案

患者王某，男，54岁，干部。

住某医院传染病房，住院后曾以抗生素治疗不效，第七天邀中医会诊。

初诊：1978年9月29日。

症状：发热，体温39℃～41℃，昼轻暮重，高热时伴有憎寒，精神淡漠，气急胸闷，咳痰稠黏，腹胀满，按之微硬，大便已6日未行，腿膝酸疼，入夜更甚，但无红肿。舌质绛，舌根及中部苔黄黑而干，脉象滑数，112次/分。

化验：白细胞13000/立方毫米，中性粒细胞82%，淋巴细胞17%，嗜酸性粒细胞1%；血培养为金黄色葡萄球菌。

X线摄片：右肺有炎症灶。

西医诊断：败血症伴发肺炎。

中医辨证：属热毒入营，肺失肃降，胃腑蕴结，津枯邪滞，气营两燔。

治法：养津通腑，清热肃肺。拟增液承气汤加减。

处方：鲜生地黄30克，玄参12克，麦冬10克，制军10克，川贝母6克，鱼腥草30克，金银花20克，炙甘草4克。服2剂。

二诊：10月2日。

经服前方2剂后，昨晚7时许，大便1次，微溏，粪色焦黄，腹满顿减，胸闷气急亦轻，晨间体温38.3℃，舌绛红，根部黄苔未退，脉象滑数，92次/分。再守原法加减。

处方：鲜生地黄30克，玄参10克，鲜石斛12克，金银花20克，制军4.5克，枳壳6克，麦冬10克，鱼腥草20克，生薏苡仁20克，甘草4克。服2剂。

三诊：10月5日。

两日来大便每日1次，腹部平软，知饥欲食，体温午后尚有37.5℃，腿膝酸疼明显减轻，舌苔黄糙已退，质红而略润，脉象已转濡缓。热势已戢，营液未复，再于原方减去制军、鱼腥草，加鲜芦根1尺、冬瓜仁12克。服3剂。

四诊：10月8日。

身热已解，神清寐安，舌质红润，脉象濡缓，再进养津益胃之剂，以善其后。

潘澄濂

处方：太子参15克，川石斛12克，麦冬10克，生薏苡仁15克，生谷芽12克，金银花12克，川贝母6克，炙甘草4克。服5剂。

【按】败血症多因破损皮肤或黏膜感染致病菌，经淋巴或静脉，侵入血循环所产生的毒素而引起的病症。本例经用多种抗生素和输液等治疗，高热不能控制，神志淡漠，似有昏厥之预兆。潘氏审其入院后，6日来大便未行，腹满气急，舌绛而干，苔黄黑，脉滑数，显系热毒鸱张，肺失肃降，腑气蕴结，正是津枯邪滞之证，投以增液承气加入金银花、鱼腥草之剂。大便通后，热势迅即遏止。由此可见，细菌感染性疾病，应用抗生素治疗，固为对症，如营液已枯，不救其津，热不得解，不排其毒，邪无去路，其理昭然。古人倡治温以救阴为主的法测，信不我欺。

（三）烂喉丹痧（猩红热）案

粟某，女，23岁。

初诊：1973年8月21日。

症状：突然头痛，憎寒发热，体温38.6℃，咽喉焮红肿痛，面部及肢体皮色潮红，舌苔黄糙、质红，舌呈杨梅样，脉象浮数。

血象：白细胞12500/立方毫米，中性粒细胞84%，淋巴细胞26%。

中医辨证：风热外乘，心肺火炽。

治法：辛凉清解。

处方：菊花9克，桑叶9克，僵蚕9克，薄荷3克，金银花13克，连翘12克，板蓝根15克，竹叶9克，桔梗4.5克，甘草3克。服2剂。

二诊：8月23日。

畏寒虽罢，身热未解，体温38.9℃，颈及胸腹等处皮色潮红，红疹满布，压之褪色，咽部见有伪膜，周围焮红，舌红绛，尖起刺，脉象滑数。确诊为烂喉丹痧，风毒炽盛，扰及营血，治宜清营凉血。

处方：鲜生地黄30克，丹皮15克，赤芍9克，玄参9克，麦冬9克，金银花18克，板蓝根15克，牛蒡子12克，鲜芦根60克，人中黄

（布包）15克。服3剂。以锡类散吹喉，1日3次。

三诊：8月26日。

身热已轻，体温37.5℃，咽喉伪膜消退，肤色转淡，疹子隐隐，大小便正常，神疲乏力，舌质虽仍红而略润，脉象滑数。热势减轻，再守原法增减。

处方：鲜生地黄20克，鲜石斛12克，牡丹皮15克，赤芍12克，板蓝根15克、金银花15克，玄参12克，僵蚕12克，生楂肉9克，牛蒡子12克，甘草3克。服3剂。

四诊：8月29日。

身热已解，手掌及足底皮肤落屑，自觉倦怠，舌上苔薄，质仍红，脉转和。邪热初却，营液来复，再以增液汤加味。

处方：麦冬9克，玄参10克，生地黄15克，北沙参12克，牡丹皮10克、赤芍9克，鲜石斛12克，生谷芽10克，炙甘草4克。服5剂。无并发症而治愈。

【按】烂喉丹痧的临床表现，颇似现代医学的猩红热，在我国各地常有散发。丁甘仁先生对本病的治疗积累了丰富的经验。他对初起卫分证主张辛凉清解，使痧透神清，继以滋阴凉血，大忌寒凉阻遏。本例即依照丁氏的经验，先以辛凉透解。迨表解疹布，始进养阴凉血，佐入解毒之品。并对咽喉局部，吹以锡类散。内外结合，热解疹回，神情清爽，无并发症而痊愈。足见养阴生津法的应用，必须掌握机宜。但余师愚云治疫疹，不论初起与否，均主张用大剂石膏，这可能由于这种疾病性质不同，因而治法亦各有异趣，故不可一概而论。

（四）暑温（乙型脑炎）恢复期案

张某，男，11岁，1964年7月13日入院。

症状：因发热、头痛、昏迷，经中西医结合治疗，达10余日，神识已清，午后发热38.5℃，已有半月不解，形体消瘦，语声低微，肢指颤动，握碗捏筷亦感困难，小溲清利，大便燥结，舌质光红少苔，脉象细数。

潘澄濂

血象：白细胞10200/立方毫米，中性粒细胞80%，淋巴细胞19%，嗜酸性粒细胞1%。脑脊液：外观清晰，细胞数400/立方毫米，蛋白定性（＋），糖65毫克%，氯化物658毫克%。

诊断：乙型脑炎（恢复期）。

中医辨证：暑邪留恋，气营两损，筋失濡养，内风煽动。

治法：育阴益气，清暑息风。仿小定风珠意以进。

处方：生龟甲20克，大生地黄15克，太子参12克，麦冬9克，青蒿9克，钩藤9克，忍冬藤12克，橘络3克，鸡子黄1枚（分2次研冲）。服3剂。

二诊：午后身热已轻，体温最高为37.7℃。精神略振，但肢指尚有振颤，胸部出现白痦，色如水晶，舌仍光红，脉象细数。于原方去忍冬藤，加怀山药12克，服5剂。

三诊：身热已清，语言音声稍亮，肢指颤动减轻，能站立，室内行动不需人扶，舌苔薄润，脉象濡缓，再予养阴益气。

处方：太子参20克，大生地12克，清炙黄芪10克，麦冬9克，怀山药12克，陈皮6克，扁豆花10克，怀牛膝10克，茯苓10克，陈皮6克，炙甘草3克。再服10剂而出院。

【按】本例由于暑邪久羁，壮火食气，气营俱损，邪却正虚，所幸胃纳尚可，故投以小定风珠的咸寒养阴法，扶正以驱邪，中途未生变卦，效果较为满意。

温病学派对后世温病学说发展的影响

江苏、浙江两省是温病学派的发祥地，该学派的四大名家叶天士、薛生白、吴瑭、王士雄，均为江、浙人氏，浙江医家宗其说者大有人在，本书所载 14 位名医，尤其是王士雄、章楠、雷丰，堪称是佼佼者，他们在温病方面的著述和学术经验，已在浙江广为传播，代有传人，从而对浙江温病学派的传承和发展作出了不可磨灭的卓越贡献，影响深远。兹分述如下。

一、学术经验的传承与发挥

从浙江省防治急性传染病来看，近现代特别是新中国成立以来，各地在防治流行性感冒、流行性乙型脑炎、急性传染性肝炎、钩端螺旋体病、流行性出血热、登革热、人禽流感、手足口病、非典型性肺炎、新型冠状肺炎等疾病中，采用中医和中西医结合的治疗方法，取得了巨大成绩。以流行性乙型脑炎治疗为例，早在 20 世纪 50 年代，浙江省中医研究所等单位成立协作组，对 730 例患者进行临床观察，结果表明中医辨证论治组治愈率为 91.96%，中药成方组治愈率为 81.4%，西医组治愈率为 79.7%，肯定了中医疗效是卓越的，更证明了以温病学说指导"乙脑"的临床实践，有重要意义。又如在近年新冠肺炎防治斗争中，浙江省也出台了《浙江省新型冠状病毒肺炎中医药防治推荐方案》，该方案把中医中药尤其是温病学的理论和方药提升到重要位置，其中出自温病学的方剂不在少数，如荆防败毒散加减、安宫牛黄丸等，各地实践证明疗效卓著。全省共治疗 1344 例，死亡仅 1 例。以上只是举例说明而已。

二、温病论著络绎问世

由于温病学派在浙江省盛行，新中国成立以来，浙江中医人先后撰写了为数较多的温病论著，如浙江中医学院曾编撰出版了《温病条辨白话解》《蒋士英温病医论及学术经验选》等；浙江省中医药研究院曾编撰出版了《温病条辨歌括选要》《温疫论评注》《温病研究》《温病学派四大家研究》《温病名著精华》《温病贯珠集》《中医湿热病证治》《中医湿热病学》《中医治疫名论名方名案》《病毒性疾病中医验方选粹》《古代名家温病医案选评》等，享誉全国。至于有关温病的论文，更是不胜枚举。充分体现了温病学派在浙江省得到了深入传承和发展。

三、新药开发研究

浙江省名老中医吴士元熟谙温病学说，临床经验丰富，他创制的芙朴感冒颗粒，主治风热夹湿型感冒，效果显著，早已投产，至今畅销不衰。又如克痢痧胶囊，是由浙江省海门中医院（现台州市中医院）一名老中医将其祖传秘方贡献出来，经临床验证，疗效卓著，投产后深受患者的青睐。随着浙江省温病学派的日益兴旺发达，相信新药开发研制的思路，必将进一步拓宽，更上一层楼。

四、温病学派学术活动积极活跃

"浙派中医"是浙江省的一张金名片，其中温病学派是十大学派之一。近年来浙江省中医药学会大力组织包括温病学派（代表人物如王士雄、雷丰等）在内的巡回宣讲活动，影响遍及全省各地，学术气氛十分浓厚，呈现出一派"百花齐放，百家争鸣"的繁荣景象，前景十分广阔。

《浙派中医丛书》总书目

原著系列

格致余论	规定药品考正·经验随录方
局方发挥	增订伪药条辨
本草衍义补遗	三因极一病证方论
丹溪先生金匮钩玄	察病指南
推求师意	读素问钞
金匮方论衍义	诊家枢要
温热经纬	本草纲目拾遗
随息居重订霍乱论	针灸资生经
王氏医案·王氏医案续编·王氏医案三编	针灸聚英
随息居饮食谱	针灸大成
时病论	灸法秘传
医家四要	宁坤秘笈
伤寒来苏全集	宋氏女科撮要
侣山堂类辩	产后编
伤寒论集注	树蕙编
本草乘雅半偈	医级
本草崇原	医林新论·恭寿堂诊集
医学真传	医林口谱六治秘书
医无闾子医贯	医灯续焰
邯郸遗稿	医学纲目
通俗伤寒论	

专题系列

丹溪学派	针灸学派
温病学派	乌镇医派
钱塘医派	宁波宋氏妇科
温补学派	姚梦兰中医内科
绍派伤寒	曲溪湾潘氏中医外科
永嘉医派	乐清瞿氏眼科
医经学派	富阳张氏骨科
本草学派	浙江何氏妇科
伤寒学派	

品牌系列

杨继洲针灸	王孟英
胡庆余堂	楼英中医药文化
方回春堂	朱丹溪中医药文化
浙八味	桐君传统中药文化